国家科学技术学术著作出版基金资助出版

"十二五"国家重点图书出版规划项目

21 世纪先进制造技术丛书

医疗外科机器人

王田苗 刘 达 胡 磊 著

科学出版社

北 京

内 容 简 介

本书以北京航空航天大学机器人研究所在研究和开发医疗外科机器人过程中所积累的知识和经验为主线,首先总结了医疗外科机器人的发展变革和趋势;其次,从医疗外科机器人的机构分析与本体设计、控制策略与方法、典型影像处理与信息提取方法、手术规划与仿真技术、遥外科技术、人机关系分析等角度对方法和技术进行了详细论述,并从应用角度分析了医疗外科机器人的临床操作规程和注意事项;最后,从产业化的角度,分析了医疗外科机器人的市场前景及创新策略,并对医疗外科机器人的未来发展给出了展望和建议。

本书可作为医疗外科机器人研究与开发人员的参考书,对于从事机器人辅助手术的临床医生也具有较高的参考价值。

图书在版编目(CIP)数据

医疗外科机器人/王田苗,刘达,胡磊著. —北京:科学出版社,2013
("十二五"国家重点图书出版规划项目:21世纪先进制造技术丛书)
ISBN 978-7-03-039004-2

Ⅰ.①医… Ⅱ.①王… ②刘… ③胡… Ⅲ.①机器人技术-应用-外科学
Ⅳ.①R6-39

中国版本图书馆 CIP 数据核字(2013)第 255522 号

责任编辑:裴　育　唐保军 / 责任校对:桂伟利
责任印制:吴兆东 / 封面设计:蓝正设计

科学出版社 出版
北京东黄城根北街 16 号
邮政编码:100717
http://www.sciencep.com

北京华宇信诺印刷有限公司印刷
科学出版社发行　各地新华书店经销
*

2013 年 11 月第　一　版　开本:B5(720×1000)
2025 年 4 月第六次印刷　印张:15 1/2
字数:295 000

定价:**139.00** 元
(如有印装质量问题,我社负责调换)

《21世纪先进制造技术丛书》编委会

主　编：熊有伦（华中科技大学）

编　委：（按姓氏笔画排序）

丁　汉（上海交通大学/华中科技大学）　　张宪民（华南理工大学）

王　煜（香港中文大学）　　　　　　　　周仲荣（西南交通大学）

王田苗（北京航空航天大学）　　　　　　赵淳生（南京航空航天大学）

王立鼎（大连理工大学）　　　　　　　　查建中（北京交通大学）

王国彪（国家自然科学基金委员会）　　　柳百成（清华大学）

王越超（中科院沈阳自动化所）　　　　　钟志华（湖南大学）

冯　刚（香港城市大学）　　　　　　　　顾佩华（汕头大学）

冯培恩（浙江大学）　　　　　　　　　　徐滨士（解放军装甲兵工程学院）

任露泉（吉林大学）　　　　　　　　　　黄　田（天津大学）

刘洪海（朴次茅斯大学）　　　　　　　　黄　真（燕山大学）

江平宇（西安交通大学）　　　　　　　　黄　强（北京理工大学）

孙立宁（哈尔滨工业大学）　　　　　　　管晓宏（西安交通大学）

李泽湘（香港科技大学）　　　　　　　　雒建斌（清华大学）

李涤尘（西安交通大学）　　　　　　　　谭　民（中科院自动化研究所）

李涵雄（香港城市大学/中南大学）　　　　谭建荣（浙江大学）

宋玉泉（吉林大学）　　　　　　　　　　熊蔡华（华中科技大学）

张玉茹（北京航空航天大学）　　　　　　翟婉明（西南交通大学）

《21 世纪先进制造技术丛书》序

21 世纪，先进制造技术呈现出精微化、数字化、信息化、智能化和网络化的显著特点，同时也代表了技术科学综合交叉融合的发展趋势。高技术领域如光电子、纳电子、机器视觉、控制理论、生物医学、航空航天等学科的发展，为先进制造技术提供了更多更好的新理论、新方法和新技术，出现了微纳制造、生物制造和电子制造等先进制造新领域。随着制造学科与信息科学、生命科学、材料科学、管理科学、纳米科技的交叉融合，产生了仿生机械学、纳米摩擦学、制造信息学、制造管理学等新兴交叉科学。21 世纪地球资源和环境面临空前的严峻挑战，要求制造技术比以往任何时候都更重视环境保护、节能减排、循环制造和可持续发展，激发了产品的安全性和绿色度、产品的可拆卸性和再利用、机电装备的再制造等基础研究的开展。

《21 世纪先进制造技术丛书》旨在展示先进制造领域的最新研究成果，促进多学科多领域的交叉融合，推动国际间的学术交流与合作，提升制造学科的学术水平。我们相信，有广大先进制造领域的专家、学者的积极参与和大力支持，以及编委们的共同努力，本丛书将为发展制造科学，推广先进制造技术，增强企业创新能力做出应有的贡献。

先进机器人和先进制造技术一样是多学科交叉融合的产物，在制造业中的应用范围很广，从喷漆、焊接到装配、抛光和修理，成为重要的先进制造装备。机器人操作是将机器人本体及其作业任务整合为一体的学科，已成为智能机器人和智能制造研究的焦点之一，并在机械装配、多指抓取、协调操作和工件夹持等方面取得显著进展，因此，本系列丛书也包含先进机器人的有关著作。

　　最后，我们衷心地感谢所有关心本丛书并为丛书出版尽力的专家们，感谢科学出版社及有关学术机构的大力支持和资助，感谢广大读者对丛书的厚爱。

熊有伦

华中科技大学

2008 年 4 月

前　言

20 多年前,机器人技术开始进入医疗外科领域。当时,机器人等自动化设备已经在工业领域获得了广泛应用,在操作灵活性、稳定性及准确性方面显示出了明显优势。为了解决外科手术中存在的精度不足、辐射过多、切口较大、操作疲劳等问题,人们开始探讨如何在外科手术中引入机器人方法,借助机器人、传感器等高新技术的独特优势,为外科手术提供全新的治疗方法及系统,改善手术效果。时至今日,医疗外科机器人已经发展成为先进机器人领域的一个前沿性学术分支,一些大学和研究机构已经开发出了多种医疗外科机器人样机,特别是 da Vinci 机器人系统在临床应用和商业化运作方面取得的巨大成功,大大促进了外科手术微创化和智能化的发展。

医疗外科机器人发展至今,面临的最大困扰是如何将工程研究成果有效地应用于外科临床。这迫切需要工程界与医学界的紧密沟通与合作,协同进行医疗外科机器人的技术开发与临床研究。在此背景下,总结医疗外科机器人的发展历程,归纳方法体系及技术特点,展望未来发展方向,对医疗外科机器人的进一步发展具有宝贵的启迪和促进作用。

本书系统地总结了北京航空航天大学机器人研究所在研究和开发医疗外科机器人过程中所积累的知识和经验。自 1995 年起,在国家科技支撑计划、国家 863 计划、国家自然科学基金、国家杰出青年基金以及多项国际合作计划、地方科技计划的支持下,北京航空航天大学先后开发了多种医疗外科机器人样机,并在神经外科、骨科等临床手术中得到了广泛应用,积累了大量的设计经验和试验数据,并取得了广泛而积极的社会影响。

本书重点介绍北京航空航天大学在医疗外科机器人研究中取得的成果,同时通过引文作必要的补充,以便给读者一个完整的轮廓。

全书共 9 章。第 1 章总结了医疗外科机器人的发展变革和趋势,使读者对医疗外科机器人有一个宏观的认识;第 2 章分析了医疗外科机器人的一般性体系框架,这是后续各章展开论述的基础;第 3~7 章分别从医疗外科机器人的机构分析与本体设计、控制策略与方法、典型影像处理与信息提取方法、手术规划与仿真技术、遥外科技术、人机关系分析等角度对方法和技术进行了详细论述;第 8 章以作者团队开发的脑外科和骨科机器人为基础,从应用角度分析了医疗外科机器人的临床操作规程和注意事项;第 9 章则从产业化的角度,分析了医疗外科机器人的市场前景及创新策略,并对医疗外科机器人的未来发展给出了展望和建议。

　　医疗外科机器人是机器人领域一个非常特别的分支,它以医学为需求来源和服务对象,既传承了机器人学的技术优势,又与新兴工业技术和计算机技术密切相关,对医疗卫生事业和社会发展有着巨大的潜在影响,是工程学和医学各个领域极为活跃的前沿学术专题之一。本书是作者团队多年工作的回顾和总结,也是对医疗外科机器人相关理论方法的初步探讨,希望能够为读者提供有益帮助。

　　本书注重理论技术与临床需求的有效切合,力求概念清晰、问题明确,使读者对医疗外科机器人的认识能够形成一个较为完整的轮廓。在写作方面,通过具体的实例和形象化的表达,提高可读性和参考价值。

　　尽管作者力求做到精益求精,但由于医疗外科机器人技术更新非常迅速,同时限于作者水平,书中难免有疏漏和不妥之处,敬请读者和专家不吝赐教和指正。

目　　录

第 1 章　概　　述

随着微创外科手术(minimally invasive surgery, MIS)和智能外科手术(smart surgery)的快速发展,以机器人为代表的智能手术装备在外科临床中获得了越来越多的应用,其中,da Vinci(达·芬奇)机器人、RoboDoc 机器人、Acrobat 机器人、SpineAssist 机器人等系统已经形成了商业化产品,并展现出巨大的临床优势。上述机器人技术与临床技术的有效融合,诞生了医疗外科机器人(surgical robot)这一概念。自 1985 年 Kwoh 推出第一套用于脑外科的机器人辅助手术系统至今,20 余年的发展已使得医疗外科机器人形成了一个相对独立的学科方向,引起了国内外学术界的广泛重视和深入探讨。

从概念上讲,医疗外科机器人是医疗机器人(medical robot)的一个分支,而医疗机器人又是机器人(robot)的一个分支,因此要深入理解医疗外科机器人技术,首先应了解机器人和医疗机器人的相关知识。

1.1　机器人的基本概念

"机器人"一词最早诞生于科幻小说。1886 年,法国作家利尔·亚当(Villiers de l'Isle-Adam)在其小说《未来夏娃》(*The Future Eve*)中将外表像人的机器命名为 Android,它包括四个部分:生命系统、造型解质、人造肌肉和人造皮肤。1920 年,捷克作家卡雷尔·恰佩克(Karel Capek)在其讽刺剧《罗萨姆的万能机器人》(*Rossum's Universal Robots*)中塑造了一个具有人的外表、特征和功能,愿意为人服务的机器奴仆"robota"。在剧本中,恰佩克将捷克语"robota"(意为奴隶)写成了"robot",预告了机器人的发展对人类社会的悲剧性影响,引起了广泛关注,被视为"机器人"一词的起源。但是,"机器人学"(robotics)一词却是由艾萨克·阿西莫夫(Isaac Asimov)在其 1942 年首版的短篇小说《借口》(*Runaround*)中提出的。为了防止机器人伤害人类,阿西莫夫提出了经典的"机器人三原则",给机器人赋予了伦理性纲领,成为机器人学术界长期遵守的机器人开发准则[1]。

对于机器人的概念,美国机器人协会、英国机器人协会、日本机器人协会等先后给出了各自的定义。美国机器人协会将机器人定义为"一种可编程的多功能操作器,可用来移动材料、零件、工具或专用设备。它可以通过各种预编程的动作,执行各种任务";而 ISO 8373 则给出了"机器人具备自动控制及可再编程、多功能用途,机器人操作机具有三个或三个以上的可编程轴,在工业自动化应用中,机器人的底座可固定也可移动"的定义。由此可以认为,典型的机器人应包括机构、驱动、感知和智能四个部分。

机器人可根据不同的功能、坐标、规模、结构、驱动、控制和信息输入方式等进行分类。按照开发内容与应用,可分为工业机器人和特种机器人;按照坐标形式,可分为直角坐标型机器人、圆柱坐标型机器人、极坐标型机器人和关节坐标型机器人;按照控制方式,可分为点位控制型机器人和连续轨迹控制型机器人;按照驱动方式,可分为电力驱动机器人、液压驱动机器人、气压驱动机器人及其他驱动方式的机器人;按照信息输入方式,可分为操作机械手、固定坐标机器人、可编程机器人、示教机器人及智能机器人;按照机器人机座的可动性,可分为机座固定式机器人和机座移动式机器人;等等。尽管国内外还没有形成统一的分类标准,但对机器人的常规特点已有了基本共识,即可编程、拟人化、通用性和机电一体化。

机器人技术的研发和应用能力可以从一个侧面反映一个国家科技和工业的发展水平,并能够有效带动其他技术的发展。随着与之相关的仿生学、传感器、神经网络、纳米技术等的快速发展,现代机器人技术将获得更进一步的发展和应用。

1.2　医疗机器人的分类及特点

医疗机器人是机器人领域一个非常特别的分支:以医学为需求来源和服务对象,既传承了机器人学的技术优势,又与新兴工业技术和信息技术密切相关,对医疗卫生和社会发展具有巨大的潜在影响。

医疗机器人是指各种用于外科手术、医学培训、康复治疗、假体和残障人士辅具等的机器人设备。根据服务对象的不同,医疗机器人可分为医疗外科机器人、康复机器人和助老助残机器人等(图 1.1)。其中,医疗外科机器人主要用于外科手术的诊断、治疗和评估;康复机器人主要用于神经运动康复及训练的临床治疗;助老助残机器人主要用于减少老年人/残疾人对他人的依赖程度,提高生活质量。其中,医疗外科机器人研究受到的关注最多,在医疗机器人研究中占据主要地位。

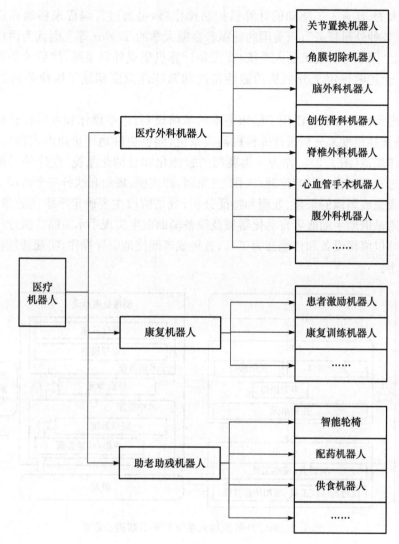

图 1.1　医疗机器人的功能分类

1.3　医疗外科机器人的概念及特点

　　医疗外科机器人是医疗机器人中发展最早和应用最广的分支。此类机器人能够从视觉、触觉和听觉上为医生的手术操作提供支持,扩展医生的操作技能,有效提高手术诊断与评估、靶点定位、精密操作和手术训练的质量,缩短患者康复周期。

　　医疗外科机器人作为典型的工程学和医学交叉研究案例,其定义也多有侧重。英国帝国理工学院(Imperial College)的 Davies[2]将医疗外科机器人定义为"一种功能强大的、具有人工感知的计算机控制操作器,可通过再编程来移动和定位工具,执行各种外科任务";而美国约翰霍普金斯大学的 Taylor 等[3]则认为医疗外科机器人是"用于外科的机器人系统,首先是计算机集成外科系统,然后才是医疗机器人"。上述两种定义分别从功能性角度和系统性角度阐述了医疗外科机器人系统。

　　考虑到机器人被广泛用于临床手术的术前规划、术中操作和术后校验的全过程,从系统性角度来分析医疗外科机器人系统,能够更好地评价机器人的功能、性能和操作规范(图 1.2)。作为一类典型的智能化和自动化系统,医疗外科机器人的运行过程也遵循"感知/推理/操作"三原则,即建模、规划和执行三个阶段。建模阶段主要完成图像的采集、处理和特征分析;规划阶段主要确定手术实施策略;执行阶段则是借助手动或者自动化器械及设备辅助医生实现手术策略。医疗外科机器人能够以成像设备和传感器为工具,直接或者间接地引导操作,实现智能操作和微创手术。

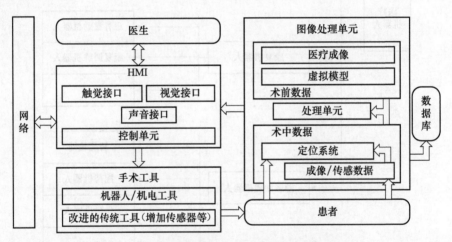

图 1.2　医疗外科机器人系统的典型结构示意图

　　医疗外科机器人的研究内容集中在系统设计、系统集成和临床应用等几个方面,主要包括:

　　(1) 机器人机构研究。研究新型的机器人本体,以拓宽机器人辅助外科的应用范围。

　　(2) 机器人控制研究。从系统整体安全性和科学性上选择运动路径,以提高机器人的运动精度。

　　(3) 图像引导和路径规划研究。借助图像处理、虚拟现实与可视化、网络通信等技术,提高手术规划效果,增强机器人手术过程中的虚拟临场感觉。

　　(4) 人机交互技术研究。研究操作者、机器人、患者等之间的人机交互操作机制,改善人机功效,以获得最优的系统操作性能。

(5)临床应用研究。研究机器人系统在预临床或者临床环境下的操作性能,以确定机器人对实际手术环境的适应性和安全性。

1.4 医疗外科机器人系统的历史变革

二十多年前,机器人开始进入医学领域。当时,以机器人为代表的自动化设备已经在工业领域获得了广泛应用,在操作灵活性、稳定性及准确性方面显示出了明显优势。为了解决医疗外科手术存在的精度不足、辐射过多、切口较大、操作疲劳等问题,人们开始探讨如何在手术中引入机器人方法,借助机器人、传感器等高新技术的独特优势,为临床医生提供全新的治疗方法及系统,解决上述问题,改善手术效果。时至今日,医疗外科机器人已经发展成为先进机器人领域的一个前沿性学术方向,大大促进了外科手术的微创化和智能化发展。

为了有效描述医疗外科机器人的发展进程及应用特点,本节从机器人辅助手术和遥外科手术两个方面分别介绍医疗外科机器人的历史及现状;同时,考虑到图像引导手术导航技术在医疗外科机器人系统中扮演着至关重要的作用,也进一步回顾了外科导航手术的历史发展。

1.4.1 机器人辅助手术技术

自 1985 年报道了第一例医疗外科机器人至今,机器人辅助手术技术已经取得了显著发展。从早期的基于工业机器人平台的医疗外科机器人到目前的专用医疗外科机器人,从早期的大型复杂结构到目前的小型模块化结构,从早期的简单定位功能到目前的多功能、远程手术操作,医疗外科机器人技术已经展示出了自身的发展特色,并已形成了一个前沿性的学术领域[4]。

1. 基于工业机器人平台的医疗外科机器人

早期的医疗外科机器人系统大多采用工业机器人平台。1985 年出现的第一台医疗外科机器人,采用 PUMA560 工业机器人来完成脑组织活检中探针的导向定位[5]。1989 年,英国的皇家学院机器人技术中心利用改进的 6 自由度 PUMA机器人,开展了前列腺切除术,大大缩短了手术操作时间[6]。1999 年,德国 Orto Maquet 公司研制了 Caspar 机器人系统,采用 Stabubli RX90 工业机器人,用于全髋或全膝关节置换术中的骨骼磨削,以及前交叉韧带重建术的隧道入点定位,磨削精度达到了 0.10mm[7]。在国内,1997 年,北京航空航天大学和中国人民解放军海军总医院(以下简称海军总医院)联合研制了基于 PUMA262 的脑外科机器人辅助定位系统,并成功开展了临床应用,填补了我国医疗外科机器人研究的空白

(图1.3)[8]。2002年,哈尔滨工业大学研制了基于Motoman工业机器人的骨折手术治疗机器人试验平台[9]。上述研究和应用,大大促进了所在国家和地区以及世界范围内医疗外科机器人事业的建立和发展,丰富了外科手术的治疗理念和手段。但是,由于这些工作大多传承自工业机器人技术,很难避免工业机器人存在的安全性不高、不符合医生操作习惯等问题。

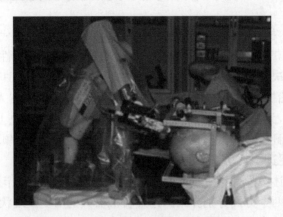

图1.3　基于工业机器人平台的外科手术

2. 专用医疗外科机器人

20世纪80年代末期开始出现专用的医疗外科机器人。1987年,美国ISS(Integrated Surgical Systems)公司推出了NeuroMate机器人系统[10],采用机械臂和立体定位架来完成神经外科立体定向手术中的导向定位,随后在1999年推出了无框架版本,大大减轻了手术创伤,并获得了美国食品与药品管理局(FDA)的认证。1988年,美国加利福尼亚大学(University of California)和IBM公司合作开发了髋关节置换机器人,采用SCARA结构,并在末端操纵器上安装了6自由度压力传感器来校正骨骼切削动作,通过视觉系统来保证切削过程的安全。以上述工作为基础,ISS公司在1991年推出了全球第一个骨科手术机器人产品,即著名的RoboDoc机器人,并在当年7月完成了第一例全髋置换临床手术试验[图1.4(a)][11]。尽管由于无法获得FDA许可而不能在美国进行临床推广,但该系统在欧洲、日本等地获得了广泛应用。1991年,英国帝国理工学院研制了Probot机器人,用于前列腺切除术,这是第一台用于临床的泌尿科机器人[12]。1994年,美国Computer Motion公司推出了Aesop(伊索)机器人并获得了FDA认证,成为第一种能够用于微创手术的医疗外科机器人产品[13]。Aesop机器人具有7个自由度,能够模仿人类手臂的姿态和功能,有效辅助医生抓持和操作内窥镜设备,在心脏、胸外、脊柱等多种外科领域有广泛应用。1995年,IBM公司的Taylor首次将RCM(remote center of motion)机构引入腹腔镜手术中,提高了定位操作的灵活性[14]。随后,RCM 机构陆续被多种器械定位类机器人采用。1997 年,英国帝国理工学院的 Davies 开发了用于膝关节手术的 Acrobot 机器人,提出了"主动约束"(active constraint)的概念,提高了手术安全性[15]。1997 年,瑞典的医疗外科机器人技术公司(Medical Robotics)研制了一种 6 自由度骨科机器人手术平台 PinTrace,实现了二维透视导航,在长骨骨折、骨盆骨折等多种手术治疗中得到了有效应用[16]。1997 年,法国 LIRMM 实验室开发了具有力反馈功能的 Hippocrate 机械臂,提高了手术安全性[17]。1999 年,约翰霍普金斯大学研制了同样具有力反馈功能的 Steady-Hand 眼科手术机器人,具备良好的人机协作能力[18]。2001 年,德国卡尔斯鲁厄大学(University of Karlsruhe)研制了颅颌面外科机器人,集成了红外导航功能[19]。

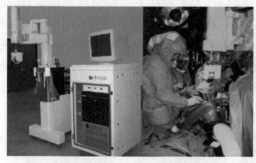 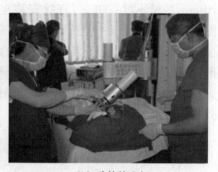

(a) 关节手术(RoboDoc机器人)　　　　　(b) 脑外科手术

图 1.4 专用外科机器人手术

此外,针对微创外科精密手术操作问题,还出现了多种主从操作机器人系统。1995 年,Computer Motion 公司推出了主从式机器人 Zeus(宙斯)系统,实现了医生远距离控制从端机器人进行精细的手术操作和稳定的器械抓持等动作。在接下来的几年中,Zeus 机器人系统成功完成了输卵管缝合(1998 年)、冠状动脉搭桥(1999 年)、闭合胸腔活体心脏搭桥(1999 年)及著名的"林白手术"(2001 年)等临床试验,在 2001 年获得了 FDA 商业运营许可[20]。1997 年,美国 Intuitive Surgical 公司推出了 da Vinci 机器人系统,在 2000 年获得了 FDA 运营许可[21]。该系统也采用了主从式操作模式,完善了人机交互接口,更符合医生操作习惯,因而获得了广泛应用。

国内方面,北京航空航天大学与海军总医院在 2000 年研制了脑外科被动臂机器人,具有较强的实用性[22];2001~2006 年陆续研制了一系列脑外科主动机器人系统,提高了手术自动化程度[图 1.4(b)][23,24];2004 年又研制了眼科显微操作机器人,有效减缓了人手抖动,稳定了手术精度[25]。2005 年,天津大学研制了基于主从操作的"妙手"(MicroHand)机器人系统,实现了腹腔镜下的手术微操作[26]。而香港中文大学在成功应用被动臂机器人的基础上[27],于 2012 年研制出 HybriDot 串并混联机器人,进一步提高了机器人辅助手术的操作灵活性[28]。

这些专用外科机器人系统的出现,大大丰富了医疗外科机器人的种类和内容,促进了智能医疗设备的发展。

3. 小型模块化医疗外科机器人

受手术微创化的影响,20 世纪 90 年代后期,医疗外科机器人出现了小型化、模块化的趋势。1993 年,日本的 Narumity 研制了一套用于微创血管手术的微机器人系统。该系统集成了力/触觉传感器和微型泵,属于灵巧型机器人[29]。2001 年,以色列 Mazor 公司推出了小型并联的脊柱外科机器人 SpineAssist,高度不足 70mm,质量不过 200g,可直接安装在骨骼上,大大提高了定位精度和稳定性,见图 1.5(a)[30]。该系统已经获得了 FDA 认证。2004 年,法国 Praxim Medivision 公司也研制了可直接安装在骨骼上的小型机器人 Praxiteles,用于全膝置换的骨骼磨削[31]。2005 年,美国匹兹堡大学研制了用于关节成形的 Mbars 小型并联机器人,同样可安装在骨骼上[32]。此外,韩国、新加坡等也着手开展了小型模块化医疗外科机器人的研究。

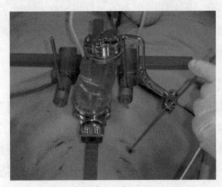 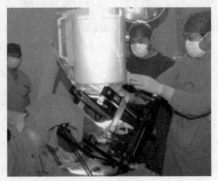

（a）脊柱手术（SpineAssist机器人）　　　　　　（b）创伤手术

图 1.5　小型医疗外科机器人手术

在我国,2004 年,北京航空航天大学与北京积水潭医院联合研制了具有 6 个自由度的小型模块化机器人系统[33],在创伤骨科临床上进行了多次成功应用,见图 1.5(b)。该机器人结构紧凑,可在术中快速装拆,适合于长骨骨折、股骨颈骨折和骨盆骨折等临床适应症[34]。2004 年,上海交通大学与上海第二医科大学合作,研制了用于关节置换的小型机器人系统原型,系统由 5 自由度小型串联机器人、7 自由度可调式支撑臂和 NDI Polaris 被动跟踪器组成,可通过骨夹直接固定在患肢上,已完成模拟测试试验[35]。2012 年,解放军总医院联合北京航空航天大学研制了基于 CT 图像导航的股骨复位并联机构,并提出了基于患者健侧股骨镜像的复位路径规划方法,显著降低了复位过程中的射线辐射剂量[36]。

以传感器技术、微机电技术为基础,适应微创手术的发展需求,小型化、模块化和智能化已成为未来一段时间内医疗外科机器人技术发展的重要趋势。

1.4.2 遥外科手术技术

1. 概述

外科遥操作是在机器人遥操作技术的基础上发展起来的。20 世纪四五十年代,美国阿贡国家实验室(Argonne National Laboratory)开发了一台 6 自由度的遥操作机械臂,实现了远距离操作核放射材料[37]。到了 80 年代,借助当时兴起的微计算机技术,美国喷气推进实验室(JPL)开发了控制系统,实现了主从式控制[38]。这些都为遥外科(tele-surgery)系统的出现奠定了技术基础。而遥外科出现的直接原动力则来自战场前线紧急伤员的治疗(因为战场上往往缺乏有经验的外科医生),受自身技术发展过程的限制,遥外科在军事(包括战场、太空、核放射环境等)上的发展比较缓慢,直到最近才获得了一些初步应用,但该技术在民用领域却得到了充分展示。

在遥外科手术中,医生是手术的实际规划者和操作者。他们根据视频传感器反馈的实时图像,操作手柄,直接控制所有手术器械(包括机器人操作终端)的运动。医生和患者之间所有的数据信息交流都是通过各种人机接口进行的。如何有效地设计并实现这些接口,完成规划端和操作端之间的视觉、力触觉、声音等信息的合理通信,是提高遥外科系统性能的关键。

相对于传统微创外科,遥外科技术更符合人机工程学和医生的操作习惯。传统的微创外科器械对医生的动作要求非常严格。例如,在微创腹腔镜或者关节镜手术中,受小切口处杠杆效应的限制,内镜设备的运动只能有 4 个自由度(1 个直线自由度和 3 个以切口点为中心的旋转自由度),医生能够感知的操作末端的真实力触觉反馈也非常有限,只能通过观察监视器视频中显示的组织变形和颜色变化做出判断。而遥外科系统可以改善甚至消除这些缺点。此外,遥外科还能够提高医生在人体内小空间(受限空间)的操作灵活性。由于遥外科的主端控制器一般采用 6 自由度的机器人设备(主要是操作手柄),医生可以非常灵活地操作主端控制器,通过从端手术器械实现在患者体内的灵巧手术操作;而且,医生在主端的操作动作传递到从端设备末端(患者体内)时,能够按比例缩小,并自动滤掉人手的颤动,因而可以大大提高手术操作的稳定性、精确性、安全性和可靠性,降低医生的操作疲劳,提高手术质量。

根据医生和患者所处的位置关系,遥外科分为本地遥外科(local tele-surgery)和异地遥外科(remote tele-surgery)两种。顾名思义,本地遥外科是指医生和患者同处一室,医生远离患者一定距离,通过主端交互设备控制从端机器人进行手术操作;而异地遥外科则是指医生和患者分别处在不同的位置,如不同的手术室、不同的医院、不同的地区,甚至远隔千山万水。

2. 本地遥外科

由于本地遥外科是利用现场的主从遥操作医疗外科机器人系统给患者进行手术,它不涉及图像传输与通信时延问题,因而研究多集中在开发主从遥操作医疗外科机器人上。

Intuitive Surgical 公司的 da Vinci 机器人和 Computer Motion 公司的 Zeus 机器人是已经商品化的主从遥操作医疗外科机器人系统。da Vinci 机器人的操作环境是沉浸式的,由医生控制台和病床部分组成,如图 1.6(a)所示[39]。医生控制台由内窥镜立体监视器、具有触觉反馈的左右控制主手、脚踏板开关及系列按钮组成,病床部分由双通道立体内窥镜、手术器械、3 个操纵内窥镜和手术器械从手组成,可以进行腹腔镜之类的手术,其控制主手具有手腕关节,仿佛医生将手置于患者体内。Zeus 机器人与 da Vinci 机器人类似,但从手具有 8 个自由度,主手末端为 V 形,仿佛医生在用长柄工具进行手术,此外从手还可以接受医生的声音控制进行上下、左右、前后的移动[40]。图 1.6(b)是由美国 Berkeley 大学和 UCSF 大学联合开发的第二代面向腹腔镜手术的遥操作机器人系统的从端机器人,它由两部分组成:体外粗略定位的 4 自由度机构与体内精确定位的 2 自由度微型机构(圆圈内),其主手是经过改造的 PHANToM[41]。

目前本地遥外科研究的关键问题仍然集中在如何提高医疗外科机器人安全性、机器人定位的精确性、机器人末端的灵巧性及便于医生在力/触觉反馈下进行灵活的人机交互操作的上。

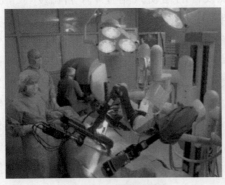
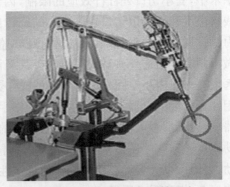

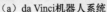

　　(a) da Vinci机器人系统　　　　　　(b) Berkely/UCSF医疗外科机器人

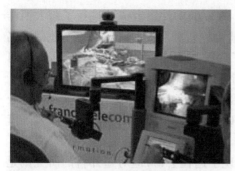
（c）Zeus机器人客户端

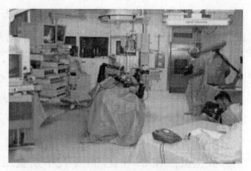
（d）"林白手术"

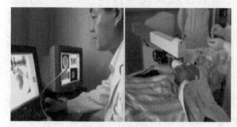
（e）远程脑外科手术

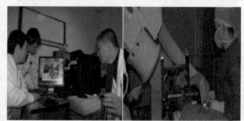
（f）远程骨科手术

图 1.6 遥外科手术

3. 异地遥外科

异地遥外科是由医生在异地通过某种通信方式在手术现场的视频图像以及医学影像图像的引导下控制机器人对患者进行手术。受通信带宽和 QoS 的限制，异地遥外科的主要技术问题集中于如何在存在通信时延、时延抖动、带宽变化、丢包和误码率等问题的情况下，保证手术的安全性、医疗外科机器人的稳定性以及手术的效率。

Smithwick 对进行异地遥外科手术的通信方式进行了研究，提出了进行遥外科手术的通信应当满足的条件为可靠性、可以接受的时延、能够传送大量的数据且能适应较大范围的码率变化以及低的误码率。通过对不同通信方式进行对比分析，认为 ISDN（综合业务数字网）是进行遥外科手术最理想的通信方式，而 ATM（异步传输模式）则是更好的通信方式[42]。

1993 年，意大利学者在美国 JPL 控制位于意大利米兰遥操作实验室的 SCARA 机器人，对猪组织器官进行了异地组织切片检查试验。1995 年，他们又在意大利本土控制该机器人，对实际患者的组织进行了类似试验[43]。两次试验均采用了卫星通信和光纤通信。1999 年，法国学者在法国斯特拉斯堡市，通过网络控制斯特拉斯堡大学医院（Strasbourg University Hospital）的 Zeus 机器人，进行了远程胆囊切除手术[44]；随后，2001 年，同样是利用该医院的 Zeus 机器人，由

7000km 之外的美国纽约通过网络控制,为 68 岁的女性患者成功进行了跨大西洋的远程胆囊切除手术,仅历时 45min,术后患者恢复顺利,无任何并发症,此即著名的"林白手术"[45]。"林白手术"初步证明了远程遥外科手术在技术和临床上的可行性,被认为是远程外科技术发展的一个重要里程碑。此次手术采用了基于 ATM 网络的专用虚电路服务,过程中虽然出现了通信中断、丢包等问题,但都及时得到了解决。在"林白手术"之后,德国、以色列、韩国、日本、新加坡等国也陆续开展了此类研究和试验。

我国虽然在 20 世纪 90 年代中期就出现了远程会诊,但对遥外科的研究则是近几年才开始的。2001 年,海军总医院与北京航空航天大学合作,通过局域网进行了远程外科手术的初步探索,并于 2003 年 10 月利用"黎元 BH-600"主动机器人,在北京和沈阳之间完成了国内第一例脑外科立体定向远程遥操作手术,在视觉标定、ADSL 多路视频网络同步传输、基于预览/预测的增强现实等关键技术方面取得了突破性进展[图 1.6(e)][46,47]。2006 年 3 月,北京积水潭医院与北京航空航天大学合作,利用小型模块化机器人,在北京和延安之间完成了国内第一例长骨骨折髓内钉内固定远程遥操作手术,提出并实现了基于窄带网络的远程规划理念,从而在一定程度上降低了远程遥外科对网络配置的要求[图 1.6(f)][48]。

遥外科技术与系统尽管取得了一定发展,但仍面临诸多问题。首先,网络时延问题。需要将时延降低到人的有效感觉之下,实现临场感手术操作。其次,网络安全问题。改善网络通信条件,优化手术所用的数据传输流,提高网络传输效率;克服数据丢包、病毒、数据变异等问题,提高手术安全性。最后,适应症扩展问题。需要进一步扩大遥外科手术的应用范围。

4. 遥外科在军事上的初步应用

遥外科能够为处在不利环境(如战场、核/化/生危险环境、外太空等)中的人员提供有效的急救服务。由于美军的各类反恐活动非常频繁,美国国防部下属国防高级研究计划局(DARPA)、美国国家航空航天局(NASA)、美军医学研究与物资部"远程医学与先进技术研究中心"(TATRC)、斯坦福研究院(SRI)等单位在 20 世纪 90 年代初期就开展了用于反恐急救环境的遥外科的研究工作[49]。

在地面反恐急救方面,先后出现了多套系统,典型的有以下几种:

(1) DARPA 在 1994 年研制的格林远程外科原型系统(Green Telepresence Surgery System)[50]。机械臂安装在改装后的 577 装甲车上以适应紧急军事部署的要求(称为"MEDFAST 车",即"医疗紧急战场手术遥操作车"),而医生控制台位于远离战争现场的移动外科医院(MASH)中。借助联合监视目标攻击雷达系统(JSTARS)通信,术者可以在数十千米之外控制位于前线的手术机器人进行手术操作。

（2）华盛顿大学和 TATRC 在 2006 年研制的便携式战场急救机器人远程手术系统[51]。医生可以通过遥控方式为战场上的伤员进行手术。机器人由两个机械臂和一个自动化支架组成，机械臂安装在支架上，支架可以在手术台上来回移动，从而将手术姿态调整到最佳位置。2006 年 6 月，该系统在南加利福尼亚州 Simi Valley 进行了野外环境下的远程手术模型测试试验。试验采用无人机 HAPsMRT（"用于移动式机器人远程外科手术的高海拔平台"，由 TATRC 和华盛顿大学联合研制）进行视频流/通信中继，结果表明：操作时延约 20ms，视频时延约 200ms，医生能够感觉到时延但对机器人的控制影响不大。该系统后续将开展基于互联网和无人机（更高飞行海拔）通信的远程手术试验，进一步提高性能和实用性。

（3）DARPA 在 2005 年启动的战场医疗自动化救治系统 Trauma Pod（创伤舱）[52]。它实质上是一套移动式自动化无人救治系统，远程医生直接控制 Trauma Pod 机器人，自主执行多种操作，包括处理常见损伤和生命维持等；之后，利用无人飞行器将伤员转动到附近的基地做进一步治疗。该系统分两个阶段进行：第一阶段截至 2007 年春季，投资 1200 万美元，已经开发出了 Trauma Pod 原型系统并完成了模型试验，手术机器人采用了 da Vinci 机器人，手术床采用了 Integrated Medical Systems 公司的创伤急救担架系统 LSTAT，其他设备自制；第二阶段是集成所有的系统，形成一套便携式担架手术室平台，并最终装备于装甲车、直升机及舰船等。DARPA 计划在 2013 年前后在军队中部署 Trauma Pod 系统。

在外太空远程急救方面，美国国防部联合 SRI、NASA、TATRC 等机构，特别研制了主从式便携机器人系统 M7——一种用于试验太空舱的主从式小型机器人系统［图 1.7(a)］，并于 2006 年利用美国宇航局 C-9 运输机模拟太空的微重力环境，进行了地面医生控制下的零重力外科机器人模拟手术［图 1.7(b)］；同年，作为美国空间联盟 NEEMO9 项目（极端环境任务行动之九）的重要部分，在华盛顿大学和佛罗里达州外海水下试验舱（模拟太空失重状态）之间成功进行了互联网遥控机器人血管缝合手术的模拟试验［图 1.7(c)］，为未来太空远程急救奠定了技术基础[53]。

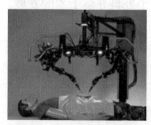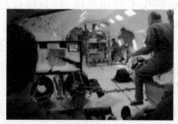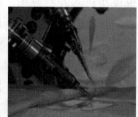

（a）M7系统从机器人　　　（b）零重力模拟手术试验　　　（c）远程缝合水下试验（NEEMO9）

图 1.7　太空遥外科手术

　　除美国之外,欧盟、日本等也先后制定并着手开展了类似的研究计划。可见,遥外科的军事用途也已经受到发达国家和地区的广泛重视,并显现出了良好的前景。

1.4.3　外科导航手术技术

　　外科导航手术技术与机器人技术的相互结合,可以为临床提供精确、安全的手术操作支持。外科导航能够利用计算机高速信息处理能力,综合先进的成像设备(CT、MRI、PET、SPECT、X射线、超声等)和空间定位方法,通过虚拟现实环境,为外科医生提供导航服务,使手术过程更安全精确、手术效果更好、康复过程更短。

　　外科导航手术的基本原理是利用外部跟踪设备,实时测量手术器械相对于操作对象的位置,然后将位置信息显示在医学图像或图谱上,使医生能够清楚地看到手术器械的当前位置,便于判断和决策手术操作。这一点非常类似于 GPS 技术(图 1.8)。

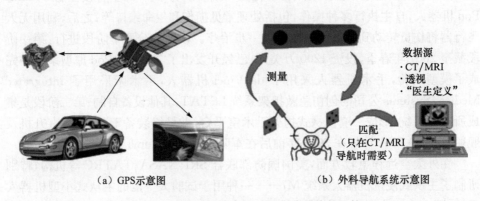

（a）GPS示意图　　　　　　　　　　　　　（b）外科导航系统示意图

图 1.8　外科导航系统与 GPS 定位系统的比较

　　早期外科导航手术的发展在很大程度上受成像技术水平的约束。借助医学图像处理和可视化技术,外科导航能够为外科医生提供友好的交互规划接口,从而大大扩展医生的手术视野,提高医生对手术的判断能力。20 世纪 80 年代后期,微创手术的概念被引入临床并获得广泛认可。以 MIS 为目标,定位技术、传感器技术等也逐步进入外科应用。这些技术的相互融合,直接促进了外科导航手术的发展。

　　外科导航手术能够利用多模图像数据建立二维或者三维仿真环境,完成手术的评估、规划、仿真、监控等过程,使外科手术更精确、安全和微创,从而提高手术质量,减轻患者痛苦,缩短康复周期,降低医疗成本。其临床优势主要体现在精度高、效果好、技术先进、应用广泛四个方面。

　　外科导航方法的分类有很多种。按照手术定位方法的不同,可分为光电导航、电磁导航、超声导航、机构导航、激光导航等;按照手术的自动化程度,可分为被动系统、半主动系统、主动系统等;此外,还可以按照手术适应症、患者年龄等进行分类。由于图像概念在手术导航中起着至关重要的作用,本节以图像为参考对象,根据手术所用成像方法的不同,重点介绍 CT/MRI 导航、透视导航、无图像导航等几种典型方法的发展历程。

1. CT/MRI 导航

CT/MRI 导航(CT/MRI-based navigation)是发展最早、技术最成熟的一类手术导航方法,其典型过程是在手术之前获得患者的图像扫描数据,在术中建立患者实际解剖结构与术前 CT 图像之间的联系,为医生进行规划和操作提供丰富的二维或者三维导航信息。早在 1985 年,美国托马斯杰斐逊大学医院(Thomas Jefferson University Hospital)利用 CT 数据,重建出了三维的骨折髋臼,实现了放射学诊断的标志性突破[54]。1987 年,日本藤田保健卫生大学(Fujita Health University)开始将 CT 图像与定位系统(装有码盘的机械臂)相关联来引导手术定位,取得了良好效果[55]。随后,多家机构分别提出了各自的基于 CT/MRI/DSA 的计算机辅助手术(computer aided surgery,CAS)系统,并在脑外科手术中得到了应用。在骨科领域,美国卡耐基梅隆大学(Carnegie Mellon University)在 1995 年研制了 HipNav 导航系统,采用 CT 图像进行术前三维规划,引导全髋置换手术[56];2004 年又研制了 KneeNav 导航系统,同样采用 CT 图像进行引导,辅助医生完成关节置换和前交叉韧带重建术[57]。在国内,1997 年,海军总医院与北京航空航天大学合作开发了计算机辅助神经外科规划系统 CAPN(图 1.9),并成功应用于临床[58]。此后,上海交通大学、清华大学等先后开发了多种 CT/MRI 导航系统。

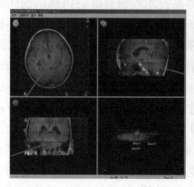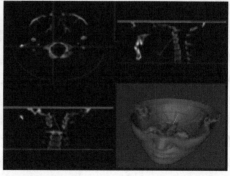

图 1.9 神经外科手术导航

目前,CT/MRI 导航已经在临床上获得了广泛应用,但是随着现代外科对手术质量的要求越来越高,这种导航方法所固有的术前图像与术中解剖对象之间的配准误差已成为不可忽视的问题,因此部分学者开始研究将 CT 或者 MRI 设备引入手术室,利用术中实时获得的断层图像进行手术导航。但这种方法所需设备庞大复杂,造价昂贵,近期内难以布置在常规手术室中。随着 CT/MRI 成像设备不断向小型化、专业化发展,该方法有望在不久的将来普及到临床。

2. 透视导航

透视技术主要用于骨骼等高密度组织的显影,因此透视导航(fluoroscopy-based navigation)首先在骨科领域得到了应用。透视导航的主要特点是透视图像和手术操作的紧密关联性(耦合性),即手术器械能够实时、虚拟地显示在术中透视图像上,为医生提供良好的视觉效果。目前,透视导航的典型设备是 C 臂 X 射线机。

根据导航用图像的维度不同,透视导航可分为二维和三维两种方法。二维透视导航出现较早,它是借助跟踪器来检测手术环境对象(包括 C 臂、手术器械、患者等)的空间姿态,并建立相互之间的位置映射关系。同时,在 C 臂上安装有成像参数标定模型(一般是双层结构的标定靶),用来完成图像失真校正、参数标定、姿态跟踪等。目前,典型的商业化透视导航系统主要有美国史赛克公司(Stryker)的 Stryker 系统(图 1.10)、德国博医来公司(BrainLab)的 VectorVision 系统、美国美敦力公司(Medtronic)的 Stealth-Station 系统等。国内方面,上海交通大学、北京航空航天大学先后开展了透视导航下关节类手术系统的研究;而深圳安科高技术股份有限公司推出的光电引导下的透视导航系统已经在创伤、脊柱等领域获得了一定应用[59]。在二维透

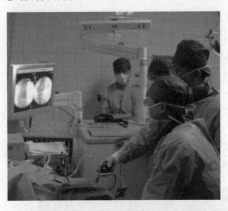

图 1.10　二维透视导航(Stryker 系统)

视导航方法中,需要一提的是,在 2000 年,美国约翰霍普金斯大学(Johns Hopkins University)的学者参考视觉伺服的定义,提出了"透视伺服"(fluoroscopy servoing)的概念,并在腹腔等软组织手术中进行了初步试验[60]。透视伺服方法为医生提供了最真实的实时手术图像,能够获得最直接的伺服控制效果。但是,透视图像缺乏对软组织的有效分辨能力并存在大量噪声,图像分割和特征识别存在一定困难,伺服效果并不理想;同时,长时间连续 C 臂透视的高强度辐射极易伤害患者的细胞组织,因此不宜用于人体重要器官(如心脏等)的导航治疗,目前的研究多局限于腹部肿瘤组织等。在这些二维透视导航方法中,配准过程是必不可少的一个步骤。不同导航方法的配准精度及其稳定性也不尽相同,因此图像配准技术研究是提高二维透视导航方法有效性的主要手段。

2000 年,德国西门子公司推出了具有术中三维透视成像功能的等中心 C 臂 SIREMOBIL Iso-C3D(图 1.11),为术中个体化的三维诊断和规划提供了一种全新

途径,直接促成了三维透视导航方法的出现。三维透视导航能够监测手术环境中各对象的空间姿态及相互位置关系,从而自动建立三维透视图像数据集与其他手术对象数据信息之间的配准关系。三维透视导航的优势可概括为三点:一是术中实时三维成像;二是完全自动配准,精度高;三是不必安装人体标记,实现微创手术。以此为基础,国内外许多机构先后提出了各自的基于 Iso-C3D 的三维透视导航方法,在脊柱损伤、关节内骨折、骨盆骨折等手术中开展了初步应用。为了进一步提高成像设备的临床性能,西门子公司在优化 Iso-C3D 的基础上,于 2004 年推出了 Arcadis Orbic 3D,在系统功能、影像质量与成像速率上都有显著改善;并且,Orbic 3D 还可以结合三维导航接口软件 NaviLink3D,进一步提高导航精度,优化操作流程。但是,与传统 C 臂的结构不同,Iso-C3D 和 Orbic 3D 的旋转 C 臂均采用了等中心(同心)结构,即 C 臂的轨道旋转轴线与"球管-增强器"的成像旋转轴线共轴,这在一定程度上减少了医生的可操作空间。2004 年,德国希姆影像公司(Ziehm Imaging)推出了一种新型的三维透视成像设备 Ziehm Vario 3D[61]。该设备在不减小传统 C 臂的有效操作空间的前提下,设计了合理的传动机构,可以保证 C 臂在旋转过程中成像中心和旋转中心的一致性。与 Iso-C3D、Orbic 3D 相比,Vario 3D 在配置上更简单,体积更小,但它在成像时需要手动采集各个旋转角度下的透视投影图像,在成像速率上比 Iso-C3D 慢许多。上述两类设备各有其临床特点,Iso-C3D、Orbic 3D 适合于大型现代化手术室应用,而 Vario 3D 更适合常规手术室使用。

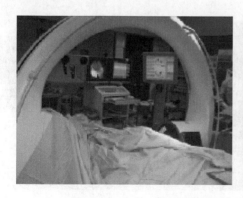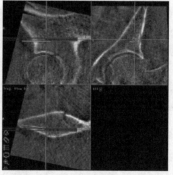

图 1.11　术中三维透视导航(SIREMOBIL Iso-C3D 系统)

CAS 的不断发展必将促进透视导航技术的进一步变革,二维透视导航将进一步扩大其临床应用,三维透视导航也将会受到越来越多的重视。

3. 无图像导航

无图像导航(imageless/image free navigation)是近几年出现的一种导航方

法,其技术关键是术中重建手术部位的几何模型,最早出现在关节置换手术中[62]。早期的关节置换导航手术使用术前 CT 图像进行手术规划和过程仿真,但由于关节在手术过程中不可避免地产生运动,影响了手术精度,因此在 20 世纪 90 年代,人们开始尝试借助光电跟踪器,术中采集关节骨骼表面的几何形状,利用这些实时采集的骨面几何数据而不是图像数据进行手术导航,此即无图像导航。

早期的无图像导航方法是直接利用术中重建的骨骼表面进行手术规划,如法国格勒诺布尔大学 TIMC 实验室的 Lavallée 在 1995 年研制的计算机辅助前交叉韧带重建导航系统[63]。但是,人体解剖结构复杂,术中只能重建出一些局部的骨骼表面片,无法从完整骨骼的角度,为医生提供直观、有效的视觉效果,不利于手术规划。1998 年,该实验室的 Fleute 等在 Lavallée 工作的基础上,采用可变形统计学建模方法,提出了三维骨建模技术——骨骼变形(bone morphing),并由 Praxim Medivision 公司获得了专利[64]。该技术首先被用在了前交叉韧带重建术中,随后扩展到关节置换等其他骨科适应症,代替以 CT/MRI 等影像为基础的 CAS 系统。目前,此项技术已经陆续用于全髋关节置换、膝关节单髁置换和胫骨截骨等 CAS 手术,博医来公司也在其商业化 VectorVision 系统中集成了此项功能[65]。借助 bone morphing 技术,外科手术可以不再使用术前 CT 等影像,减少了手术费用;而且操作过程中不用 C 臂 X 射线机,避免了 X 射线的辐射。可以认为,无图像导航是未来 CAS 技术发展的一个重要方向(图 1.12)。

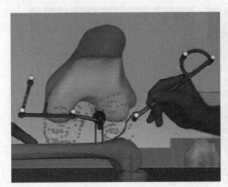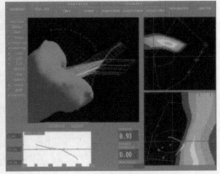

图 1.12 关节手术的无图像导航

除上述三种导航方法外,超声导航、激光导航等也开始进入外科领域,并显示出了一定的应用前景。外科导航手术有效地改善了传统手术的操作方式,提高了手术效果。未来外科导航的发展将重点集中在开发更好的人机接口、集成机器人化的辅助操作设备、提高手术的安全性和稳定性等多个方面。

1.5　医疗外科机器人系统的分类

医疗外科机器人系统的分类方法多种多样,但从功能角度来看,主要包括辅助定位系统和辅助操作系统;而从应用领域来看,又可分为神经外科、关节外科、脊柱外科、创伤科、泌尿外科、显微外科等多种机器人系统。

1.5.1　机器人辅助定位系统

1. 神经外科立体定向机器人系统

神经外科立体定向外科手术方法是近年来迅速发展起来的微创伤外科手术方法,但由于在手术中一直需要框架定位并支撑手术工具,从而给患者带来了一定痛苦和心理恐惧。另外,人工调整导向装置手续烦琐、消耗时间、精度有限。

神经外科立体定向机器人在手术中主要用于导航定位和辅助插入手术工具,可以使患者摆脱框架的痛苦,同时神经外科立体定向机器人还具有操作稳定、定位精度高的优点。

早在 1988 年,加拿大 Kwoh 就研究了基于 PUMA262 的立体定向机器人系统,近几年各国已研制出许多医疗外科机器人系统应用于立体定向外科手术。

2. 脊柱外科机器人系统

由于脊柱的特殊解剖结构,手术的高精确性和安全性是首先要考虑的问题。在目前的脊柱骨折手术治疗中,椎弓根螺钉是一种广泛使用的手术方法。在传统的临床手术中,需要在腰部开刀,暴露脊椎的后部,由于这个解剖是局部的,无法详尽地了解脊椎的形状和位置,以及脊柱前部的解剖组织结构,因此在手术过程中,往往无法将椎弓钉置入最佳位置,有时甚至导致手术的失败。据国外临床试验研究统计,腰段椎弓根螺钉置入的失败率为 20%～30%,其后果是产生神经根、脊髓、血管损伤,将给患者带来极大的痛苦。

手术导航系统通过对二维医学图像的重建和虚拟现实技术,使手术区域的解剖结构与手术器械在手术区域的空间位置相匹配并显示在屏幕上,医生可多平面直观地观察手术操作过程(图 1.13),再加上辅助定位和操作的机器人的引入(图 1.14),不仅提高了手术精度,而且提高了手术安全性。在传统手术中,为了获得满意的手术效果,往往大量依靠术中 X 射线透视,而过多的辐射不利于人体健康。手术导航系统通过虚拟成像和多坐标系间的配准技术,测定术中示踪器相对位置的改变,实时连续地在屏幕上显示手术器械所处的部位和方向,极大地减少了患者和手术室工作人员的 X 射线辐射,从而保护了患者和医护人员。由于在术中无须再次透视,也缩短了手术时间。

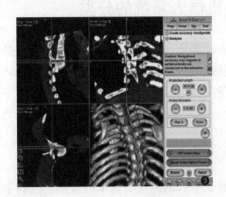
图 1.13　Medtronic 光电导航系统

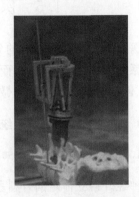
图 1.14　SpineAssist 系统

3. 创伤科机器人系统

　　在创伤骨科手术中,长骨骨折占有很大的比例,而目前对长骨骨折进行治疗最常采用的是闭合髓内钉内固定。闭合髓内钉内固定在骨折固定手术中的优点是创口小、固定好、愈合快,但髓内钉的远端锁定在临床手术中却是一个重大难题。由于髓内钉插入长骨髓腔之后,远端螺孔的位置和方向无法确切获悉,需要有外部锁定装置确定远端锁孔的位置,然而精度不高。目前,虽然有很多人想通过研制高精度的机械定位装置来解决这个问题,但结果都不太理想。另外,在实际临床手术中,为了较准确地确定髓内钉的位置,在锁定过程中还要进行多次 X 射线照射来确定其位置,如果一次锁定不成功,还需重新确定,这样很容易使医生和患者接受大剂量的射线照射,而且多次钻孔也会给患者带来极大的痛苦和损伤。

　　当在创伤骨科手术中引入导航系统以后,利用术中 C 臂实时 X 射线图像,再由光电导航(图 1.15)、电磁、机器人(图 1.16)等不同的定位系统,能确定髓内钉远

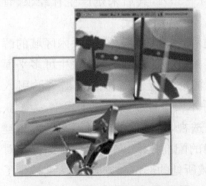
图 1.15　Stryker 光电导航系统

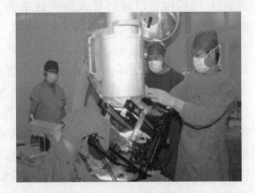
图 1.16　双平面骨科机器人

端孔的位置,并且通过导航系统的虚拟仿真,使得在术中能不断地调整螺钉的前进方向,使它的方向和螺孔的中心法线方向重合,提高了锁定的精度。目前,这样的导航系统已经成功应用于临床,并已证明其确实能有效降低术中的辐射。

4. 放射外科机器人系统

放射手术是肿瘤治疗中的一种常见手段,其重点在于精确地定位肿瘤,以便将辐射剂量集中在肿瘤上,并将对周围正常组织的伤害减到最小。将机器人引入放射手术可以实现图像引导下的精确放射治疗。手术中,利用实时的 X 射线图像确定肿瘤的位置,然后将该位置传输到手术机器人,利用机器人调整直线加速器的位置,使其对准肿瘤,这样可以有效地提高放射治疗的效果(图1.17、图1.18)。

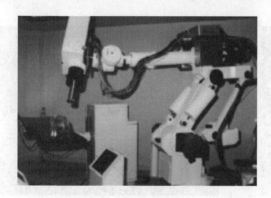
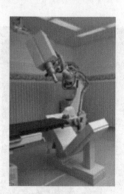

图 1.17　放射外科机器人　　　　图 1.18　CyberKnife 放射机器人

1.5.2　机器人辅助操作系统

1. 关节外科机器人系统

关节置换手术是关节外科中的一种常见手术,在传统的关节置换手术中,医生根据患者术前的 X 射线图像,判断患肢力线,在术中凭借经验放置、切割、处理模块及假体。而由于骨骼变形等因素的影响,可能导致人工关节植入的位置出现错位,出现这种情况的概率为 2%～6%,手术失败后再重新植入的失败率会更高。而假体安放位置不妥、下肢力线不准确及软组织失衡等会导致置换关节处的疼痛及假体的早期松动,从而大大影响手术效果。

在关节置换手术中引入计算机技术,对关节截骨的位置、假体大小、接入方向及位置等术前手术计划做出客观的指导;在手术中引入光电导航等跟踪设备对手术过程进行实时监控,指导医生准确地进行每一项手术操作,不仅可以降低出现关节假体植入位置不正的概率,同时也可使假体安放精确地符合肢体力线,增加运动范围的"安全性"。据统计,通过计算机辅助可使安放的人工全髋关节的外展角和前倾角的误差控制在-1°～1°,且导航系统可使人工膝关节置换的假体优良率从传统的15%提升到33%。另外,手术导航系统还可以帮助外科医生检验体内关节和植入关节之间的相对运动的情况,以判断手术的效果(图1.19)。

另外,在关节置换手术中,骨骼开口的位置、方向和大小十分重要。在传统手术中,开口全凭医生的"感觉",无法精确控制开口的大小,这经常导致手术后联结处骨质愈合不理想,术后相当长的一段时间内不能受力。而引入机器人技术以后,利用对术前CT图像的三维重建来精确构造骨骼的三维模型,再利用机器人动作精度高、可控性强的特点,由机器人在医生的监控下"主动"地完成对骨骼的切削,可以大大提高开口操作的精度,使切削缝隙从传统的1～4mm减小到0.05mm以下,手术效果稳定性也大大提高(图1.20)。

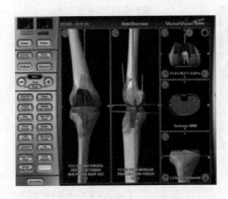

图1.19　BrainLab光电导航系统

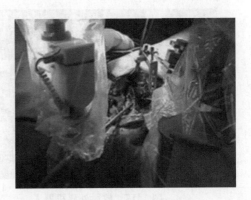

图1.20　RoboDoc机器人系统

2. 腔镜外科机器人系统

腔镜被广泛用于腹腔外科、泌尿外科、心脏外科等多种外科手术,并已经成为一种主流的手术方式。手术机器人系统在21世纪初被引入腔镜手术,已经在上述外科手术中的多种适应症中显示出了良好的临床优势。

手术机器人系统一般包括控制台、机器操作臂、三维视觉成像系统和腹腔充气装置等组成部分,操作臂通常有三个:一个控制腹腔镜,另两个控制操作器械,可控制多关节的腔内操作设备,如分离钳、抓钳、剪刀、持针器等(图1.21)。

在腔镜手术中引入机器人的主要优点如下:

(1) 提供更加稳定的图像。机器人腔镜完全按照手术医生的指令活动,可避免常规腔镜手术中因助手疲劳出现视野不稳定的问题。另外,进行精细操作时,常规腔镜镜头距术野很近,镜头稍有移动就会偏离术野,监视器上也会出现大幅度抖动。

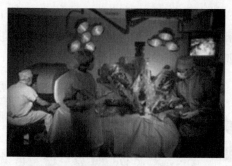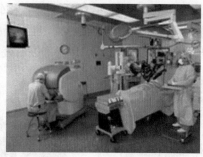

图 1.21 da Vinci 机器人系统

（2）利于精细操作。通过机械臂操作，避免了人呼吸和生理颤抖对操作的影响，增强了稳定性；另外，机器人可使镜头距术野很近，并使用更精细的操作器械，使常规腔镜手术中难度较大的小管道的吻合成为可能。

（3）节省人力。手术只要一人操作，可以坐位进行，大大降低了劳动强度，适合复杂的和长时间的手术。

（4）可远程手术。手术医生可能通过网络支持操控其他地区的机器人进行手术。

在所有腔镜手术机器人系统中，最具代表性的是由美国 Intuitive Surgical 公司开发的 da Vinci 机器人系统。该系统在 1997 年 7 月获得 FDA 许可进行临床试验，2000 年 7 月成为第一个被 FDA 允许商业化的外科手术机器人系统。系统由四个主要部分构成：外科医生控制台、患者侧手术车、腕部末端可分离手术器械、高精度三维内窥镜视觉系统。

（1）外科医生控制台。外科医生控制台提供具有沉浸感的手术操作环境，医生可通过一个双目的观察窗口看到手术区域高分辨率的三维实时图像，并通过具有力觉反馈的操作臂来完成对手术器械的实时控制（图 1.22）。然而，目前系统的力反馈局限于工具与工具的碰撞，因此医生在缝合或接触软组织时仅仅依赖于视觉。

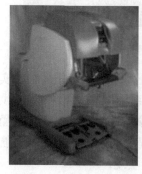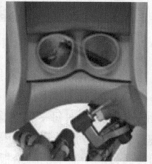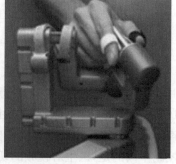

图 1.22 da Vinci 机器人系统外科医生控制台

（2）患者侧手术车。患者侧手术车包括 2～3 个用于夹持器械的手臂和 1 个夹持内窥镜的手臂(图 1.23)。每个手臂具有 3 个运动自由度。这些手臂能够为复杂手术过程提供方便,并且可以有效减少手术室中所需护士的数量。

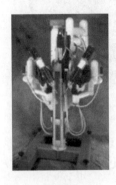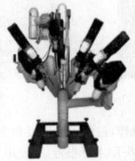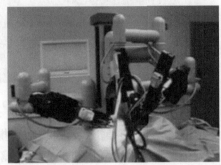

图 1.23　da Vinci 机器人系统患者侧手术车

（3）腕部末端可分离手术器械。腕部末端可分离手术器械具有 4 个自由度,可以模拟一个医生手术中的操作动作。每一种末端器械都可以实现特定的一种功能,包括缝合、夹持等(图 1.24)。患者侧手术车的每个机械臂上都带有能快速装卸的机构实现器械的快速切换。在器械更换时装置能够记录机器人手臂位置以便每次更换器械都能和前一次器械的位置保持一致。另外,该系统也能实现医生手部抖动过滤和运动比例缩小的功能,因此医生手部的大范围运动可以通过机器人系统变成更精确的局部运动。

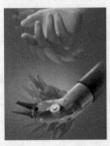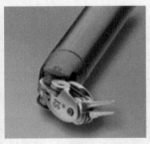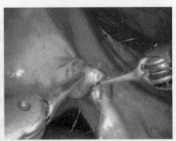

图 1.24　da Vinci 机器人系统腕部末端可分离手术器械

（4）三维内窥镜视觉系统。该系统提供增强的三维图像,这种高分辨率的实时放大图像使医生能够看到患者体内的详细情况。该系统能在一秒钟内提供1000 多帧的器械位置信息,并由视频处理器对每一幅图像进行滤波以消除背景噪声。内窥镜末端由程序自动调整其温度,以防止手术过程中的水雾产生。与导航控制不同的是,医生对视频的切换通过一个简单的脚踏板实现。

da Vinci 机器人系统能够降低约 33% 的医疗费用,减少大约一半的住院时间,并且可以减少患者的痛苦,加速患者的恢复。但该系统最主要的障碍在于其陡峭的学习曲线和昂贵的价格。而该系统在实际手术操作中,对于外科医生来说,一个最大的挑战在于缺少力觉和触觉的反馈,手术操作基本靠视觉的引导来完成。

3. 显微手术机器人系统

眼睛是人类最重要的感觉器官,也是极其精密的器官之一,直径约 20mm 的眼球,其生理结构和功能都相当复杂。因此,眼科手术对操作精度的要求是极其严格的。以视网膜修复手术为例,该手术要求能将激光瞄准到距目标 $25\mu m$ 的范围之内,以避免损伤视网膜血管。而一旦视网膜血管被损伤,将导致视网膜的血肿甚至失明。然而,仅凭借医生的徒手操作,将很难可靠地把手术机械瞄准到距目标 $100\mu m$ 的范围内,并且当医生疲劳时,无意识的颤抖会让操作精度进一步降低。不仅如此,眼球本身还是一个运动的目标,其生理运动的速率高达 $200°/s$。以上种种因素导致常规手术方式不能提供足够的手术精度,而这些要求对于机器人来说却是完全可以胜任的。当把计算机和机器人技术应用到这种手术中后,眼球本身的运动可以被追踪,这样在医生看来眼球是静止不动的;另外,医生的颤抖可以被过滤掉。这样,系统可以达到 $10\mu m$ 的操作精度,这是徒手操作精度的 10 倍(图 1.25)。

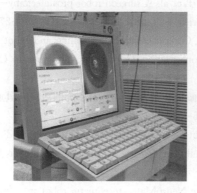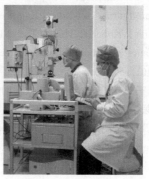

图 1.25 北京航空航天大学眼外科手术系统

1.6 医疗外科机器人的发展趋势

医疗外科机器人系统作为一个新兴的交叉学术领域,带动了多种技术学科的发展,已成为数字化医疗未来重要的发展方向之一。

(1)外科机器人方面:重点研发新型的机器人构型、更灵活的手术操作方法、更适宜的传感器、更安全的机器人控制、更合理的手术操作规范等,提高系统安全性和临床可接受度。

　　（2）遥外科：重点提高通信网络的安全性、稳定性和实时性，并建立有效的遥操作体系框架等。

　　（3）机器人的图像引导方面：重点研究更合理的人机交互方法、更丰富的手术引导可视化环境等。

参 考 文 献

[1]　熊有伦. 机器人技术基础. 武汉：华中科技大学出版社，1996.

[2]　Davies B L. A review of robotics in surgery. Journal of Engineering in Medicine，2000，214：129-140.

[3]　Taylor R H，Stoianovici D. Medical robotics in computer-integrated surgery. IEEE Transactions on Robotics and Automation，2003，19(5)：765-781.

[4]　王田苗，刘文勇，胡磊. 医用机器人与计算机辅助手术 MRCAS 进展. 中国生物医学工程学报，2008，27(1)：137-145.

[5]　Kwoh Y S，Hou J，Jonckheere E A，et al. A robot with improved absolute positioning accuracy for CT guided stereotactic brain surgery. IEEE Transactions on Biomedical Engineering，1988，35(2)：153-160.

[6]　Davies B L，Hibberd R D，Coptcoat M J，et al. A surgeon robot prostatectomy—A laboratory evaluation. Journal of Medical Engineering ＆ Technology，1989，13(6)：273-277.

[7]　Petermann J，Kober R，Heinze R，et al. Computer-assisted planning and robot-assisted surgery in anterior cruciate ligament reconstruction. Operative Techniques in Orthopaedics，2000，10(1)：50-55.

[8]　陈梦东，王田苗，刘达，等. 机器人辅助微损伤神经外科手术系统的研究及其临床应用. 中国生物医学工程学报，2000，19(2)：145-151.

[9]　Fu L X，Du Z J，Sun L N. A novel robot-assisted bonesetting system. Proceedings of IEEE/RSJ International Conference on Intelligent Robots and Systems，Sendai：IEEE，2004：2247-2252.

[10]　Varma T R K，Eldridge P. Use of the NeuroMate stereotactic robot in a frameless mode for functional neurosurgery. International Journal of Medical Robotics and Computer Assisted Surgery，2006，2(2)：107-113.

[11]　Taylor R H，Mittelstadt B D，Paul H A，et al. An image-directed robotic system for precise orthopaedic surgery. IEEE Transactions on Robotics and Automation，1994，10(3)：261-275.

[12]　Davies B L，Hibberd R D，Timoney A G，et al. A clinically applied robot for prostatectomies//Taylor R H，Lavallée S，Burdea G C，et al. Computer-Integrated Surgery：Technology and Clinical Applications. Cambridge：MIT Press，1996：593-601.

[13]　Mettler L，Ibrahim M，Jonat W. One year of experience working with the aid of a robotic

assistant (the voice-controlled optic holder AESOP) in the gynaecological endoscopic surgery. Human Reproduction,1998,13(10):2748-2750.

[14]　Taylor R H,Funda J,Eldridge B,et al. A telerobotic assistant for laparoscopic surgery. IEEE Engineering in Medicine and Biology,1995,14(3):279-288.

[15]　Davies B L,Jakopec M,Harris S J,et al. Active-constraint robotics for surgery. Proceedings of the IEEE,2006,94(9):1696-1704.

[16]　Molin L. Wizard-of-*Oz* prototyping for co-operative interaction design of graphical user interfaces. Proceedings of the 3rd Nordic Conference on Human-computer Interaction, 2004:425-428.

[17]　Dégoulange E,Urbain L,Caron P,et al. HIPPOCRATE:An intrinsically safe robot for medical application. Proceedings of the IEEE/RSJ International Conference on Intelligent Robots and Systems,Victoria:IEEE,1998:959-964.

[18]　Taylor R H,Jenson P,Whitcomb L,et al. A steady-hand robotic system for microsurgical augmentation. International Journal of Robotics Research,1999,18(12):1201-1210.

[19]　Engel D,Raczkowsky J,Wörn H. A safe robot system for craniofacial surgery. Proceedings of the IEEE International Conference on Robotics and Automation,Seoul:IEEE, 2001:2020-2024.

[20]　Pott P P,Scharf H,Schwarz M L R. Today's state of the art in surgical robotics. Computer Aided Surgery,2005,10(2):101-132.

[21]　Hanly E J,Marohn M R,Bachman S L,et al. Multiservice laparoscopic surgical training using the da Vinci surgical system. The American Journal of Surgery, 2004, 187 (2): 309-315.

[22]　Wang T M,Liu D,Hu L,et al. A simulation and training system of robot assisted surgery based on virtual reality. Proceedings of the IEEE International Workshop on Medical Imaging and Augmented Reality,Hong Kong:IEEE,2001:103-107.

[23]　Liu J C,Zhang Y R,Wang T M,et al. NeuroMaster:A robot system for neurosurgery. Proceedings of IEEE International Conference on Robotics and Automation,New Orleans: IEEE,2004:824-828.

[24]　Wang T M,Wei J,Liu D,et al. An internet robot assistant tele-neurosurgery system case. Proceedings of IEEE/RSJ International Conference on Intelligent Robots and Systems, Beijing:IEEE,2006:2845-2849.

[25]　胡一达,李大寨,宗光华,等. 角膜移植显微手术机器人系统的研究. 高技术通讯,2005, 15(1):49-53.

[26]　王树新,丁杰男,负今天,等. 显微外科手术机器人——"妙手"系统的研究. 机器人,2006, 28(2):130-135.

[27]　邓宁,吴伟坚,梁国穗. 机器人和计算机辅助骨科手术. 中华创伤骨科杂志,2005,7(7): 620-624.

[28]　Kuang S L,Leung K S,Wang T M,et al. A novel passive/active hybrid robot for ortho-

paedic trauma surgery. The International Journal of Medical Robotics and Computer Assisted Surgery,2012,8(4):458-467.

[29] 姜杉,杨志永,李佳. 医用机器人研究、应用与发展. 机床与液压,2005,5:1-5.

[30] Shoham M,Burman M,Zehavi E,et al. Bone-mounted miniature robot for surgical procedures:Concept and clinical applications. IEEE Transactions on Robotics and Automation, 2003,19(5):893-901.

[31] Plaskos C,Cinquin P,Lavallée S,et al. Praxiteles:A miniature bone-mounted robot for minimal access total knee arthroplasty. International Journal of Medical Robotics and Computer Assisted Surgery,2005,1(4):67-79.

[32] Wolf A,Jaramaz B,Lisien B,et al. MBARS:Mini bone-attached robotic system for joint arthroplasty. International Journal of Medical Robotics and Computer Assisted Surgery, 2005,1(2):101-121.

[33] Wang T M,Liu W Y,Hu L. BPOR:A fluoroscopy-based robot navigating system for distal locking of intrarnedullary nails. Proceedings of IEEE/RSJ International Conference on Intelligent Robots and Systems,Sendai:IEEE,2004:3321-3326.

[34] 王军强,苏永刚,胡磊,等. 医用机器人及计算机辅助导航手术系统在胫骨髓内钉手术中的设计与应用. 中华创伤骨科杂志,2005,7(12):1108-1113.

[35] 张文强,黄雪梅,王成焘. 计算机辅助全膝置换手术系统的创新设计. 机械设计与研究, 2004,20(2):48-49,56.

[36] Tang P F,Hu L,Du H L,et al. Novel 3D hexapod computer-assisted orthopaedic surgery system for closed diaphyseal fracture reduction. International Journal of Medical Robotics and Computer Assisted Surgery,2012,8(1):17-24.

[37] Goertz R C,Thompson W M. Electronically controlled manipulator. Nucleonics,1954, 12(11):46-47.

[38] Bejczy A K,Salisbury J K. Controlling remote manipulators through kinesthetic coupling. ASME Computers in Mechanical Engineering,1983,2(1):48-60.

[39] Gary S,Guthart J,Salisbury K. The intuitive telesurgery system:Overview and application. Proceedings of the IEEE ICRA,2000:618-621.

[40] Ghodoussi M,Butner S E,Wang Y L. Robotic surgery—The transatlantic case. Proceedings of the IEEE ICRA,2002:1882-1888.

[41] Cavusoglu M C,Williams W,Tendick F,et al. Robotics for telesurgery:Second generation Berkeley/UCSF laparoscopic telesurgical workstation and looking towards the future applications. Proceedings of 39th Allerton Conference on Communication,Control and Computing,2001:22-29.

[42] Smithwick M. Network options for wide-area telesurgery. Engineering Science and Education Journal,1996,5(3):120-128.

[43] Rovetta A. Telerobotic surgery control and safety. Proceedings of IEEE International Conference on Robotics and Automation,San Francisco:IEEE,2000:2895-2900.

[44]　Marescaux J, Leroy J, Gagner M, et al. Transatlantic robot-assisted telesurgery. Nature, 2001,413(6854):379-380.

[45]　Marescaux J, Leroy J, Rubino F. Transcontinental robot assisted remote telesurgery: Feasibility and potential applications. Annals of Surgery, 2002, 235(4):487-492.

[46]　孟偲,王田苗,张玉茹,等. 遥操作在神经外科手术中的应用研究. 高技术通讯, 2003, 13(11):61-65.

[47]　Meng C, Wang T M, Chou W H, et al. Remote surgery case: Robot-assisted tele-neurosurgery. Proceedings of IEEE International Conference on Robotics and Automation, New Orleans: IEEE, 2004:819-823.

[48]　王军强,赵春鹏,胡磊,等. 远程外科机器人辅助胫骨髓内钉内固定系统的初步应用. 中华骨科杂志,2006,26(10):682-686.

[49]　蒋均远,方礼明,胡磊,等. 反恐急救装备的现状及趋势. 武警医学, 2008,1:81-83.

[50]　Green P S, Hill J W, Jensen J F, et al. Telepresence surgery. IEEE Engineering in Medicine and Biology, 1995, 14(3):324-329.

[51]　Rosen J, Hannaford B. Doc at a distance. IEEE Spectrum, 2006, 43(10):34-39.

[52]　Johnson T W. Trauma pods: A futuristic way to save lives on the battlefield. University of Maryland Research and Scholarship Magazine, 2006:2-6.

[53]　Huffman L C, Doarn C R, Harnett B, et al. P39 recent advances in robotic telesurgery and applications to battlefield trauma. Journal of Surgical Research, 2007, 137(2):253-254.

[54]　Burk D L, Mears D C, Kennedy W H, et al. Three-dimensional computed tomography of acetabular fractures. Radiology, 1985, 155(1):183-186.

[55]　Watanabe E, Watanabe T, Manaka S, et al. Three-dimensional digitizer (Neuronavigator): New equipment for CT-guided stereotactic surgery. Surgical Neurology, 1987, 27(6): 543-547.

[56]　DiGioia A M, Simon D A, Jaramaz B, et al. HipNav: Pre-operative planning and intra-operative navigational guidance for acetabular implant placement in total hip replacement surgery // Nolte L P, Ganz R. Computer Assisted Orthopaedic Surgery (CAOS). Seattle: Hogrefe & Huber Publishers, 1999:134-140.

[57]　Wolf A, Digioia A M III, Jaramaz B, et al. Computer-guided total knee arthroplasty // Scuderi G R, Tria A J, Berger R A. MIS Techniques in Orthopedics. New York: Springer, 2005:390-407.

[58]　杜吉祥,刘宗惠,李士月,等. 计算机辅助立体定向手术定位方法的研究. 中华医学杂志, 2002,82(12):828-829.

[59]　吕宝仪,邓宁,苏伟权,等. 选择外科导航系统的参考要素. 中华创伤骨科杂志, 2005, 7(7):651-656.

[60]　Mocanu M, Patriciu A, Stoianovici D, et al. Fluoroscopy servoing using translation/rotation decoupling in an A/P view // Robert L, Galloway J. Visualization, Image-Guided Procedures, and Display. San Diego: SPIE, 2003:161-165.

[61]　Binder N, Matthäus L, Burgkart R, et al. A robotic C-arm fluoroscope. International Journal of Medical Robotics and Computer Assisted Surgery, 2005, 1(3):108-116.

[62]　Stulberg S D. CT-free-based-navigation systems // Stiehl J B, Konermann W H, Haaker R G. Navigation and Robotics in Total Joint and Spine Surgery. Berlin: Springer, 2004:24-38.

[63]　Dessenne V, Lavallée S, Julliard R, et al. Computer assisted knee anterior cruciate ligament reconstruction: First clinical tests. Journal of Image Guided Surgery, 1995, 1(1):59-64.

[64]　Fleute M, Lavallée S, Julliard R. Incorporating a statistically based shape model into a system for computer-assisted anterior cruciate ligament surgery. Medical Image Analysis, 1999, 3(3):209-222.

[65]　Perlick L, Bäthis H, Lüring C, et al. CT-based and CT-free navigation with the BrainLab VectorVision system in total knee arthroplasty // Stiehl J B, Konermann W H, Haaker R G. Navigation and Robotics in Total Joint and Spine Surgery. Berlin: Springer, 2004:304-310.

第 2 章　医疗外科机器人的系统结构

医疗外科机器人系统是一种智能机器人系统,但在体系结构上又有别于传统的工业机器人系统和其他的智能机器人系统。传统的工业机器人系统主要用于完成工业生产中的一些重复性操作;其他的智能机器人系统则具有高度的自主性,能够通过学习,认识工作环境、工作对象及其状态,并根据任务指令和系统对外界的感知自主地完成相应的操作。而医疗外科机器人系统对自主性要求并不高,在其他技术上则与智能机器人系统类似。

2.1　医疗外科机器人系统的功能原理

一般而言,根据功能要求,医疗外科机器人应包括以下五个单元:图像采集与处理单元、定位信息获取单元、配准与空间变换单元、人机交互与显示单元、机器人定位与手术操作单元(图 2.1)[1]。其中,前两个单元是系统的原始信息输入部分,经配准与空间变换单元进行计算后,通过人机交互进行手术规划并显示,最终由机器人实现系统输出。

2.1.1　图像采集与处理单元

影像医学在近年来获得了突飞猛进的发展,成像技术不断变化创新。这些科学技术的进步,推动了影像诊断学的发展,也推动了影像导航外科的发展。在外科微创手术中引入多模医学图像,为更准确地进行手术导航提供了非常丰富的数据信息。

根据不同手术环境及手术适应症的要求,可采用的图像信息包括 CT、MRI 等术前医学图像,以及 X 射线、超声、内窥镜等术中影像,能够提供病变部位的直观信息[2]。以下是最常用的几种医学成像方式。

1. 计算机 X 射线断层摄影

计算机 X 射线断层摄影(computed tomography,CT)是利用 X 射线束对人体的某一部分按一定厚度的层面进行扫描。因为人体各种组织的疏密程度不同,所以探测器接收到的射线强度存在差异。将所检测的有穿透差异的射线信号转变为数字信息后由计算机进行处理,输出显示为断面图像。CT 的图像质量好、精度高,对骨骼组织具有较好的显示效果。目前,CT 设备大量用于外科的诊断和导航,但其体积较大、价格较贵,且不便设置于手术室内进行术中导航。

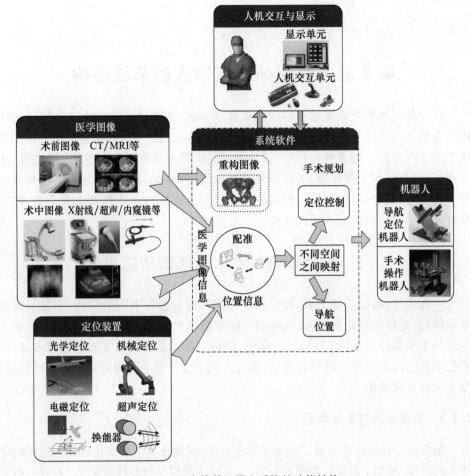

图 2.1　医疗外科机器人系统的功能结构

2. 核磁共振成像

氢原子的原子核如同一个微型磁铁,因此人体内不同物质、组织或器官彼此之间所含的氢原子核密度皆不相同。核磁共振成像(magnetic resonance imaging,MRI)通过测量特定磁场中人体内氢原子核的磁矩变化并转换成电流信号,形成不同物质、组织或器官的灰阶影像对比分布图。MRI 同样是断层切面影像,分辨率高、信息量大,对于软组织的显示效果好。与 CT 类似,设备体积较大、价格昂贵,不便设置于手术室内进行术中导航。

3. X 射线透视

X 射线透视(X-ray fluoroscopy)可以清晰地再现人体骨骼的状况,非常适用于骨科手术。在骨科手术中通常采用 C 臂,其发射端与接收端相对,通过调整 C 臂位置和转动角度,可针对不同手术需要采集人体各部位在不同体位的图像。C 臂可以近乎实时地再现手术状况,而且移动方便,成本相对较低,是骨科微创手术导航系统的首选图像采集工具。

4. 超声成像

超声(ultrasonic,US)成像多适用于液体结构或为液体结构所环绕脏器的成像。超声设备尺寸小,可以进行实时采集,采集方便,价格便宜,对人体伤害小,可以清晰直观地再现组织结构和表面形态。但从目前研究来看,图像的精度还不是很高。

此外,根据手术部位以及适应症的不同,还可以使用正电子发射型计算机断层(positron emission tomography,PET)、数字减影造影(digital subtraction angiography,DSA)等医学图像。

2.1.2　定位信息获取单元

定位技术是导航的关键,可提供手术部位与手术器械的相对位置关系,解决手术过程中手术目标的位置测量、空间映射、手术干预和定位精度等问题。微创手术一般包含三种坐标系:手术空间坐标系、图像空间坐标系和导航工具坐标系。定位系统的功能就是将这三种坐标系映射起来,确定手术区域中目标点和手术器械的空间位置。其精度对于手术导航的精度影响很大,直接关系到导航手术的成败。

根据所用定位方法的不同,现有导航定位方法主要包括光学定位法、机械定位法、电磁定位法和超声定位法[3]。而临床中最为常用的是光学定位方式,这也是目前精确度最高的方法。机械定位则是最早引入外科导航领域的方法,早期多采用数字机械臂,尽管占用手术空间,医生操作不够自如,但仍因其良好的稳定性和精确性而得到广泛应用。随着计算机与机电控制技术在医学领域的发展,机械定位方式已得到进一步发展,可帮助医生完成部分手术操作。超声定位和电磁定位一般由超声或磁场发射器和接收器组成,根据接收信息的强度和相位计算出空间位置和方向。实际应用中为弥补各自不足,可采用组合定位法。

1. 光学定位法

光学定位法是用至少两个摄像机观察目标的自然表面或特征点,并对至少两幅图像上相同的目标点进行计算,然后利用计算机视觉原理得到这些点的三维位置,从而获得被测物的三维位置关系。光学定位系统包括跟踪器和目标点,其中目标点采用系统易于识别的物体,而跟踪器的作用是采集这些目标点的位置信息,由计算机系统进行目标点识别并计算目标点的空间位置。实用系统中一般采用多个目标点,并以一定规则排列形成空间坐标系,在手术器械和手术对象上按一定规则安装这些目标点,从而由这些目标点位置可计算得到手术器械或手术对象的空间位置和姿态信息。

根据所跟踪目标点的发光与否,可以将光学定位系统分成主动和被动两种光学定位方法。

1) 主动光学定位系统

采用红外发光二极管作为目标点,跟踪器多采用三个以上的光电传感器,追踪定位红外发光二极管位置。将若干相对位置固定的红外发光二极管同时安装于定位工具上,系统由此可实时计算得到该定位工具的空间位置和姿态。手术过程中,在手术器械和手术部位上分别固连一个定位工具,则系统可根据红外发光点的空间位置,计算手术器械相对于手术部位的位置和姿态,再映射至图像坐标系中并显示到屏幕上,指导医生完成手术操作。该系统具有定位精度高、处理灵活的优点,但接收装置在术中可能被医生或器械遮挡,带来定位问题,而且这种设备价格相对较高。

2) 被动光学定位系统

使用反射标志物作为目标点,目标点本身不发光。由两个或多个摄像机对依照一定规则排列的若干目标点进行观察,目标点反射光线并成像至 CCD(charge couple device,电荷耦合元件)传感器中,系统对所拍摄图像进行识别和处理,以确定目标点在空间的位置。将标志物安装在定位工具上,即可计算得到该定位工具的位置和姿态。在手术器械和手术部位上分别固连一个定位工具,便可推算出手术器械相对于手术部位的位置和姿态。由于被动光学定位法需进行模式识别,图像质量和模板匹配精度都会影响系统的精度。

2. 机械定位法

机械定位法是最早应用到计算机辅助手术导航中的方法。机器人一般采用多自由度机械臂(为使其具有足够灵活性,一般都有 5 个以上的自由度),机械臂前端可安装各种手术器械。最早采用的是被动式机械臂,由医生手持其前端带动整个机械臂运动,各关节编码器记录该位置关节参数,从而可通过机械臂模型和关节参数计算得到手术器械的空间位置和姿态;目前则多采用主动式机器人,可通过编程和自动控制实现其工作空间中的点定位、路径规划以及运行轨迹。在机器人到达所需位置并锁定后,在保持定位位姿的同时可承受一定的负载,而且不会产生疲劳,从而有效解决医生手持手术器械时可能产生的抖动问题,提高手术安全性,但由于机器人占用一定空间,对手术操作需进行合理安排。

通用性机械臂形状的机器人结构较为复杂,与手术环境适应性较差,价格较昂贵。因此,根据具体的手术环境和特点,还出现了各种专用定位机构。这种机构导航定位是简化了的机器人定位系统,它的特点是结构简单、定位任务单一、精度较高且价格便宜。它只完成手术中某一个具体的导航定位动作,因此所需自由度较少。系统可以将医生规划的手术路径映射为机构的空间坐标系,从而实现主动定位。以这种机构作为医生的手术平台,可对医生的手术动作进行导航,使医生快速方便地完成手术操作。

通常情况下,机器人在确定末端点位置后会进行锁定,而手术过程中手术对象的位置可能有微小位移,这样就增加了手术精度的不确定性。为减小该误差,可借助其他手段实时检测手术对象的位置,机器人根据位置变化信息进行伺服。

3. 电磁定位法

电磁定位法类似于有源光学定位,其原理如下:系统包括发射源和接收源,分别为三轴线圈和三轴传感器,每一电磁线圈定义一个空间方向,于是三个线圈可确定三个空间方向,然后根据相对位置关系确定其空间位置。在手术环境中,可在手术台下安置一个磁场发生器,磁场覆盖整个手术区域,系统根据检测器所接收目标点磁场信号的强度和相位,解算出其空间相对位置和方向。

电磁定位系统定位精度较高,且无遮挡问题,所以医生的活动空间范围和操作便利性比光学定位有所改进。电磁定位系统的精度一般为 3mm。但该系统的磁场对工作空间中任何金属物体的引入都很敏感,有可能影响到定位的精确性,这在手术室中是不可回避的问题。

4. 超声定位法

超声定位法的原理就是超声测距。这类系统也包括发射器和接收器,记录超声波在发射器和接收器之间的传播时间,计算发射器和接收器的相对距离。在手术器械上放置至少三个超声波发射器,通过测量超声波的传播时间计算发射器与接收器间的距离,根据接收器的相对位置来确定发射器即目标点的位置,从而计算出手术器械的位置和姿态。但温度、空气非均匀性等可能对超声定位的精确性产生影响。

2.1.3 配准与空间变换单元

为使外科医生能够通过多个模态医学图像了解患者的内部状况,确定手术方案,并结合术中的定位信息精确地执行手术计划并操作手术器械,使手术向空间定位精确和微创的方向发展,在前述图像空间(虚拟环境)与手术定位空间(现实环境)之间必须有一个联结的桥梁,使得医学图像中所提供信息与导航定位信息相互匹配,同时将图像空间、手术定位空间与手术对象联系起来,为精确的手术定位打下良好的基础。这就需要进行配准,即获得前述基本概念部分中所述坐标系间的转换关系[4]。为充分利用互为补充的断层图像信息(CT、MRI)和术中图像信息(X射线、US 等)以及功能图像信息(PET 等),多模医学图像之间也需要配准。因此,配准实际上包含两类:定位系统空间与医学图像空间的配准、多模态医学图像之间的配准。

1. 定位系统空间与医学图像空间的配准

定位系统空间与医学图像空间的配准精度对手术定位的准确性具有直接影响。由于两个空间没有直接关联,一般通过手术对象作为“中转站”,分别提取同一手术对象在医学图像空间和定位系统空间的位置信息,即可推算医学图像空间和定位系统空间的相互映射关系。实际应用中,为明确手术对象在不同空间的位置,一般通过人工外加的固定物或者解剖特征等具有明确位置的标记点作为“桥梁”,建立两坐标系之间的映射。

标记点可为外加固定物,须与手术部位保持刚性连接,如贴于患者头部或者与骨骼固定,以确保其与手术部位坐标系的一致性。但这种方法多数情况下可能带来额外创伤,因此也有系统采用解剖特征作为标记,如脊柱的棘突等。标记点的设定需按照一定次序进行选取。目前自动拾取标记点有一定难度,多为手动实现。分别在医学图像空间和手术定位空间获取各自的三维坐标数值,系统即可计算得到两组点集之间的坐标变换参数。

2. 多模态医学图像之间的配准

医学成像技术给临床医学提供了 X 射线、US、DSA、CT、MRI、PET、SPECT等形态和功能的影像信息,在实际的临床诊断和治疗中,患者经常同时进行多种断层影像模式的检查,以提供对研究部位互为补充的形态信息和功能信息。医学图像配准就是用计算机图像处理技术使各种影像模式统一在一个公共坐标系中,并融合成一个新的影像模式显示在计算机屏幕上,加强兴趣部位的显示效果,有助于临床诊断。

与定位系统空间与医学图像空间的配准相同,多模态医学图像之间的配准也需提取不同图像中的特征信息作为配准的基准,目前多采用标记点作为特征,提取其空间位置以进行匹配。多模态医学图像之间的配准包括以下几种方法:外加标志物的配准、基于灰度的配准和基于特征的配准等。

2.1.4　人机交互与显示单元

人机交互系统是医生获取图像、手术信息并通过导航或机器人系统进行操作的“界面”。在术前将影像提供给显示单元,医生由医学图像了解手术部位解剖信息之后,即可根据手术适应症需要进行手术规划,确定手术入路,同时根据需要突出显示手术或病变部位,并在真正手术之前进行手术模拟,以提高手术安全性[5]。

人机交互与显示单元的主要功能包括:

(1) 手术规划与导航。术前规划合理手术路径以避开重要组织,术中显示规划路径、手术或病变部位以及手术器械的实时位置。经配准之后,在图像上即可精确地确定人体组织和手术器械之间的相对位置,为医生提供更丰富的信息。

(2) 选取标记点。为实现导航定位或配准功能,在自动标记点提取不易实现的情况下,需由医生在图像上交互选取标记点并计算其位置。选点的精度对最终定位或配准精度有较大的影响。

(3) 手术部位分割显示。可通过以下两种方法提取:自动提取与手工勾画。自动提取需针对不同类别图像采用特定的算法将手术或病变部位提取并显示出来。这种方法在特定的条件下能选到最佳的效果,但难以适用于所有的应用,在某些情况下甚至会得出错误的结果。手工勾画则是由医生通过鼠标等交互设备勾勒出所需部位的轮廓,但由于需手工操作,比较耗费时间。不论自动提取还是手动勾画,均应在医生监督下进行,以确保结果的正确性。

(4) 手术模拟。计算机手术模拟是指通过人机交互在计算机上模拟手术过程,计算并模拟显示手术的结果,而交互技术始终是其中的重点和难点。由于原始医学图像常规所得为二维断层图像,借助于医学图像三维可视化技术,可以显示三维物体表面及任意剖面的信息。借助于逼真的三维可视图像,外科医生可从任意角度对人体解剖结构进行观察,进行术前模拟、术中导航和术后评价。

从硬件设备角度,人机交互与显示单元可划分为两个部分:

(1) 显示单元。主要通过屏幕显示所采集的医学图像、重构三维图像、术中各断面投影图像、定位信息、手术规划以及病变部位信息。常见设备包括图形工作站、头盔显示器等。

(2) 手术交互单元。模拟手术需要三维空间交互,系统应允许用户直接在三维空间指定位置和方向,而三维交互手段相对而言较为复杂,而且交互过程必须考虑到手术本身的复杂性和精确性。目前所采用的三维交互主要有三种方案。

① 传感器反馈。利用前述定位设备获取信息,并映射到医学图像坐标系中,将该定位信息反馈至医学图像中,在图形工作站上显示。当操作过程中所显示的手术器械位置与规划位置重合时,医生即可确定该手术器械定位准确。

② 通用三维交互设备。例如,常规键盘鼠标、操作手柄、六维鼠标、数据手套、力反馈操作设备等,通过计算机处理,可实现图像虚拟空间操作。

③ 机器人系统。根据预先确定的手术路径,进行手术定位或操作,在手术过程中,医生监督其每一步动作。

2.1.5　机器人定位与手术操作单元

在前述定位系统中,机器人作为导航系统的一种,可提供定位信息并在术中作为定位平台使用。随着机器人智能控制技术的日渐成熟,机器人逐渐作为导航系统的输出单元,可实现主动控制和操作控制,提升了医疗外科机器人的自动化水平。

机械定位法中已经介绍了机械臂,它仅能被动反馈定位信息。此外,目前面向手术的主动式医疗外科机器人主要是主动定位机器人和主从操作机器人[6]。

1. 主动定位机器人

主动定位机器人利用机器人定位准确可靠的优势,主动控制机器人运动来实现手术定位。在获取医学图像、定位信息并实现配准之后,根据术前手术规划,由系统根据智能算法控制机器人按照所计算的给定路径运行,当到达所需位置和姿态后,则停止运行并锁定机器人,防止机器人发生意外运动。定位完成后,医生即可依照机器人末端器械所给定的路径实施手术操作。

2. 主从操作机器人

主从操作机器人采用主从结构,医生操作主机器人,从机器人则随主机器人依照一定控制率进行运动。因此,从机器人完成与医生相同的操作。该机器人主要应用于手术动作比较复杂的环境下,帮助医生方便、快捷、高效、精确地完成复杂的手术动作。

通过以上五个单元(2.1.1节~2.1.5节),获取医学图像、定位信息并实现配准之后,医学图像空间和定位系统空间建立相互映射,医生通过交互设备在图像空间进行手术规划和手术方案模拟,并可将图像空间中所规划的手术方案通过机器人在手术空间中加以确立。

2.2　医疗外科机器人的组成结构

医疗外科机器人系统所涉及的技术及其在系统中的作用如图2.2所示。

2.2.1　医疗外科机器人子系统

对软硬件系统进行组合,可以生成如下几个目前常见的医疗外科机器人子系统:辅助诊断系统、辅助规划系统、辅助导引系统、机器人辅助操作系统、虚拟临场手术系统[7]。

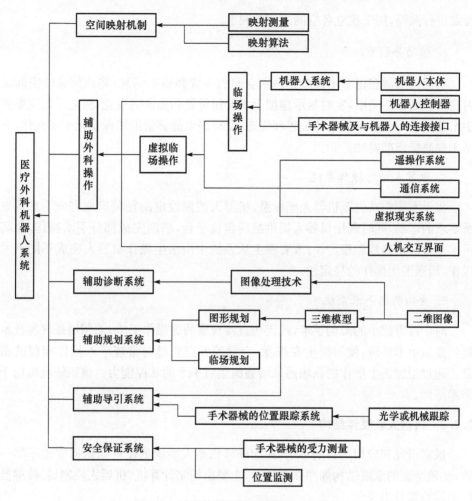

图 2.2 医疗外科机器人系统的一般结构

1. 辅助诊断系统

根据手术需要显示手术部位医学图像,提供适用的图形化工具,辅助医生进行诊断;或者根据图像中像素点的灰度信息和经图像分割获得的特征信息,由计算机作出对应组织是否有病变的判断,该结果提供给医生作为诊断参考。

2. 辅助规划系统

建立手术部位及手术入路的数学模型,在医学图像上确定病灶点的位置,或者选择进行手术时的手术器械运动轨迹,通过友好的人机交互界面实现手术规划,可依照选定的手术方案进行手术的仿真;同时对手术空间与图像空间配准所需的特征点进行选择,用于建立各空间之间的映射。

3. 辅助导引系统

利用传感器获得手术器械在手术空间的位置和姿态信息,将该信息经空间映射变换到图像空间中,实时显示虚拟手术器械位置和姿态的变化,医生可以观察到手术器械相对于手术部位的位置和姿态,使得医生能够借助图像量化手术操作,有助于提高操作准确性。

4. 机器人辅助操作系统

将手术规划映射至机器人坐标系,机器人按照设定路径精确地完成手术规划所要求的运动,同时利用机器人提供准确定位平台,辅助完成部分手术操作,提高手术定位的精确性和稳定性;或者在主从系统中由医生操作机器人完成不同手术操作,增强医生操作的稳定性。

5. 虚拟临场手术系统

对于视野狭小的微创手术,或无法直接观察的遥操作手术,采用增强现实技术提供虚拟手术环境,使得医生在视觉、力觉等方面获得与常规手术操作相似的感觉。通过增加医生操作的临场感来增强医生对手术的掌控能力。该系统也可用于手术培训。

2.2.2 机器人软硬件结构

根据研究和应用的目的不同,医疗外科机器人系统的硬件结构通常也不尽一致,比较全面的系统结构如图 2.3 所示,主要由控制计算机、机器人控制器、传感器控制器等部分组成[8]。

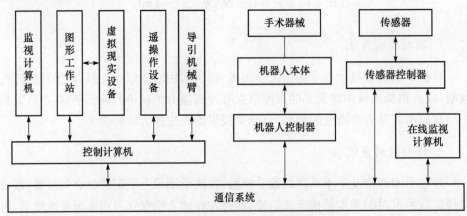

图 2.3　医疗外科机器人系统的硬件结构

　　在实际应用中,为了减轻控制计算机的负担,多数系统采用了分布式计算机控制技术,控制计算机都不止一台。局部各设备间的通信多采用串型、并型或局域网技术。远程通信技术是目前信息社会的研究热点,可选取的方法很多,如 ATM、分组交换、互联网等。通信方式的选择主要由通信速率、带宽和通信成本三个方面决定。根据实际应用的需要,传感器的数量和种类在不同的系统中也各不相同,常用的传感器有视觉传感器、触觉传感器、力觉传感器、位置传感器。监视和在线监视计算机将一些比较重要的信息经处理后显示出来,使操作人员对系统的工作状态有一个全面的了解。这样手术人员可以通过对这些信号的实时观察,干预系统的工作,以保证整个系统是在医生的控制下进行工作,增加系统的安全性,保证患者的安全。

　　医疗外科机器人的软件系统是比较复杂的,其软件系统结构如图 2.4 所示。不难看出,机器人运动控制软件是医疗外科机器人软件系统的核心,它根据人机交互、遥操作、规划、传感器系统的输出,进行数据的融合处理生成机器人运动控制命令,控制机器人的运动。运动控制命令可以分为四种:运动终止命令,机器人终止当前运动;运动命令,机器人按指定的运动参数和运动类型运动;位姿请求命令,将机器人当前位姿传送给控制计算机;速度设定命令,设定机器人的运动速度。运动命令中的运动类型一般有三种:一是关节空间的点(位姿)到点运动,在手术前机器人从它的起始位置运动到手术要求的起始位置采用该运动类型;二是点到点直线运动模式,一些机器人辅助外科手术系统在手术进行时常采用这种运动模式,如穿刺操作;三是曲线运动模式,如眼外科手术中完成较复杂的切割操作。

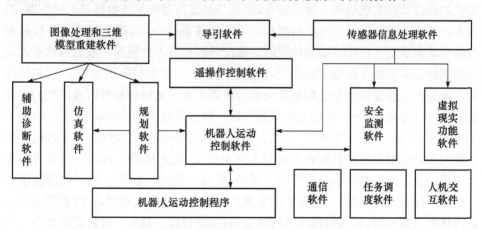

图 2.4　医疗外科机器人的软件系统

　　仿真软件的功能是根据规划系统的手术规划结果,在患者的三维重建模型上进行虚拟手术过程的演示,使医生在完成手术规划后进一步确定手术方案的可行性和正确性。

2.2.3　手术器械末端

手术器械安装在机器人的末端,目前手术器械主要有手术刀、探针、磨具、手术剪等[9]。在不同的系统中手术器械可能不同,但对同一系统手术器械一般只有一种,如眼外科手术中的角膜切除采用手术刀、立体定向脑外科手术中采用探针、无水泥关节置换采用磨具、腹外科手术采用手术剪。探针实际上并不是最终的手术器械,当探针末端被送达靶点后,其他的手术器械或治疗药品通过探针可以方便地被送达病灶,如内窥镜、热凝电极、活检针、微型手术剪、放射性同位素、激光器等。在机器人辅助脊椎外科中探针的结构和作用略有不同,它更像钻头,在探针撤出后留在脊椎上的孔将用于安装治疗用的定位钉。相信随着机器人辅助外科手术范围的扩展,手术器械的种类也会随之增加。

2.3　医疗外科机器人的关键技术模块

2.3.1　机器人系统

机器人是医疗外科机器人系统的核心,它的作用有两个:一是按命令轨迹运动将安装在其末端的手术器械送达病灶点;二是按指令轨迹带动手术器械运动完成辅助操作任务。出于安全的考虑,在整个手术过程中机器人的运动是分阶段完成的。运动的开始命令由操作人员发出,控制计算机在接收该命令后根据规划系统提供的轨迹参数生成机器人运动指令,该指令经通信系统发送给机器人控制器,机器人在该指令控制下完成指定的操作。在遥操作系统中,机器人的运动是按控制台的要求完成对主操作器运动的跟踪。医疗外科机器人的精度一般是指机器人运动的实际位姿和指令位姿间的差别,即机器人学中的绝对位姿精度[10]。这与传统的工业机器人系统用重复位姿精度来衡量机器人系统的精度是有明显区别的。在机器人辅助外科手术中,机器人的运动速度一般被限制在较低的水平上,这是因为手术的完成是以医生为主体的,机器人的作用只是完成辅助的操作,手术进行中医生随时可能根据自己的判断要求机器人终止操作,因此机器人的低速运动会给医生留下一个宽松的判断和操作空间。另外,机器人的灵巧操作空间必须覆盖手术的操作区间,以保证规划手术方案的实施。在手术的路径选取时,有时要求避开一些人体的重要组织,要求机器人具有冗余特性,即机器人具有一定的避障能力。

2.3.2　辅助诊断及规划导引

辅助诊断系统是根据二维医疗图像中像素点的灰度信息和等灰度像素点组成的图案信息,由计算机作出对应组织是否有病变的判断,该结果提供给医生作为诊断参考。

　　将二维医疗图像进行适当的处理,如组织划分、边沿提取,结合体素建模和表面建模方法,即可重建患者的三维立体模型,该模型是辅助规划导引系统的核心组成部分。但进行三维建模,不仅费时,而且成本较高,如果对每位患者都进行三维建模,手术的费用会大幅度增加。目前具有发展潜力的方法是用人体的标准图簿,建立一个通用的三维模型,具体手术时将患者的二维图像经变换后与通用的三维模型进行数据融合,此时的三维模型可以认为是该患者的三维模型重建[11]。在二维医疗图像或三维模型上,确定病灶点的位置是辅助规划系统的功能之一;辅助规划系统的另一个功能是在三维模型所在的图像空间中选择进行手术时的手术器械运动轨迹,也就是手术方案的确定,称为医疗外科机器人系统的图形规划能力。在手术方案确定后,医生可以在三维模型上,依照选定的手术方案进行手术的仿真操作,对手术的效果进行观察,称为医疗外科机器人系统的手术仿真能力。手术中,当手术器械进入患者体内时,进入部分,医生是看不见的;而利用光学或机械方式可获得手术器械在手术空间的位姿信息,将该信息结合手术器械的尺度信息变换到图像空间中,并加以显示,医生就可以在计算机上观察到手术器械在人体中的情形,这种可视化的服务称为医疗外科机器人系统的手术导引能力。在手术现场,医生根据以往的经验可能会对图形规划系统选定的手术方案进行修改,医疗外科机器人系统应具有良好的人机交互界面,以保证手术路径调整的顺利完成,这个过程称为临场规划。

2.3.3　配准与空间映射

　　空间映射是一系列坐标系间的变换关系,可以用齐次变换矩阵表示。当在图像空间获得目标靶点和手术路径信息后,通过空间映射关系可以在机器人操作空间中获得它们的描述[12]。空间映射的一般过程可以表示为

$$^oP_C \mapsto {^oP_R} \quad 或 \quad {^oL_C} \mapsto {^oL_R} \qquad (2\text{-}1)$$

其中,^oP_R、^oP_C 为位置点坐标;^oL_R、^oL_C 为路径轨迹信息。空间映射关系的获得是机器人辅助操作系统得以实现的重要保证。在具有结构化工作环境的系统中,从手术空间到机器人操作空间的映射关系由系统结构设计决定,只要系统结构不发生变化,映射关系就保持不变。在工作于非结构化环境的系统中,该映射变换在手术开始时确定,对不同的手术,映射关系一般是不同的。在遥操作系统中,特别是异构遥操作系统(即遥操作主机与遥操作从机结构不同),还存在一个由主机操作空间到从机操作空间的映射变换,该映射关系由遥操作系统的结构和控制策略决定。

2.3.4　手术器械的位姿跟踪

　　手术器械的位姿跟踪是采用某种方法实时获得手术器械在某一已知空间中的

位姿。该位姿信息和已知的手术器械尺寸信息,可用于导引或手术监视系统。在机器人辅助手术系统中,位姿信号从机器人控制器获得,在监视系统的三维患者模型上实时显示出手术器械的位姿,提供手术时的可视化监视功能[13]。在导引系统中,获得手术器械位姿信息的常用方法有两个:一个是光电式,即在手术器械上安装标记物,通过视觉传感器获得手术器械在视觉传感器空间的位姿信息,然后通过映射变换获得图像空间的手术器械位姿信息。这种方法的优点是非接触测量,手术器械的运动不因测量系统的引入而受限制;缺点是成本较高。另一个是机械式,即采用无动力 6 自由度机械臂,手术器械安装在机械臂的末端,通过对 6 个关节的角度传感器输出的实时检测,可以计算出机械臂末端手术器械在机械臂空间的位姿,同样通过映射变换获得最终图像空间中手术器械的位姿信息。这种方法的优点是结构简单,成本与光电式相比要低。

2.3.5　虚拟临场操作

虚拟临场操作是指手术的操作和手术的完成是在异地进行的。在机器人辅助医疗外科手术系统中,具有虚拟临场操作能力的系统是最复杂的。虚拟临场操作是在机器人遥操作技术、虚拟现实技术和远程通信技术的支持下实现的[14]。手术时,机器人的运动受异地的遥操作主机控制,遥操作系统必须具备稳定、可靠的特性。医生通过虚拟现实设备在视觉、触觉、力觉等方面取得临场感。两地的信息交换由远程通信系统完成,由于有视频信息的传送,因此要求有足够的通信带宽,同时通信系统必须安全、快捷。在该类系统中,系统的时延也直接影响着系统的安全性,时延越大,安全性就越差。

2.3.6　安全保证及人机交互

安全保证是指为了使手术能正常进行,避免对患者或医疗器械造成意外伤害或损坏所采取的措施[15]。安全保证应该包括以下几个部分:系统电子设备的抗干扰特性、机器人系统的稳定性、通信系统的可靠性、机器人运动的绝对位姿精度、系统的定位精度、辅助手术操作方法的合理性、手术中系统各部分(特别是患者与机器人)相对位置关系的稳定性、手术中手术器械受力的合理性,其中绝大部分是在系统设计时决定的。目前,纯粹用于安全保证的措施有两个:一个是手术中手术器械的受力监测;另一个是手术中患者与机器人相对位置的监测。

人机交互主要是指医疗外科机器人系统的可操作性。目前机器人的操作是比较复杂的,对于医生而言,掌握它并能熟练使用示教盒或编程语言对机器人进行操作是十分困难的。因此,建立一个简单、可靠、易于掌握的人机交互方法是机器人辅助外科手术系统从研究走向产品化的关键。

2.4　医疗外科机器人的特殊性

医疗外科机器人系统是用于医疗外科手术,辅助医生进行术前诊断和手术规划,在手术中提供可视化导引或监视服务功能,辅助医生高质量地完成手术操作的机器人集成系统。其主要优势在于:①最大程度地利用现有技术,提高疾病的诊断和手术治疗的质量;②拓宽手术治疗的范围,使原来无法进行的手术在新设备的支持下能够进行;③拓宽微创伤手术治疗的范围,缩短患者术后的恢复时间;④降低手术中使用的放射性设备或药品对医生的伤害;⑤缩短手术时间,降低医疗成本;⑥提高手术的可视化程度,提高手术的安全性。

与传统的工业机器人系统相比,医疗外科机器人系统具有以下特点:

(1) 针对性较强。一个医疗外科机器人系统一般只适用于一种手术操作。

(2) 安全性要求很高。当系统出现故障时,不允许对患者、医生造成伤害或对其他医疗设备造成损坏,严禁误操作。

(3) 良好的人机交互界面。系统操作简单,使无工程经验的医生能方便地学会使用和进行操作。

(4) 机器人的绝对运动精度要求较高。在工业机器人系统中衡量机器人性能的主要指标是机器人的重复运动精度,对绝对运动精度一般不作要求。在医疗外科机器人系统中正好相反,要求机器人有较高的绝对运动精度,而对重复运动精度不作要求。

(5) 编程方式下的机器人运动控制。与工业机器人常用的示教再现技术有明显的区别,手术中机器人的自主运动根据规划的手术参数,生成机器人运动控制命令,完成运动控制。在实际手术中,机器人的运动不允许试验和重复。

(6) 系统结构复杂。其所涉及的技术和学科领域广泛。

参 考 文 献

[1] 栾胜. 机器人辅助微创骨科配准理论与方法研究. 北京:北京航空航天大学博士学位论文,2010.

[2] 吴祁耀. 现代数字医疗核心装备与关键技术. 北京:中国医药科技出版社,2008.

[3] 王田苗,胡磊,王满宜,等. 矫形外科微创手术与导航技术研究进展. 高技术通讯,2005,15(4):102-106.

[4] van de Kraats E B,Penney G P,Tomazevic D,et al. Standardized evaluation methodology for 2D-3D registration. IEEE Transactions on Medical Imaging,2005,24(9):1177-1189.

[5] Muradore R,Bresolin D,Geretti L,et al. Robotic surgery-formal verification of plans. IEEE Robotics and Automation Magazine,2011,9:24-32.

[6]　Rosen J, Hannaford B, Satava R M. Surgical Robotics: Systems Applications and Visions. New York: Springer, 2011.

[7]　Bogue R. Robots in healthcare. Industrial Robot: An International Journal, 2011, 38(3): 218-223.

[8]　Kazanzides P, Fichtinger G, Hager G D, et al. Surgical and interventional robotics: Core concepts, technology, and design. IEEE Robotics and Automation Magazine, 2008: 122-130.

[9]　Ponnusamy K. Clinical outcomes with robotic surgery. Current Problems in Surgery, 2011, 9: 577-656.

[10]　Bauer A. Historical aspects and development of robotics in ortho surgery. Journal of Bone and Joint Surgery-British Volume, 2008, 90-B(Supp. Ⅲ): 555.

[11]　Aggarwal R, Darzi A. Surgical research review-from scalpel to simulator: A surgical journey. Surgery, 2008, 145(1): 1-4.

[12]　Hager G D, Okamura A M, Kazanzides P, et al. Surgical and interventional robotics: Part Ⅲ—Surgical assistance systems. IEEE Robotics and Automation Magazine, 2008, 12: 85-93.

[13]　Nolte L P, Beutler T. Basic principles of CAOS. International Journal of the Care of the Injured, 2004, 35: S-A6-S-A16.

[14]　Mack M J. Minimally invasive and robotic surgery. Journal of American Medical Association, 2001, 285(5): 568-572.

[15]　Fei B, Ng W S, Kwoh C K. The hazard identification and safety insurance control (HISIC) for medical robot. Proceedings of the 22th Annual EMBS International Conference, 2000: 3022-3026.

第3章 医疗外科机器人的机构分析

3.1 医疗外科机器人的机构类型综合与优化

对于工业机器人,许多学者对其结构类型已经进行了详细研究。医疗外科机器人的结构特点和运动性能,与传统工业机器人有明显区别。目前,许多医疗外科机器人直接利用工业机器人,但是系统的可靠性、安全性和可操作性很难满足手术的要求。在微创外科手术中,机器人能够按医生规划好的路径将手术工具移动到病灶位置,这就不仅要求机器人末端能够在一定连续的空间范围内工作,还要关心其能否在该空间内的全部位置上实现给定范围内的姿态变化,以便医生能够按手术最佳姿态进行路径规划。也就是说,医疗外科机器人必须在工作空间内具有较强的灵活程度。因此,灵活性分析对于执行复杂任务的医疗外科机器人的结构设计、路径规划和控制极其重要。机器人的灵活性可以从两个角度进行分析:一方面是以雅可比矩阵为基础,考察某一位姿及其邻域内的运动特性,并且衡量这些姿态下运动性能的优劣;另一方面从几何角度综合考察机器人在某工作点上所有的可行姿态,表达了机器人工具在某工作点上不同姿态的可行性。

基于以上考虑,本章首先总结医疗外科机器人结构上的特点。在此基础上,对医疗外科机器人手臂和手腕的类型进行了结构类型综合。根据以上原则,设计出一种适合微创手术需要的圆柱坐标机器人结构。然后针对医疗外科机器人灵活工作空间和运动灵巧性的要求,总结了机器人灵活空间的确定方法,对2自由度手腕的灵活性进行研究。为解决机器人结构和灵活空间大小之间的矛盾,提出象限分割的原则,降低了医疗外科机器人灵活性要求,从而进一步达到优化机器人结构尺寸的目的。最后对串、并混联机器人的工作空间和灵活性进行分析,并对分析结果进行仿真验证。

3.1.1 医疗外科机器人的任务分析

机器人结构类型综合的目的就是根据任务要求实现运动位置和姿态,确定机器人机构的关节类型、数目和相对布置情况。为了实现操作任务,对机器人末端一般既有位置要求,又有姿态要求,因此对应于机器人结构类型综合也可分为位置结构和姿态结构来讨论。通常将位置结构部分称为机器人的臂部(手臂),而将姿态结构部分称为机器人的腕部(手腕)。前者主要用以实现末端的位置,后者则用以实现末端的姿态。当然,手臂在实现末端位置的同时也可能影响到末端的姿态,而手腕在实现末端姿态的同时也可能影响到末端的位置,即末端位置和姿态两者之间存在耦合关系。

对于医疗外科机器人,其结构也由手腕和手臂两部分组成,在手术中的作用是:①将手腕末端和手术器械定位到切点;②对手术器械定向,使其穿过切点到达手术靶点。定位主要用在切点产生后的手术开始阶段,而将手术器械定向,使其穿过切点却贯穿整个手术的全过程。这两项任务在运动方式上(理想情况下,定位是移动运动,定向是旋转运动)和在手术中的应用都不相同。因此,一个优化的设计应不仅能完成这两项任务,而且能减少或消除手臂关节和手腕关节在运动中的相互依赖。为了达到这一目的,定位机构(如手臂)和定向机构(如手腕)应采用分离的机构,使其在运动上独立。不仅如此,对于手臂和手腕本身各个自由度的移动或转动,其运动也最好独立,这样可以方便医生的操作和提高手术的安全性。

医疗外科机器人是辅助医生进行微创手术的工具,在设计机器人之前首先要明确外科手术的任务和步骤。外科手术种类众多,发展十分迅速,这里以脑立体定向和胸腹穿刺活检两种典型的机器人辅助外科手术为例进行详细分析,表 3.1 和表 3.2 分别介绍了两种手术的具体操作流程。

表 3.1　脑立体定向手术的操作流程

操作步骤	名称	操作结果	使用设备
1	粘贴基准点	在头部粘贴四个基准点	基准点
2	图像扫描	CT/MRI 扫描获得病灶组织图像	CT/MRI 扫描装置
3	手术规划	(1)利用 CT/MRI 图像重构颅脑三维模型 (2)医生诊断后在模型上规划病灶轮廓,确定进针位姿、路径和进针深度	手术规划软件
4	建立映射关系	(1)固定患者头部 (2)机器人在机器人空间测量基准点 (3)规划软件在图像空间测量基准点 (4)建立两个空间映射关系	手术规划软件 医疗外科机器人
5	手术导航	手术规划软件引导机器人运动到进针位置,当机器人末端位姿与规划的手术路径重合时,机器人锁定	手术规划软件 医疗外科机器人
6	实施手术	以机器人为操作平台,将手术器械沿直线插入颅腔内部,进行相应手术操作	医疗外科机器人 各种手术器械
7	手术结束	手术操作完毕,撤离手术器械和机器人,进行常规检查	

表 3.2　胸腹穿刺活检的操作流程

操作步骤	名称	操作结果	使用设备
1	预诊断	医生确定病灶大致位置	
2	粘贴基准点	在患者体表适当部位粘贴四个基准点	基准点
3	图像扫描	CT/MRI 扫描获得基准点和病灶组织图像	CT/MRI 扫描装置
4	手术规划	(1)利用 CT/MRI 图像重构体腔三维模型 (2)医生诊断后在模型上规划病灶轮廓,确定进针位姿、路径和进针深度	手术规划软件
5	建立映射关系	(1)固定患者 (2)机器人在机器人空间测量基准点 (3)规划软件在图像空间测量基准点 (4)建立两个空间映射关系	手术规划软件 医疗外科机器人
6	手术导航	手术规划软件引导机器人运动到进针位置,当机器人末端位姿与规划的手术路径重合时,机器人锁定	手术规划软件 医疗外科机器人
7	手术穿刺	以机器人为操作平台,将穿刺针从体表插入脏器内病灶靶点,进行相应手术操作	医疗外科机器人 各种手术器械
8	进针效果评价	根据不同手术,分别用 CT、B 超、X 射线来检查进针结果	CT/B 超/X 射线装置
9	手术结束	撤离手术器械和机器人,对患者进行常规检查	

虽然手术的具体操作各不相同,但是操作流程却基本一致,机器人在微创外科手术中的任务分为以下三个:

(1)建立机器人空间与图像空间的映射关系。医疗外科机器人的作用是在机器人工作空间中精确测量基准点的位置。

(2)机器人辅助手术导航。手术规划软件引导并控制医疗外科机器人运动到手术进针位置,要求机器人末端位姿与规划软件中的手术计划路径重合。

(3)机器人辅助手术操作。此时医疗外科机器人各关节锁定,以机器人为牢固的操作平台,机器人末端沿指定的路径直线运动到指定的深度,然后医生可以进行相应的手术操作。

3.1.2　医疗外科机器人的机构类型综合

从拓扑结构上来看,机器人有串联和并联两种,医疗外科机器人也不例外。它们各有优劣,串联的优点是并联的缺点,而串联的缺点是并联的优点,二者实际上是一种"对偶"或互补关系。

SCARA 机器人是典型的串联机器人结构,最近十几年在医疗领域有广泛应用。例如,用于骨科手术的 PinTrace 机器人系统,用于无框架立体定向脑外科手术的 NeuroMate 机器人系统,用于辅助医生实施胸腔镜和腹腔镜微创手术的 Zeus 机器人系统和 da Vinci[1] 机器人系统,王树新等[2]开发的用于显微外科的"妙手"

医疗外科机器人系统(MicroHand),都是属于串联机器人的范畴,如图 3.1～图 3.3 所示。

　　并联机器人大多属于 Stewart 结构和 Delta 结构,或者是上述二者的衍生物。国际上并联机器人的应用领域主要是航空飞行模拟运动、太空飞行器对接、汽车装配、数控加工等。20 世纪 90 年代,在医疗领域出现了并联机器人,如德国的正骨机器人(图 3.4)、法国的 Surgiscope 机器人(图 3.5)。哈尔滨工业大学开展了机器人辅助矫形外科手术和介入手术的微动并联机器人系统等研究(图 3.6)[3]。

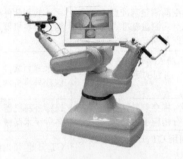
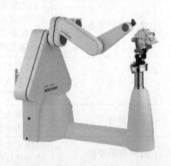

图 3.1　PinTrace 机器人系统　　　　　图 3.2　NeuroMate 机器人系统

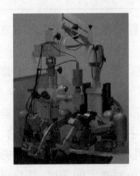
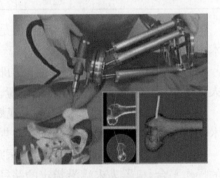

图 3.3　"妙手"医疗外科机器人系统　　　图 3.4　德国正骨机器人

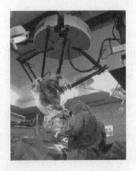
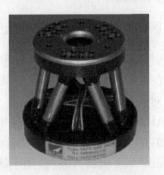

图 3.5　Surgiscope 机器人　　　　　　图 3.6　6-PSS 并联机器人

　　国内外串、并混联医疗外科机器人的研究始于 20 世纪 90 年代初。美国在 90 年代初研制的 RoboDoc 与 OrthoDoc 机器人系统（图 3.7），用于髋骨置换手术，为提高其刚性和承载能力，机器人中部使用的是并联机构，但它只能在敞开的手术台上进行手术。2001 年，以色列、美国、法国联合研制了 RSPR 串、并联机器人样机，用于腹腔镜和膝关节手术（图 3.8），它总体上是 3 自由度并联机构，而单支链是串联机构。这种机器人整体上类似 Stewart 结构，灵活性仍然很差。Berkeley 大学和 UCSF 大学联合开发了第二代面向腹腔镜手术的机器人，系统包括体外粗定位的 4 自由度并联机构与 2 自由度微型串联机构。但其底部固定模块面积大，结构复杂，无法在 CT 引导下的手术空间固定。2005 年由华南理工大学和华中科技大学联合研制的 2P-3RPS 超声聚焦治疗床（图 3.9），由 2P 串联机构和 3RPS 并联机构组成，但该治疗床外形尺寸超过了 600mm，而且可实现的姿态范围很小，灵活性差，不能用于受限空间的外科手术[4]。

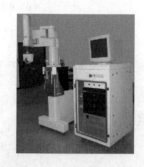

图 3.7　OrthoDoc 机器人系统

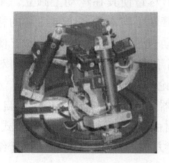 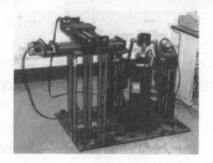

图 3.8　RSPR 机器人　　　　　图 3.9　2P-3RPS 超声聚焦治疗床

　　北京航空航天大学机器人研究所从 1995 年开始从事医疗外科机器人的研究，先后成功研制了 CRAS-BH 系列共 5 代神经外科串联机器人（图 3.10），在此基础上又开发出串、并混联机器人系统（图 3.11）。

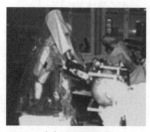 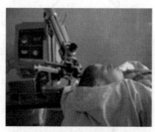 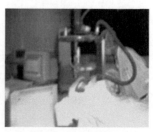

（a）CRAS-BH1　　　　　　（b）CRAS-BH2　　　　　　（c）CRAS-BH3

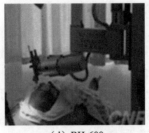

（d）BH-600

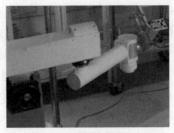

（e）CRAS-BH5

图 3.10　北京航空航天大学神经外科机器人系统

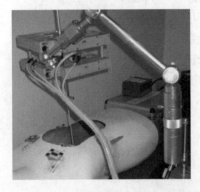

图 3.11　串、并混联机器人系统

3.1.1 节对医疗外科机器人的工作任务已经进行了详细讨论,并且对其基本运动进行了分类。一个合理的机器人结构设计不仅要完成这些任务,而且要减少或消除手臂关节和手腕关节在运动中的相互依赖。为了达到这一目的,定位结构(手臂)和定向结构(手腕)应采用分离结构,尽量使其在运动上独立。不仅如此,对于手臂和手腕本身各个自由度的移动或转动,其运动也最好独立,这样可以方便医生操作和提高手术安全性。下面将分别对医疗外科机器人手臂和手腕的类型综合问题进行讨论。

为了达到空间一定范围内的任意位置,机器人手臂一般要求有 3 个自由度。根据转动关节 R 和移动关节 P 的不同组合,3 自由度手臂结构共有 8 种形式,此外每个关节处 R 或 P 的配置又有多种不同的布置方式,所以实际可能的手臂结构形式非常多,8 种典型的机构如表 3.3 所示。

表 3.3　3 自由度手臂典型结构

R、P 邻接形式	结构简图	工作空间特性
RRR		实心球体 $V=\dfrac{4\pi L^3}{3}$（L 为手臂总长度）
RRP		实心球体 $V=\dfrac{4\pi L^3}{3}$

续表

R、P 邻接形式	结构简图	工作空间特性
RPR	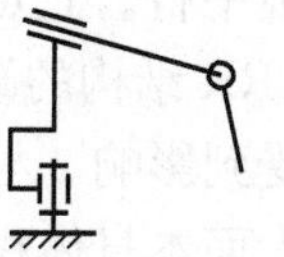	实心球体 $V=\dfrac{4\pi L^3}{3}$
RPP	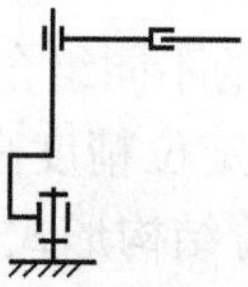	实心圆柱体 $V=\dfrac{4\pi L^3}{27}$
PRR	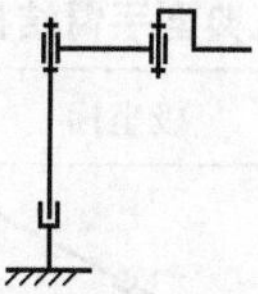	实心圆柱体 $V=\dfrac{4\pi L^3}{27}$
PPR	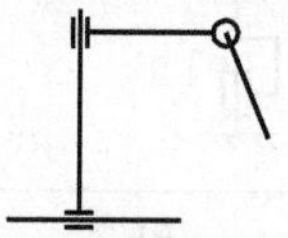	实心圆柱体 $V=\dfrac{4\pi L^3}{27}$
PRP	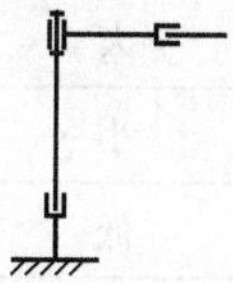	实心圆柱体 $V=\dfrac{4\pi L^3}{27}$
PPP	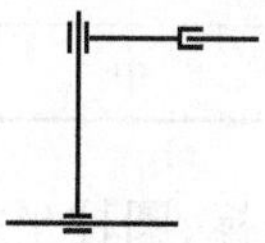	长方体 $V=\dfrac{L^3}{27}$

针对前面提到的工作任务,可以总结出医疗外科机器人手臂设计的一般要求:

(1) 易于实现高的定位精度;

(2) 运动直观性强,易于医生进行人机交互;

(3) 在相同结构尺寸下,工作空间尽量大;

(4) 在达到相同工作空间的条件下,手臂本体占据空间小。

以上述四点要求为标准,可以认为,表 3.3 中的 PPP、PRR、RPP 是较适合的机构。PPP 和 PRR 是正交直角坐标的两种不同机构。其中的两个轴水平,所以很容易移动(因为重力在这些运动方向上没有分量),另外一个轴可以用平衡系统来平衡(因为一般情况下不允许在这个方向上有运动)。PPP 结构的缺点是会导致正交关节变得笨重,从而引起比旋转关节更大的摩擦力和惯性力。PRR 是一个 SCARA 结构,其旋转关节沿水平轴平行。它可以在与操作桌面平行的平面内移动,适用于医疗外科领域的应用。PRR 结构的缺点是最后一个旋转关节会引起比较大的惯性力,因此末端的精度会受到影响。与 PPP 和 PRR 结构相比,RPP 结构具有更多的优点,它的工作空间较大而本身体积较小,并且具有较高的定位精度和较强的运动直观性。

　　根据转动关节 R 和移动关节 P 的不同组合,以及手术对机器人结构设计的要求,可以从工作范围大、占据空间小、定位精度高、运动直观性强、运动时对姿态影响小这几个指标对典型的机器人手臂结构形式进行比较,简要对比如表 3.4 所示。

表 3.4　机器人典型手臂结构及性能比较

	关节坐标	极坐标	圆柱坐标	直角坐标
结构简图				
关节配置	RRR	RRP	PRR	PPP
工作范围	大	大	较大	小
占据空间	小	小	较小	大
定位精度	低	低	较高	高
运动直观性	最差	差	较强	强
对姿态影响	大	中	小	无

　　以微创手术要求为标准,直角坐标、圆柱坐标被认为是较好的结构形式,目前大多数医疗外科机器人采用这些结构。例如,瑞士的 Swiss Federal 学院研究的用于神经外科立体定向手术的机器人采用 PPP 三正交直角坐标结构,其中的两个关节水平,很容易移动。直角坐标结构的缺点是正交关节比较笨重,庞大的体积会导致机器人工作空间与医生的操作空间产生严重的干涉,影响手术安全。因此,目前研究的医疗外科机器人较少采用直角坐标结构。

　　圆柱坐标结构的工作空间较大而本身体积较小,在垂直方向具有良好的刚度,在水平方向具有良好的柔顺性,并且垂直方向与水平方向的运动完全解耦,因此这种结构具有较高的定位精度和较强的运动直观性,适合于医疗外科领域的应用。美国 Integrated Surgical System 公司开发的 RoboDoc 机器人系统和 Computer

Motion 公司的 Zeus 和 Aesop 机器人系统就是采用了这种结构[5]。

当被操作物体或工具有姿态要求时,就需要在机器人手臂末端连接仅由转动关节组成的实现姿态要求的手腕。为便于控制,减小姿态参数之间的干扰,根据所需要实现的任务来确定手腕转动关节的配置形式是非常重要的。

转动关节根据其在结构中的布置方式可分为滚转关节[图 3.12(a)]和弯转关节[图 3.12(b)、(c)]。另外根据转动关节自由度数目的不同,分为 1 自由度、2 自由度及 3 自由度手腕结构。

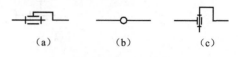

图 3.12　转动关节布置方式

(a)　　　　　　(b)　　　　　　(c)

1) 1 自由度手腕

1 自由度手腕仅含有 1 个弯转关节或滚转关节,故其只有两种结构。实际应用中,仅有一个方向姿态要求的操作很少,所以这两种结构很少使用。

2) 2 自由度手腕

2 自由度手腕应用十分广泛,很多操作都只有两个姿态的要求。2 自由度手腕在传动结构方面也比较容易实现。根据弯转和滚转关节的不同组合,2 自由度手腕有 4 种结构形式,如图 3.13 所示。在这 4 种形式中,图 3.13(c)与(d)两种结构末端关节均为弯转,其转动范围易受结构限制,因此不常采用。而图 3.13(a)与(b)两种结构末端关节均为滚转,关节运动范围没有限制,而且两关节轴线相交,姿态的变化对末端的位置影响较小,所以这两种手腕结构是最为常用的。

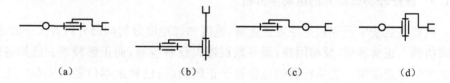

(a)　　　　　　(b)　　　　　　(c)　　　　　　(d)

图 3.13　2 自由度手腕结构

3) 3 自由度手腕

3 自由度手腕可实现任意姿态要求,根据弯转和滚转关节的不同组合,3 自由度手腕有多种结构形式。图 3.14 显示了目前机器人常用的 4 种 3 自由度手腕,其中图 3.14(a)结构各个关节均可旋转 360°,可实现全方位任意位姿,但因 3 个关节轴线不汇交,从而使姿态的变化对机器人末端位置产生影响。图 3.14(b)、(c)、(d)所示的 3 种结构在工作空间中均存在不可实现的姿态,而且(b)、(c)结构 3 个关节轴线不汇交,也使姿态的变化对机器人末端位置产生影响。因此,在实际应用中需通过分析工作任务选择 3 自由度手腕的类型。另外,3 自由度手腕的传动结构是非常复杂的,一般需要多对齿轮副。同时,因手腕位于手臂末端,悬伸较远,从而要求其结构紧凑,质量小,这给手腕的结构设计增加了难度。所以,在确定手腕结构时,在满足姿态要求的前提下,应尽量减少腕部自由度。

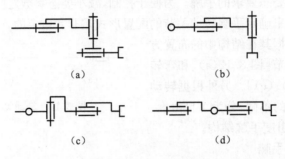

图 3.14　3 自由度手腕结构

对于医疗外科机器人,手术工具围绕手腕做球运动对微创外科手术是不可缺少的,因此手腕末端必须具有跟球关节一样的自由度。一般来说,任何运动结构都必须同时控制至少两个轴的运动才能模拟球关节具有的所有运动。因此,采用 2 自由度手腕可以满足手术器械姿态的最低要求。另外值得注意的是,根据手术操作的要求,医生可以操作手术工具围绕工具坐标系 z 轴做旋转运动,因此可将手腕设计为具有 3 个自由度,前 2 个自由度由机器人主动控制,最后 1 个自由度由医生操作。这样既简化了手腕的结构,又满足了手术操作的要求。

3.1.3　医疗外科机器人的运动学分析

机器人运动学研究包括位置正逆解、速度和加速度分析两部分内容。一般地,串联机器人正解容易,反解困难;而并联机器人反解容易,而正解较难。已知各输入关节的位置求解末端执行器的位姿属于正解问题;已知末端位姿求关节位置参数是逆解问题。传统运动学建模采用 D-H 法[6],同时可以通过机构的运动学分析对机器人机构进行优化。本节以 5 自由度串联机器人和 4 自由度并联机器人为例,通过运动学分析的方法对机构进行优化。

1. 机器人运动学的数学基础

机器人运动学的数学基础是刚体位姿的空间坐标变换,需要建立各坐标系之间的关系,Denavit 和 Hartenberg 在 1955 年提出了对两个相互连接且相互运动的构件建立坐标的方法(D-H 法),D-H 法在机器人领域内得到了广泛认可和应用,成为机器人运动学研究的基础。在 D-H 法中,对于转动副连接的两个杆件,连杆副坐标系的选择及参数规定如图 3.15 所示,各参数意义是:z_i 轴是沿着 $i+1$ 关节的运动轴;x_i 轴是沿着 z_i 和 z_{i-1} 轴的公共法线,指向离开 z_{i-1} 轴的方向;y_i 轴的方

向按照 $x_i y_i z_i$ 坐标系的右手法则确定;两公法线 a_i 和 a_{i-1} 之间的距离称为连杆距离 d_i;公法线长度 a_i 与 z_{i-1} 和 z_i 两轴间的最小距离 d_i 被定义为 i 杆的长度;x_{i-1} 与 x_i 轴之间的夹角 θ_i 为二连杆夹角,以绕 z_{i-1} 轴右旋为正;z_{i-1} 与 z_i 轴之间的夹角 α_i 为连杆的扭歪角,以绕 x_i 轴右旋为正[7]。

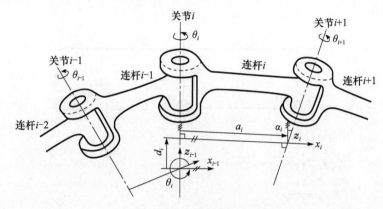

图 3.15　D-H 连杆参数

按照 D-H 法对每个杆件建立坐标系之后,相邻坐标系的相对位姿矩阵可由 2 次平移和 2 次旋转变换完成,以下是平移和旋转的顺序:

(1) 绕 z_{i-1} 轴旋转 θ_i 角,使 x_{i-1} 轴移到与 x_i 轴同一平面内;

(2) 沿 z_{i-1} 轴平移一距离 d_i,使 x_{i-1} 轴移到与 x_i 轴同一直线上;

(3) 沿 x_i 轴平移一距离 a_i,使连杆 $i-1$ 坐标系的坐标原点与连杆 i 坐标系的原点重合;

(4) 绕 x_i 轴旋转 α_i 角,使 z_{i-1} 轴转到与 z_i 轴同一直线上。

以上 4 个运动可用基本齐次旋转和平移矩阵表示,4 个矩阵的乘积是一个合成变换矩阵,用 $_i^{i-1}A$ 表示,则 $_i^{i-1}A$ 称为相邻坐标系 $i-1$ 与 i 的 D-H 变换矩阵。通常,略去 $_i^{i-1}A$ 的上标,把 $_i^{i-1}A$ 用 A_i 表示:

$$
\begin{aligned}
A_i &= T[R(z_{i-1},\theta_i)]T[\mathrm{trans}(z_{i-1},d_i)]T[\mathrm{trans}(x_i,a_i)]T[R(x_i,\alpha_i)] \\
&= \begin{bmatrix} \cos\theta_i & -\sin\theta_i & 0 & 0 \\ \sin\theta_i & \cos\theta_i & 0 & 0 \\ 0 & 0 & 1 & 0 \\ 0 & 0 & 0 & 1 \end{bmatrix}\begin{bmatrix} 1 & 0 & 0 & 0 \\ 0 & 1 & 0 & 0 \\ 0 & 0 & 1 & d_i \\ 0 & 0 & 0 & 1 \end{bmatrix}\begin{bmatrix} 1 & 0 & 0 & a_i \\ 0 & 1 & 0 & 0 \\ 0 & 0 & 1 & 0 \\ 0 & 0 & 0 & 1 \end{bmatrix}\begin{bmatrix} 1 & 0 & 0 & 0 \\ 0 & \cos\alpha_i & -\sin\alpha_i & 0 \\ 0 & \sin\alpha_i & \cos\alpha_i & 0 \\ 0 & 0 & 0 & 1 \end{bmatrix} \\
&= \begin{bmatrix} \cos\theta_i & -\cos\alpha_i\sin\theta_i & \sin\alpha_i\sin\theta_i & a_i\cos\theta_i \\ \sin\theta_i & \cos\alpha_i\cos\theta_i & -\sin\alpha_i\cos\theta_i & d_i\sin\theta_i \\ 0 & \sin\alpha_i & \cos\alpha_i & 0 \\ 0 & 0 & 0 & 1 \end{bmatrix}
\end{aligned}
$$

2. 串联机器人正向运动学建模

5自由度串联机械臂要独立完成空间位置初定位,需要进行运动学解算。根据串联机器人拓扑结构,通过传统 D-H 法建立数学模型,如图 3.16 所示,参数如表 3.5 所示。

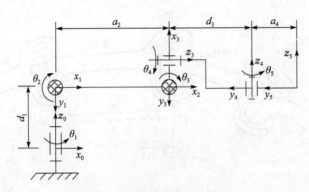

图 3.16　串联机器人运动学简图

表 3.5　串联机器人 D-H 参数

序号	参数	d_i	a_i	$\alpha_i/(°)$	范围/(°)
1	θ_1	d_1	0	-90	$-150\sim+150$
2	θ_2	0	a_2	0	$-130\sim+130$
3	θ_3	0	d_3	-90	$-150\sim+150$
4	θ_4	0	0	-90	$-140\sim+140$
5	θ_5	0	a_4	180	$-120\sim+120$

杆件坐标系一般表示成相对于基坐标系的齐次矩阵:

$$^0T_n = \prod_{i=1}^{n}{}^{i-1}A_i = [n,o,a,p] = \begin{bmatrix} E_n & P_n \\ 0 & 1 \end{bmatrix} = \begin{bmatrix} n_x & o_x & a_x & p_x \\ n_y & o_y & a_y & p_y \\ n_z & o_z & a_z & p_z \\ 0 & 0 & 0 & 1 \end{bmatrix} \quad (3\text{-}1)$$

建立坐标系转换矩阵:

$$R_{x,\varphi} = \begin{bmatrix} 1 & 0 & 0 & 0 \\ 0 & c\varphi & -s\varphi & 0 \\ 0 & s\varphi & c\varphi & 0 \\ 0 & 0 & 0 & 1 \end{bmatrix}, \quad R_{y,\phi} = \begin{bmatrix} c\phi & 0 & s\phi & 0 \\ 0 & 1 & 0 & 0 \\ -s\phi & 0 & c\phi & 0 \\ 0 & 0 & 0 & 1 \end{bmatrix}, \quad R_{z,\theta} = \begin{bmatrix} c\theta & -s\theta & 0 & 0 \\ s\theta & c\theta & 0 & 0 \\ 0 & 0 & 1 & 0 \\ 0 & 0 & 0 & 1 \end{bmatrix}$$

$$T_{x,a} = \begin{bmatrix} 1 & 0 & 0 & a \\ 0 & 1 & 0 & 0 \\ 0 & 0 & 1 & 0 \\ 0 & 0 & 0 & 1 \end{bmatrix}, \quad T_{y,b} = \begin{bmatrix} 1 & 0 & 0 & 0 \\ 0 & 1 & 0 & b \\ 0 & 0 & 1 & 0 \\ 0 & 0 & 0 & 1 \end{bmatrix}, \quad T_{z,d} = \begin{bmatrix} 1 & 0 & 0 & 0 \\ 0 & 1 & 0 & 0 \\ 0 & 0 & 1 & d \\ 0 & 0 & 0 & 1 \end{bmatrix}$$

$$^0A_1 = R_{z_0,\theta_1} T_{z_0,d_1} R_{x_1,-90} = \begin{bmatrix} c_1 & 0 & -s_1 & 0 \\ s_1 & 0 & c_1 & 0 \\ 0 & -1 & 0 & d_1 \\ 0 & 0 & 0 & 1 \end{bmatrix}$$

$$^1A_2 = R_{z_1,\theta_2} T_{x_1,a_2} = \begin{bmatrix} c_2 & -s_2 & 0 & c_2 a_2 \\ s_2 & c_2 & 0 & s_2 a_2 \\ 0 & 0 & 1 & 0 \\ 0 & 0 & 0 & 1 \end{bmatrix}$$

$$^2A_3 = R_{z_2,\theta_3} R_{x_3,-90} R_{y_3,90} = \begin{bmatrix} s_3 & 0 & c_3 & 0 \\ -c_3 & 0 & s_3 & 0 \\ 0 & -1 & 0 & 0 \\ 0 & 0 & 0 & 1 \end{bmatrix}$$

$$^3A_4 = R_{z_3,\theta_4} T_{z_3,d_3} R_{x_3,-90} R_{y_3,90} = \begin{bmatrix} s_4 & 0 & c_4 & 0 \\ -c_4 & 0 & s_4 & 0 \\ 0 & -1 & 0 & d_3 \\ 0 & 0 & 0 & 1 \end{bmatrix}$$

$$^4A_5 = R_{z_4,\theta_5} T_{y_4,-a_4} R_{x_5,90} R_{y_5,90} = \begin{bmatrix} -s_5 & c_5 & 0 & s_5 a_4 \\ c_5 & s_5 & 0 & -c_5 a_4 \\ 0 & 0 & 1 & 0 \\ 0 & 0 & 0 & 1 \end{bmatrix}$$

由手端坐标逐一向基础坐标变换：

$$^0T_5 = {}^0A_1\, {}^1A_2\, {}^2A_3\, {}^3A_4\, {}^4A_5 = \begin{bmatrix} n_x & o_x & a_x & p_x \\ n_y & o_y & a_y & p_y \\ n_z & o_z & a_z & p_z \\ 0 & 0 & 0 & 1 \end{bmatrix} \tag{3-2}$$

其中，c_i，s_i 分别代表 $\cos\theta_i$，$\sin\theta_i$；s_{ij} 为 $\sin(\theta_i+\theta_j)$，c_{ij} 为 $\cos(\theta_i+\theta_j)$；$R_{x,\varphi}$ 和 $T_{x,a}$ 分别表示绕 x 轴旋转 φ 角和移动距离 a。其余类似。

通过以上计算得到末端的空间位置和姿态。以下是末端点的位置方程：

$$\begin{cases} p_x = \left[(c_1 c_2 s_3 + c_1 s_2 c_3) s_4 - s_1 c_4 \right] s_5 a_4 - (-c_1 c_2 c_3 + c_1 s_2 s_3) c_5 a_4 \\ \qquad + (c_1 c_2 c_3 - c_1 s_2 s_3) d_3 + c_1 c_2 a_2 \\ p_y = \left[(s_1 c_2 s_3 + s_1 s_2 c_3) s_4 + c_1 c_4 \right] s_5 a_4 - (-s_1 c_2 c_3 + s_1 s_2 s_3) c_5 a_4 \\ \qquad + (s_1 c_2 c_3 - s_1 s_2 s_3) d_3 + s_1 c_2 a_2 \\ p_z = (-s_2 s_3 + c_2 c_3) s_4 s_5 a_4 - (s_2 c_3 + c_2 s_3) c_5 a_4 + (-s_2 c_3 - c_2 s_3) d_3 - s_2 a_2 + d_1 \end{cases}$$

$$(3\text{-}3)$$

3. 串联机器人反向运动学求解

由 D-H 法来建立关系,用 $^0A_1^{-1}$ 左乘 $^0T_5 = {}^0A_1\,{}^1A_2\,{}^2A_3\,{}^3A_4\,{}^4A_5$ 得

$$^0A_1^{-1}\,{}^0T_5 = {}^1A_2\,{}^2A_3\,{}^3A_4\,{}^4A_5 = {}^1T_5 \qquad (3\text{-}4)$$

方程左端为

$$^0A_1^{-1}\,{}^0T_5 = \begin{bmatrix} c_1 & s_1 & 0 & 0 \\ 0 & 0 & -1 & d_1 \\ -s_1 & c_1 & 0 & 0 \\ 0 & 0 & 0 & 1 \end{bmatrix} \begin{bmatrix} n_x & o_x & a_x & p_x \\ n_y & o_y & a_y & p_y \\ n_z & o_z & a_z & p_z \\ 0 & 0 & 0 & 1 \end{bmatrix}$$

$$= \begin{bmatrix} f_{11}(n) & f_{11}(o) & f_{11}(a) & f_{11}(p) \\ f_{12}(n) & f_{12}(o) & f_{12}(a) & f_{12}(p) \\ f_{13}(n) & f_{13}(o) & f_{13}(a) & f_{13}(p) \\ 0 & 0 & 0 & 1 \end{bmatrix}$$

其中,$f_{11}(i) = c_1 \cdot i_x + s_1 \cdot i_y$,$f_{12}(i) = -i_z$,$f_{13}(i) = -s_1 \cdot i_x + c_1 \cdot i_y$,$i$ 分别取 n,o,a;$f_{11}(p) = c_1 \cdot p_x + s_1 \cdot p_y$,$f_{12}(p) = -p_z + d_1$,$f_{13}(p) = -s_1 \cdot p_x + c_1 \cdot p_y$。

然而,方程右端为

$$^1T_5 = {}^1A_2\,{}^2A_3\,{}^3A_4\,{}^4A_5 = \begin{bmatrix} a_{11} & a_{12} & a_{13} & a_{14} \\ a_{21} & a_{22} & a_{23} & a_{24} \\ a_{31} & a_{32} & a_{33} & a_{34} \\ 0 & 0 & 0 & 1 \end{bmatrix} \qquad (3\text{-}5)$$

其中

$$a_{11} = (c_2 s_3 + s_2 c_3) s_4 c_5 + (s_2 s_3 - c_2 c_3) s_5$$

$$a_{21} = (s_2 s_3 - c_2 c_3) s_4 c_5 + (-c_2 s_3 - s_2 c_3) s_5$$

$$a_{31} = c_4 c_5$$

$$a_{12} = -(c_2 s_3 + s_2 c_3) s_4 s_5 + (s_2 s_3 - c_2 c_3) c_5$$

$$a_{22} = -(s_2 s_3 - c_2 c_3) s_4 s_5 + (-c_2 s_3 - s_2 c_3) c_5$$

$$a_{32} = - c_4 s_5$$

$$a_{13} = (c_2 s_3 + s_2 c_3) c_4$$

$$a_{23} = (s_2 s_3 - c_2 c_3) c_4$$

$$a_{33} = - s_4$$

$$a_{14} = (c_2 s_3 + s_2 c_3) s_4 s_5 a_4 - (s_2 s_3 - c_2 c_3) c_5 a_4$$
$$\quad + (c_2 c_3 - s_2 s_3) d_3 + c_2 a_2$$

$$a_{24} = (s_2 s_3 - c_2 c_3) s_4 s_5 a_4 - (- c_2 s_3 - s_2 c_3) c_5 a_4$$
$$\quad + (c_2 s_3 + s_2 c_3) d_3 + s_2 a_2$$

$$a_{34} = c_4 s_5 a_4$$

经计算得到逆解的结果如下：

$$\theta_1 = \arctan\left(\frac{p_y + o_y \cdot a_4}{p_x + o_x \cdot a_4}\right) \tag{3-6}$$

$$\theta_2 = \arcsin\left(\frac{A_1^2 + A_2^2 + a_2^2 - d_3^3}{2 a_2 \sqrt{A_1^2 + A_2^2}}\right) - \alpha \tag{3-7a}$$

或

$$\theta_2 = \pi - \left[\arcsin\left(\frac{A_1^2 + A_2^2 + a_2^2 - d_3^3}{2 a_2 \sqrt{A_1^2 + A_2^2}}\right) - \alpha\right] \tag{3-7b}$$

其中

$$A_1 = c_1 \cdot p_x + s_1 \cdot p_y + (c_1 \cdot o_x + s_1 \cdot o_y) \cdot a_4, \quad A_2 = - p_z + d_1 - o_z \cdot a_4$$

$$\alpha = \arcsin\left(\frac{A_1}{\sqrt{A_1^2 + A_2^2}}\right)$$

$$\theta_2 + \theta_3 = \arcsin\left(\frac{A_2 - s_2 a_2}{d_3}\right) \quad 或 \quad \theta_2 + \theta_3 = \pi - \arcsin\left(\frac{A_2 - s_2 a_2}{d_3}\right)$$

$$\tag{3-8}$$

$$\theta_3 = \theta_2 + \theta_3 - \theta_2 \tag{3-9}$$

$$\theta_4 = \arcsin\left(\frac{s_{23} c_5 - o_z}{c_{23} s_5}\right) \quad 或 \quad \theta_4 = - \arcsin\left(\frac{s_{23} c_5 - o_z}{c_{23} s_5}\right) \tag{3-10}$$

$$\theta_5 = \arccos[s_{23} \cdot o_z - c_{23} \cdot (c_1 \cdot o_x + s_1 \cdot o_y)] \tag{3-11a}$$

或

$$\theta_5 = - \arccos[s_{23} \cdot o_z - c_{23} \cdot (c_1 \cdot o_x + s_1 \cdot o_y)] \tag{3-11b}$$

4. 并联机器人运动学分析

已知 4 个关节位移，即已知 $OABC$ 与 $O_2 A_2 B_2 C_2$ 上下平面两点坐标 $S_1(x_1, y_1, 0)$、$S_2(x_2, y_2, h)$，求穿刺针姿态和针尖点 E 的坐标 $E(x_E, y_E, z_E)$，如图 3.17 所示。其中，l 是穿刺针的长度，即 $\overline{S_1 E} = l$；h 是上下平面的高度差，即两球铰 S_1 和

S_2 中心的高度差。并联机器人杆件参数如表 3.6 所示。

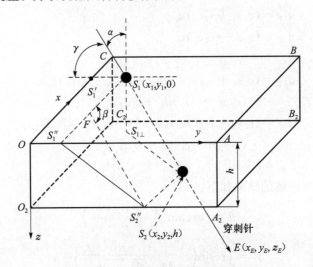

图 3.17　并联机器人运动学分析图

表 3.6　并联机器人的杆件参数

杆号	关节变量	$\theta/(°)$	d	a	$\alpha/(°)$	范围/(°)
1	d_1	0	d_1	0	90	0~80
2	d_2	0	d_2	0	−90	0~80
3	d_3	0	d_3	0	90	0~80
4	d_4	0	d_4	0	−90	0~80
5	h					50~90
6	θ_5	0	$d_6=220$	0	0	0~360

　　设 α、β、γ 分别是穿刺针空间矢量与 xOy 平面、yOz 平面、zOx 平面正法线的夹角。设点 $S_{1\perp}$ 是 S_1 在平面 $O_2A_2B_2C_2$ 的投影,则有 $\angle S_2S_1S_{1\perp}=\alpha$;过 S_1 作平面 OO_2A_2 的垂线,交 OA 于 S_1'',过 S_2 作平面 OO_2A_2 的垂线,交 O_2A_2 于 S_2'',再过 S_2'' 作 S_1S_2 的平行线,交 S_1S_1'' 于 F,则 $\angle S_1FS_2''=\beta$;设点 S_1 在平面 OO_2C_2 的投影点为 S_1',则有 $\angle CS_1S_1'=\gamma$。

　　因球铰中心点 S_1 和 S_2 坐标已知,则可求得

$$\begin{cases} \cos\alpha = h/\sqrt{(x_1-x_2)^2+(y_1-y_2)^2+h^2} \\ \cos\beta = (x_2-x_1)/\sqrt{(x_1-x_2)^2+(y_1-y_2)^2+h^2} \\ \cos\gamma = (y_2-y_1)/\sqrt{(x_1-x_2)^2+(y_1-y_2)^2+h^2} \end{cases} \tag{3-12}$$

即有

$$\begin{cases} \alpha = \arccos[h/\sqrt{(x_1 - x_2)^2 + (y_1 - y_2)^2 + h^2}] \\ \beta = \arccos[(x_2 - x_1)/\sqrt{(x_1 - x_2)^2 + (y_1 - y_2)^2 + h^2}] \\ \gamma = \arccos[(y_2 - y_1)/\sqrt{(x_1 - x_2)^2 + (y_1 - y_2)^2 + h^2}] \end{cases} \quad (3\text{-}13)$$

式(3-13)中,如果 $\cos\beta \leqslant 0$,则 $\beta = \pi - \arccos[(x_2 - x_1)/\sqrt{(x_1 - x_2)^2 + (y_1 - y_2)^2 + h^2}]$;同样,如果 $\cos\gamma \leqslant 0$,则 $\gamma = \pi - \arccos[(y_2 - y_1)/\sqrt{(x_1 - x_2)^2 + (y_1 - y_2)^2 + h^2}]$。

从而可得 E 点坐标

$$\begin{cases} x_E = x_1 + l\cos\beta \\ y_E = y_1 + l\cos\gamma \\ z_E = l\cos\alpha \end{cases} \quad (3\text{-}14)$$

写成矩阵的形式有

$$\begin{bmatrix} x_E \\ y_E \\ z_E \end{bmatrix} = \begin{bmatrix} 1 & 0 & 0 \\ 0 & 1 & 0 \\ 0 & 0 & 0 \end{bmatrix} \begin{bmatrix} x_1 \\ y_1 \\ z_1 \end{bmatrix} + \begin{bmatrix} l\cos\beta \\ l\cos\gamma \\ l\cos\alpha \end{bmatrix} \quad (3\text{-}15)$$

运动学逆问题,即已知穿刺针末端点 $E(x_E, y_E, z_E)$ 以及穿刺针姿态 (α, β, γ),求 A 点和 B 点的位置坐标未知值 x_1, y_1, x_2, y_2。

式(3-15)中含有 3 个方程及 3 个未知数,因此可推出

$$\begin{cases} x_1 = x_E - l\cos\beta \\ y_1 = y_E - l\cos\gamma \end{cases} \quad (3\text{-}16)$$

即有

$$\begin{bmatrix} x_1 \\ y_1 \end{bmatrix} = \begin{bmatrix} 1 & 0 \\ 0 & 1 \end{bmatrix} \begin{bmatrix} x_E \\ y_E \end{bmatrix} + \begin{bmatrix} -l\cos\beta \\ -l\cos\gamma \end{bmatrix} \quad (3\text{-}17)$$

因为 x_1, y_1 已求得,则由式(3-12)有

$$\begin{cases} x_2 = x_1 + h\cos\beta/\cos\alpha, & \alpha \neq \pi/2 \\ x_2 = x_1, & \alpha = \pi/2 \\ y_2 = y_1 + h\cos\gamma/\cos\alpha, & \alpha \neq \pi/2 \\ y_2 = y_1, & \alpha = \pi/2 \end{cases} \quad (3\text{-}18)$$

写成矩阵的形式有

$$\begin{bmatrix} x_2 \\ y_2 \end{bmatrix} = \begin{bmatrix} 1 & 0 \\ 0 & 1 \end{bmatrix} \begin{bmatrix} x_1 \\ y_1 \end{bmatrix} + \begin{bmatrix} h\cos\beta/\cos\alpha \\ h\cos\gamma/\cos\alpha \end{bmatrix}, \quad \alpha \neq \pi/2$$

$$\begin{bmatrix} x_2 \\ y_2 \end{bmatrix} = \begin{bmatrix} x_1 \\ y_1 \end{bmatrix}, \quad \alpha = \pi/2$$

3.1.4　医疗外科机器人的机构优化

医疗外科机器人结构特性必然导致其运动性能上的特殊性。实际上,机器人结构设计是否合理是通过机器人运动性能反映出来的。机器人机构优化一般从工作空间、奇异位形和灵巧性三方面入手,它们反映了机器人空间运动学性能的不同方面。在微创手术中,在一定工作范围内要求灵活地操纵机器人到达指定的位置,并且机器人尺寸应该留给医生足够的手术空间。因此,医疗外科机器人运动灵巧性的要求显得尤为突出,需要进行深入的分析和研究。

1. 雅可比矩阵的奇异值分解

机器人灵巧性主要取决于机器人的雅可比矩阵 $J \in \mathbf{R}^{m \times n}$。根据矩阵的奇异值分解理论,机器人在任意位姿的雅可比矩阵可以进行奇异值分解。

奇异值分解定义:对任意矩阵 $A \in \mathbf{C}^{m \times n}$,存在酉矩阵 U、V,使得

$$A = U \Lambda V^{\mathrm{T}} \tag{3-19}$$

$\Lambda = \begin{bmatrix} \delta_1 & & & \\ & \ddots & & \\ & & \delta_r & \\ & & & 0 \end{bmatrix}$,则称式(3-19)为矩阵 A 的奇异值分解,$\delta_i = \sqrt{\lambda_i}$ 为矩阵 A 的

奇异值。其中,λ_i 为矩阵 $A^{\mathrm{T}}A$ 的特征值,r 为矩阵 A 的秩。因此,对于机器人的雅可比矩阵 $J \in \mathbf{R}^{m \times n}$,有

$$J = U \Lambda V^{\mathrm{T}} \tag{3-20}$$

其中,$U \in \mathbf{R}^{m \times m}$ 和 $V \in \mathbf{R}^{n \times n}$ 为酉矩阵;Λ 为对角阵,若 J 的秩为 r,则有

$$\Lambda = \mathrm{diag}(\delta_1, \delta_2, \cdots, \delta_r) \tag{3-21}$$

式中,δ_i 为矩阵 J 的奇异值。若机器人关节速度一定,即满足

$$\dot{q}^{\mathrm{T}} \dot{q} = 1 \tag{3-22}$$

由于机器人末端的线速度 $\dot{x} \in \mathbf{R}^m$ 和关节速度 $\dot{q} \in \mathbf{R}^n$ 之间有如下关系:

$$\dot{x} = J \dot{q} \tag{3-23}$$

那么,可以推导出

$$\dot{q} = J^+ \dot{x} \tag{3-24}$$

其中,J^+ 是雅可比矩阵的广义逆,根据奇异值分解有

$$J^+ = V \Lambda^{-1} U^{\mathrm{T}} \tag{3-25}$$

将式(3-25)代入式(3-22)中,就可得到

$$\dot{x}^{\mathrm{T}} U \Lambda^{-2} U^{\mathrm{T}} \dot{x} = 1 \tag{3-26}$$

式(3-26)定义了一个广义速度椭球,表明当关节速度的模为1时(单位球),末端的广义速度位于一个广义速度椭球上。从式(3-26)进一步可以分析出,椭球的主轴方向由酉矩阵 U 的列向量确定,椭球的各主轴长度为 δ_i,并且 $\delta_1 \geqslant \delta_2 \geqslant \cdots \geqslant \delta_r$,其中 δ_1 为椭球最长轴的长度,δ_r 为椭球最短轴的长度。该广义速度椭球反映了机器人输入速度(关节速度)与输出速度(末端速度)之间的关系。

2. 灵巧性的衡量指标

许多学者利用雅可比矩阵和广义速度椭球来进行机器人空间中任意一点的灵巧性分析,提出了两个主要衡量指标。

1) 条件数

Salisbury 和 Graig[8] 利用雅可比矩阵的条件数作为评定 Stanford/JPL 灵巧手理想尺寸最优化的准则,条件数的定义为

$$k(J) = \begin{cases} \| J \| \, \| J^- \|, & m = n,\text{且非奇异} \\ \| J \| \, \| J^+ \|, & m < n \end{cases} \tag{3-27}$$

其中,$\| \cdot \|$ 代表矩阵的范数,一般取欧氏范数。同时,可以证明条件数与奇异值之间的关系为

$$k(J) = \frac{\delta_1}{\delta_r} \tag{3-28}$$

其中,δ_1 和 δ_r 是 J 的最大和最小奇异值。显然,条件数的取值范围是 $1 \leqslant k < \infty$。

从广义速度椭球的形状分析,条件数反映了广义速度椭球的扁平程度。条件数越接近于1,广义速度椭球的长轴和短轴的长度就越接近。当 $k = 1$ 时,广义速度椭球退化成广义球,机器人此刻的位形各向同性,灵巧性最高,各奇异值相等,即 $\delta_1 = \delta_2 = \cdots = \delta_r$。另外,机器人在所有方向上具有相同的施力特性,各个方向的速度比也相同。因此,定义:

对于给定的机器人位形,满足条件数等于1的机器人工作空间位置称为最佳灵巧位置。对应于最佳灵巧位置附近的工作空间区域称为最佳灵巧区域,最佳灵巧区域内的任意一点的条件数等于或接近于1。

2) 可操作性

雅可比矩阵的条件数反映了广义速度椭球的形状,广义速度椭球的大小由可操作性表示,其定义为

$$w = \sqrt{\det(JJ^{\mathrm{T}})} \tag{3-29}$$

利用雅可比矩阵 J 的奇异值,可以得到可操作性的另一个表达方式:

$$w = | \delta_1 \cdot \delta_2 \cdots \cdot \delta_r | \tag{3-30}$$

显然,当 $m=n$ 时,$w = | \det(J) |$。当机器人处于奇异位形时,$\mathrm{rank}(J) < m$,$w=0$,机器人的可操作性为 0,对应广义速度椭球的体积为 0。当机器人处于非奇异位形时,$w>0$,机器人的可操作性大于 0,对应广义速度椭球的体积大于 0。Yoshikawa 证明可操作性的值与广义速度椭球的体积成正比,可操作性的值越大,广义速度椭球的体积越大,表明若机器人的输出速度(末端速度)与输入速度(关节速度)之比大,则操作性好。因此,定义:

具有最大广义速度椭球体积的机器人位形对应的工作空间位置称为最佳可操作位置,最佳可操作位置附近的工作空间区域称为最佳可操作区域。

雅可比矩阵不仅可以衡量机器人的灵巧性,而且根据机器人微分运动和静力传播的对偶性,可以表达各关节驱动力矩 τ 和末端操作力 F 之间的关系,即

$$\tau = J^{\mathrm{T}} F \tag{3-31}$$

因此,与机器人的输出速度(末端速度)与输入速度(关节速度)之间的关系类似,当关节驱动力矩 τ 处于一单位球上,其末端操作力 F 的大小由一个广义力椭球描述。该广义力椭球的各主轴长度与广义速度椭球的各主轴长度成反比。类似于机器人灵活性的衡量指标,也有两个指标来衡量机器人的力传递性能,即广义力椭球的最短轴长度和条件数的倒数。前者反映了机器人力传递的效益,最短轴长度值越大,力传递的效益越大;后者放映了末端力的各向同性,取值范围为 $0 < \frac{1}{k} \leqslant 1$,倒数值等于 1 时末端的各个方向可以具有相同的施力特性。

从力和速度的对偶关系可以确定,在条件数接近于 1 的工作区域(此时广义速度椭球和广义力椭球都接近于球),机器人的灵巧性和末端力的各向同性都处于比较好的状态。

对于机器人工作空间的任意一点都对应于一个广义速度椭球和一个广义力椭球。在奇异位置,两个椭球都可能退化为一条直线或一个降维的椭圆,不能使机器人工作在这些区域内;在非奇异位置,椭球在工作空间的分布基本是连续的。由于医疗外科机器人对灵巧性的要求较高,在设计机器人结构时,首先求得其最佳灵巧位置和最佳可操作位置,然后根据机器人灵巧性的具体需求确定最佳灵巧区域和最佳可操作区域,同时兼顾机器人的力传递性能。这样确定的最佳工作区域可以代表机器人的最佳综合性能。

3. 具有球面副手腕的医疗外科机器人灵巧性

以上的分析表明,通过对机器人雅可比矩阵的奇异值分解,可求得最佳灵巧位

置和最佳可操作位置,从而得到最佳的结构尺寸参数。一般情况下,5 自由度和 6 自由度机器人的条件数和椭球体积为空间超曲面,难于分析最佳位置。对于医疗外科机器人,前三个关节决定末端位置,而后三个关节轴线交于一点形成一个球面副。因此,医疗外科机器人的雅可比矩阵具有如下形式:

$$J = \begin{bmatrix} J_{11} & 0 \\ J_{21} & J_{22} \end{bmatrix} \tag{3-32}$$

其中,0 是 3×3 零矩阵,将 J 分块为 3×3 的子块。雅可比矩阵 J 的条件数平方为

$$k^2(J) = \frac{9(k_{11}^2 + k_{22}^2) + k_s^2}{36} \tag{3-33}$$

其中,k_{11} 和 k_{22} 分别是 J_{11} 和 J_{22} 的条件数,而

$$k_s = k_1^2 + k_2^2 + k_3^2 + k_4^2$$
$$k_1^2 = \mathrm{tr}(E)\left[\mathrm{tr}(J_{11}^{\mathrm{T}} J_{11}) + \mathrm{tr}(J_{22}^{\mathrm{T}} J_{22}) + \mathrm{tr}(J_{21}^{\mathrm{T}} J_{21})\right]$$
$$k_2^2 = \mathrm{tr}(J_{21}^{\mathrm{T}} J_{21})\left[\mathrm{tr}(J_{11}^{-\mathrm{T}} J_{11}^{-1}) + \mathrm{tr}(J_{22}^{-\mathrm{T}} J_{22}^{-1})\right]$$
$$k_3^2 = \mathrm{tr}(J_{11}^{\mathrm{T}} J_{11})\,\mathrm{tr}(J_{22}^{-\mathrm{T}} J_{22}^{-1})$$
$$k_4^2 = \mathrm{tr}(J_{11}^{-\mathrm{T}} J_{11}^{-1})\,\mathrm{tr}(J_{22}^{\mathrm{T}} J_{22})$$
$$E = J_{11}^{-\mathrm{T}} J_{21}^{\mathrm{T}} J_{22}^{-\mathrm{T}} J_{22}^{-1} J_{21} J_{11}^{-1}$$

当机器人的手臂和手腕分别都各向同性,条件数最小时,有 $\min k_{11}^2 = 1, \min k_{22}^2 = 1$,机器人雅可比矩阵 J 的条件数达到最小值:

$$k_{\mathrm{m}} = \sqrt{\frac{1}{2} + \frac{k_s^2}{36}} \tag{3-34}$$

因此得出以下结论,如果医疗外科机器人的手腕为球面副,手臂和手腕两部分都各向同性,当手臂和手腕的灵巧性都达到最佳时,整个机器人的灵巧性将达到较理想的程度。

根据微创外科手术的任务分析和机器人结构类型的综合,作者确定了适合微创外科手术机器人的结构类型,设计了一种适用于微创外科手术的 CRAS-BH4 型机器人。CRAS-BH4 医疗外科机器人前 3 个自由度采用了圆柱坐标结构,作为机器人手臂主要完成空间位置定位。第 1 个自由度为移动关节,它沿着竖直方向运动,限制了机器人在竖直方向的运动范围;第 2 和 3 个自由度都为转动关节,它们限定了整个机器人在水平面内的运动范围。构成机器人手腕的后 3 个自由度也同为转动关节,主要实现空间的任意姿态。其中,第 6 个自由度围绕自身坐标系 z 轴所做的旋转运动由医生操作,而不是由机器人主动控制。这样,5 个主动关节就能完成工作范围内的空间任意姿态的定位,满足各种微创外科手术的要求。按照 D-H 法建立杆件的参数和相应的杆件坐标系,整个结构如图 3.18 所示,其实体如

图 3.19 所示。下面分别对其手臂和手腕进行详细的灵巧性分析。

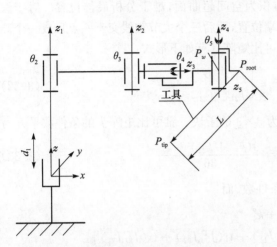

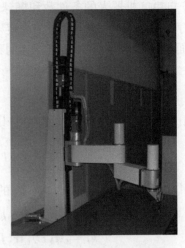

图 3.18　CRAS-BH4 医疗外科机器人结构　　　　图 3.19　CRAS-BH4 实体图

1）机器人手臂灵巧性分析

对于机器人手臂（按照 D-H 法建立杆件坐标系，如图 3.20 所示），d_1、θ_2、θ_3 为关节变量，根据式（3-32），相对于机器人基座坐标系，手臂的雅可比矩阵为

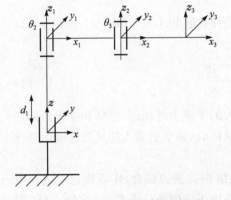

$$J_{11} = \begin{bmatrix} 0 & -a_2 s_2 - a_3 s_{23} & -a_3 s_{23} \\ 0 & a_2 c_3 + a_3 c_{23} & a_3 c_{23} \\ 1 & 0 & 0 \end{bmatrix}$$

$$\tag{3-35}$$

其中，a_2、a_3 为杆件的长度；$s_2 = \sin\theta_2$，$c_2 = \cos\theta_2$，$s_{23} = \sin(\theta_2 + \theta_3)$，$c_{23} = \cos(\theta_2 + \theta_3)$。

根据矩阵奇异值分解，雅可比矩阵 J_{11} 的奇异值是 $J_{11}^{\mathrm{T}} J_{11}$ 矩阵特征值的平方根，则

图 3.20　机器人手臂杆件坐标系

$$\lambda_1 = \frac{a_2^2 + 2a_3^2 + 2a_2 a_3 c_3 + \sqrt{(a_2^2 + 2a_3^2 + 2a_2 a_3 c_3)^2 - 4a_2^2 a_3^2 s_3^2}}{2} \tag{3-36}$$

$$\lambda_2 = 1$$

$$\lambda_3 = \frac{a_2^2 + 2a_3^2 + 2a_2 a_3 c_3 - \sqrt{(a_2^2 + 2a_3^2 + 2a_2 a_3 c_3)^2 - 4a_2^2 a_3^2 s_3^2}}{2} \tag{3-37}$$

因此 $\delta_i = \sqrt{\lambda_i}$，雅可比矩阵的条件数 $k_{11}(J_{11}) = \dfrac{\delta_1}{\delta_3} = \sqrt{\dfrac{\lambda_1}{\lambda_3}}$，将式（3-36）和式（3-37）

代入,并令 $\mu=\dfrac{a_2}{a_3}$,可得

$$k_{11}(J_{11})=\frac{\delta_1}{\delta_3}=\sqrt{\frac{\mu^2+2+2\mu c_3+\sqrt{(\mu^2+2+2\mu c_3)^2-4\mu^2 s_3^2}}{\mu^2+2+2\mu c_3-\sqrt{(\mu^2+2+2\mu c_3)^2-4\mu^2 s_3^2}}}\quad(3\text{-}38)$$

根据式(3-38)可以描绘出 $1/k$ 与 μ 及 θ_3 之间的变化曲线,如图 3.21 所示。机器人手臂最佳灵巧位置对应于图 3.19 的最高处,此时 $k_{11}=1$。在整个工作空间内,存在两处最佳灵巧区域,并且 k 的分布在工作空间内连续且对称。

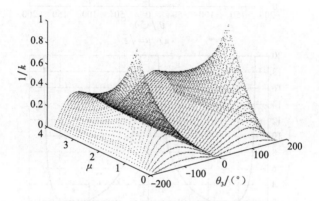

图 3.21　$1/k$ 与 μ 及 θ_3 之间的变化曲线

手臂处于最佳灵巧位置时,雅可比矩阵 J 的条件数 $k_{11}=1$,奇异值 $\delta_1=\delta_3$,由式(3-38)得到

$$(\mu^2+2+2\mu c_3)^2=4\mu^2 s_3^2\quad(3\text{-}39)$$

进一步有

$$\mu^2+2+2\sqrt{2}\mu\cos\left(\frac{\pi}{4}\pm\theta_3\right)=0\quad(3\text{-}40)$$

只有当 $\theta_3=\pm\dfrac{3\pi}{4}$ 时,式(3-40)成立,并且 $\mu^2+2-2\sqrt{2}\mu=0$,则 $\mu=\sqrt{2}$。因此,机器人手臂达到最佳灵巧位置的条件是关节变量 $\theta_3=\pm\dfrac{3\pi}{4}$ 且杆长 $a_2=\sqrt{2}a_3$,与关节变量 d_1、θ_2 无关。

如果给定杆长之间的比例,根据式(3-38)计算条件数随 θ_3 的变化规律,可以确定机器人手臂的最佳灵巧区域,如图 3.22 所示。如果设定最佳灵巧区域内的条件数范围 $k_{11}\in[1,5]$,当 $\mu=\sqrt{2}$ 时,θ_3 的变化范围在 $[-170°,-52°]$ 和 $[52°,170°]$;当 $\mu=1$ 时,θ_3 的变化范围在 $[-168°,-54°]$ 和 $[54°,168°]$。

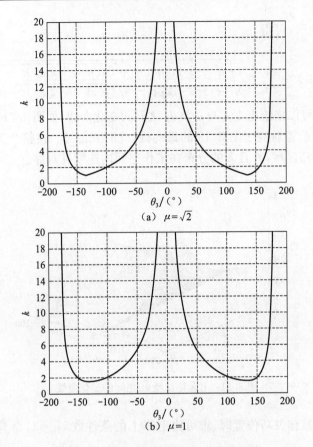

图 3.22　手臂条件数 k 随 θ_3 的变化规律

根据式(3-29)，手臂的可操作性为

$$w = a_2 a_3 \mid \sin\theta_3 \mid \qquad (3\text{-}41)$$

显然，当 $\theta_3 = \pm\dfrac{\pi}{2}$ 时，$w_{\max} = a_2 a_3$，因此机器人手臂最佳可操作位置为 $\theta_3 = \pm\dfrac{\pi}{2}$，与关节变量 d_1、θ_2 无关。而且，若手臂在水平面内的全长 $(a_2 + a_3)$ 一定，当 $a_2 = a_3$ 时，机器人手臂可操作性最大。

2）机器人手腕灵巧性分析

机器人手腕的关节轴线交于一点形成一个球面副(图 3.18)，θ_4、θ_5 为关节变量，根据式(3-32)，其雅可比矩阵为

$$J_{22} = \begin{bmatrix} 0 & -s_4 & -c_4 s_5 \\ 0 & c_4 & s_4 c_5 \\ 1 & 0 & 0 \end{bmatrix} \qquad (3\text{-}42)$$

其中，$s_4 = \sin\theta_4$，$c_4 = \cos\theta_4$，$s_5 = \sin\theta_5$，$c_5 = \cos\theta_5$。

J_{22} 的奇异值为

$$
\begin{aligned}
\delta_1 &= \sqrt{1 + c_5} \\
\delta_2 &= 1 \\
\delta_3 &= \sqrt{1 - c_5}
\end{aligned}
\tag{3-43}
$$

因此 J_{22} 的条件数为

$$
k_{22}(J_{22}) = \frac{\delta_1}{\delta_3} = \sqrt{\frac{1 + c_5}{1 - c_5}}
\tag{3-44}
$$

手腕处于最佳灵巧位置时，雅可比矩阵 J_{22} 的条件数 $k_{22} = 1$，奇异值 $\delta_1 = \delta_3$，此时关节变量 $\theta_5 = \pm\dfrac{\pi}{2}$，与关节变量 θ_4 无关。根据式（3-44）计算条件数随 θ_5 的变化规律，可以确定手腕的最佳灵巧区域，如图 3.23 所示。如果设定最佳灵巧区域内的条件数范围 $k_{22} \in [1,5]$，θ_5 的变化范围在 $[-157°, -23°]$ 和 $[23°, 157°]$。

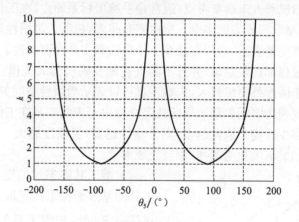

图 3.23　手腕条件数 k 随 θ_5 的变化规律

3.2　医疗外科机器人工作空间和灵活性分析

在微创外科手术中，机器人能够按医生规划好的路径将手术工具移动到病灶位置，这就不仅要求机器人末端能够在一定连续的空间范围内工作，还要关心其能否在该空间内的全部位置上实现给定范围内的姿态变化，以便医生能够按手术最佳姿态进行路径规划。也就是说，医疗外科机器人必须在工作空间内具有较强的灵活程度。因此，灵活性分析对于执行复杂任务的医疗外科机器人的结构设计、路径规划和控制都极其重要。

　　机器人的灵活性可以从两个角度进行分析:一方面是以雅可比矩阵为基础,考察某一位姿及其邻域内的运动特性,并且衡量这些姿态下运动性能的优劣;另一方面从几何角度综合考察机器人在某工作点上所有的可行姿态,表达了机器人工具在某工作点上不同姿态的可行性。

　　本节主要从几何角度对医疗外科机器人灵活性和灵活工作空间进行分析。针对手术对医疗外科机器人手腕结构的一些特殊要求,对 2 自由度手腕的灵活性进行研究,总结了机器人灵活空间的确定方法。为解决机器人结构和灵活空间大小之间的矛盾,提出象限分割的原则,降低了医疗外科机器人灵活性要求,从而进一步达到优化机器人结构尺寸的目的。

3.2.1　基本概念

　　机器人工作空间是指机器人正常运行时手腕坐标系的原点能在空间活动的最大范围。这一空间又称可达空间,记作 $W(P_w)$。在工作空间内,末端工具可以任意姿态达到的点所构成的空间,称为机器人灵活工作空间,记作 $W^P(P_w)$。

　　灵活性是指机器人末端参考点(通常是手腕坐标系原点)在工作空间内某一点时,末端工具可能取得姿态的多少。所取姿态越多,机器人灵活性就越高。灵活性可以用灵活度来定量表示,常用方法有立体角法和主截面灵活度表示法,但是这两种方法的求解过程都比较烦琐,并且不能直观地反映机器人工作空间内某一点的灵活程度。对于医疗外科机器人,末端工具可以表示为线性空间矢量(本章以下部分均把末端工具视为空间矢量),灵活性完全取决于末端工具在工作空间中任意一点姿态取向的多少。姿态取向越多,则灵活性越高,灵活度越大。因此,采用末端工具姿态球表示灵活度更为简便,而且直观形象。

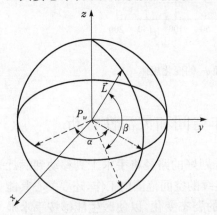

　　末端工具姿态球的定义为:若将末端工具的基准坐标系原点取作腕点(P_w),则在任一 P_{wi} 处,末端工具矢量 $\vec{L}$ 的集合都形成部分球体或整个球体。该球体的半径为矢量 $\vec{L}$ 的范数 L,称作末端工具姿态球,如图 3.24 所示。可以看出,该集合越接近整个球体,末端工具就越灵活。如果用两个互相垂直的过球心的剖面将末端工具姿态球剖开,可以得到两个扇面,两个扇面角 α 和 β 的大小就表示了末端工具的灵活性能。

图 3.24　末端工具姿态球

　　根据前面的一些定义,工作空间给出了机器人手腕的工作范围;灵活性给出了机器人末端工具在其工作范围内任意一点的灵活程度,两者合在一起就能圆满地表示机器人整体的灵活性能,也就是机器人的灵活工作空间。

3.2.2　2 自由度手腕的灵活性分析

灵活手腕是可以产生所有姿态的手腕,用末端工具姿态球表示为在任一 P_{wi} 处,末端工具矢量 $\bar{L}$ 的集合都形成整个球体。许多学者已经证明,3 个关节轴正交的 3 自由度手腕为灵活手腕,但是如果 3 自由度手腕的关节完全是主动控制的,结构将十分复杂,很难满足医疗外科手术的实际需要。2 自由度手腕比 3 自由度手腕减少了 1 个自由度,传动结构方面比较容易实现,其中最常用的 2 自由度手腕结构如图 3.13(b) 所示。本节以此结构为例,对 2 自由度手腕的灵活性进行详细的分析和研究。

1. 确定末端工具姿态球的解析法

确定手腕的末端工具姿态球可以归结为求曲面族和曲线族的包络问题,为表示方便,分别用 Γ、Σ 表示母线、母面;$\{\Gamma\}$、$\{\Sigma\}$ 表示曲面族、曲线族;$\bar{\Gamma}$、$\bar{\Sigma}$ 表示它们的包络。

对 n 自由度手腕在第 n 个自由度上的工具参考点 P_{tip},当固连 S_n 坐标系带动 P_{tip} 绕 z_n 轴线旋转时形成一条在 S_{n-1} 中的曲线 $C_{P_{tip}}$。$C_{P_{tip}}$ 随 S_{n-1} 一起绕 z_{n-1} 轴旋转形成一个曲面 $G_{P_{tip}}$。该曲面再绕 z_{n-2} 轴旋转,形成一单参数的曲面族,记作 $\{G_{P_{tip}}\}$,该曲面族的包络记作 $\bar{G}_{P_{tip}}$,它就是末端工具姿态球的界限曲面 $\Sigma(W_{n-3}(P_{tip}))$。利用该方法同样可以求得机器人工作空间的界限曲面 $\Sigma(W_0(P_3))$。

2. 工具的预置位姿对手腕灵活性的影响

下面以图 3.25 所示的 2 自由度手腕为例,对工具的预置位姿问题进行分析,设机器人手臂有 3 个自由度,手腕有 2 个自由度。机器人手腕坐标系原点为 P_w,θ_5 为工具绕 z_4 轴的旋转,θ_4 为工具绕 z_3 轴的旋转,φ 为工具与 z_4 轴的夹角。φ 取不同值时,工具末端绕手腕形成的末端工具姿态球并不相同。当 $\varphi = 0°$ 时,工具与 z_4 轴同轴,θ_4、θ_5 的运动范围都为 360°,用解析法可以求得工具上参考点 P_{tip} 在 S_3 坐标系(手腕坐标系)下的末端工具姿态球。首先求点 P_{tip} 绕 z_4 轴旋转所形成的曲线 $C_{P_{tip}}^4$,在 S_4 坐标系中表示为

$$C_{P_{tip}}^4 = {}^4A_5 P_{tip} = [0,0,L,1]^T \tag{3-45}$$

由式(3-45)可以看出,曲线 $C_{P_{tip}}^4$ 在 S_4 坐标系中退化成位于 z_4 轴上的一个点。

然后求曲线 $C_{P_{tip}}^4$ 绕 z_3 轴旋转形成的曲线 $C_{P_{tip}}^3$,在 S_3 坐标系中表示为

$$C_{P_{tip}}^3 = {}^3A_4 C_{P_{tip}}^4 = \begin{bmatrix} c_4 & 0 & s_4 & 0 \\ s_4 & 0 & -c_4 & 0 \\ 0 & 1 & 0 & 0 \\ 0 & 0 & 0 & 1 \end{bmatrix} \begin{bmatrix} 0 \\ 0 \\ L \\ 1 \end{bmatrix} = \begin{bmatrix} Ls_4 \\ -Lc_4 \\ 0 \\ 1 \end{bmatrix} \tag{3-46}$$

其中，$s_i = \sin\theta_i$，$c_i = \cos\theta_i$。由式(3-46)可以看出，末端工具姿态球退化为一个圆，圆心位于 S_3 坐标系的原点，半径为末端工具的长度 L，如图 3.25 所示。因此，当 $\varphi = 0°$ 时，2 自由度手腕不能称为灵活手腕。

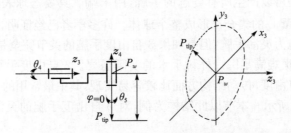

图 3.25　$\varphi = 0°$ 时末端工具姿态球的形状

当 $\varphi = 90°$ 时，工具与 z_4 轴垂直，同样用解析法求解工具上参考点 P_{tip} 在 S_3 坐标系(手腕坐标系)下的末端工具姿态球，首先求点 P_{tip} 绕 z_4 轴旋转所形成的曲线 $C^4_{P_{tip}}$，在 S_4 坐标系中表示为

$$C^4_{P_{tip}} = {}^4A_5 P_{tip} = \begin{bmatrix} c_5 & 0 & s_5 & 0 \\ s_5 & 0 & -c_5 & 0 \\ 0 & 1 & 0 & 0 \\ 0 & 0 & 0 & 1 \end{bmatrix} \begin{bmatrix} 0 \\ 0 \\ L \\ 1 \end{bmatrix} = \begin{bmatrix} Ls_5 \\ -Lc_5 \\ 0 \\ 1 \end{bmatrix} \tag{3-47}$$

由式(3-47)可以看出，曲线 $C^4_{P_{tip}}$ 在 S_4 坐标系中为一个圆，圆心位于 S_4 坐标系的原点，半径为末端工具的长度 L。然后求曲线 $C^4_{P_{tip}}$ 绕 z_3 轴旋转形成的曲面 Σ_3，在 S_3 坐标系中表示为

$$\Sigma_3 = {}^3A_4 C^4_{P_{tip}} = \begin{bmatrix} c_4 & 0 & s_4 & 0 \\ s_4 & 0 & -c_4 & 0 \\ 0 & 1 & 0 & 0 \\ 0 & 0 & 0 & 1 \end{bmatrix} \begin{bmatrix} Ls_5 \\ -Lc_5 \\ 0 \\ 1 \end{bmatrix} = \begin{bmatrix} Lc_4 s_5 \\ Ls_4 s_5 \\ -Lc_5 \\ 1 \end{bmatrix} \tag{3-48}$$

由式(3-48)可以看出，曲面 Σ_3 就是末端工具姿态球，它是以 S_3 坐标系(手腕坐标系)原点为球心，半径为末端工具长度 L 的完整球面，如图 3.26 所示。利用不同的 θ_4 和 θ_5 相匹配，工具可以实现球体上全方位的位姿。所以，利用适当的工具预置位姿，2 自由度手腕可以成为灵活手腕，满足手术工具姿态要求，对于 5 自由度机器人也可以具有灵活工作空间。

3. 轴向偏距对手腕灵活性的影响

以上讨论了工具预置位姿对手腕灵活性的影响，上述分析都是基于手腕的所有轴线相交于一点(两个关节轴线和工具轴线相交于一点)。对于医疗外科机器

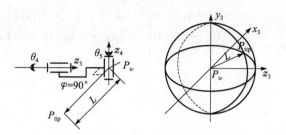

图 3.26　$\varphi = 90°$ 时末端工具姿态球的形状

人,其手腕结构具有一个特殊性,为方便医生进行手术操作,两个关节轴线和工具轴线存在偏距,轴向偏距分为两种情况:一种为 z_{n-1} 与 z_n 轴之间存在距离 a_n;另一种为 x_{n-1} 与 x_n 轴之间存在距离 d_n。如果手腕具有轴向偏距,这时手腕的灵活性分析将变得相对复杂,下面结合图 3.25 所示的 2 自由度手腕分别进行分析。

1)z 轴方向偏距对手腕灵活性的影响

机器人坐标系的设置与 3.1 节相同,P_{root}、P_{tip} 分别代表工具矢量 $\vec{L}$ 的始端和末端,z_4 与 z_5 轴之间存在距离 a_5,如图 3.27 所示。仍然利用解析法求解工具上参考点 P_{tip} 在 S_3 坐标系(手腕坐标系)下的末端工具姿态球,首先求点 P_{tip} 绕 z_4 轴旋转所形成的曲线 $C_{P_{tip}}^4$,在 S_4 坐标系中表示为

$$C_{P_{tip}}^4 = {}^4A_5 P_{tip} = \begin{bmatrix} c_5 & 0 & s_5 & a_5 c_5 \\ s_5 & 0 & -c_5 & a_5 s_5 \\ 0 & 1 & 0 & 0 \\ 0 & 0 & 0 & 1 \end{bmatrix} \begin{bmatrix} 0 \\ 0 \\ L \\ 1 \end{bmatrix} = \begin{bmatrix} Ls_5 + a_5 c_5 \\ -Lc_5 + a_5 s_5 \\ 0 \\ 1 \end{bmatrix} \quad (3\text{-}49)$$

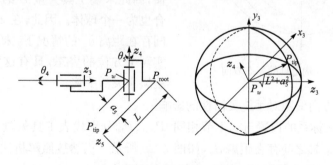

图 3.27　S_3 坐标系中曲面 Σ_3

由式(3-49)可以看出,曲线 $C_{P_{tip}}^4$ 在 S_4 坐标系中为一个圆,圆心位于 S_4 坐标系的原点,半径为 $\sqrt{L^2 + a_5^2}$。然后求曲线 $C_{P_{tip}}^4$ 绕 z_3 轴旋转形成的曲面 Σ_3,在 S_3 坐标系中表示为

$$\Sigma_3 = {}^3A_4C^4_{P_{tip}} = \begin{bmatrix} c_4 & 0 & s_4 & 0 \\ s_4 & 0 & -c_4 & 0 \\ 0 & 1 & 0 & 0 \\ 0 & 0 & 0 & 1 \end{bmatrix} \begin{bmatrix} Ls_5 + a_5c_5 \\ -Lc_5 + a_5s_5 \\ 0 \\ 1 \end{bmatrix} = \begin{bmatrix} c_4(Ls_5 + a_5c_5) \\ s_4(Ls_5 + a_5c_5) \\ -Lc_5 + a_5s_5 \\ 1 \end{bmatrix}$$

$$(3\text{-}50)$$

由式(3-50)得

$$x^2 + y^2 + z^2 = L^2 + a_5^2 \tag{3-51}$$

　　曲面 Σ_3 就是一个球体,它是以 S_3 坐标系(手腕坐标系)的原点为球心,半径为 $\sqrt{L^2 + a_5^2}$ 的完整球面,如图 3.27 所示。

　　但是,这一球体是腕点 P_w 与工具末端点 P_{tip} 组成的向量 $\overrightarrow{P_wP_{tip}}$ 的姿态取向集合,不是末端工具矢量 $\vec{L}$ 的姿态取向集合。下面进一步分析末端工具可能的姿态取向。向量 $\overrightarrow{P_wP_{tip}}$ 的姿态取向集合也可以看作以 P_{tip} 为球心、$\sqrt{L^2 + a_5^2}$ 为半径的

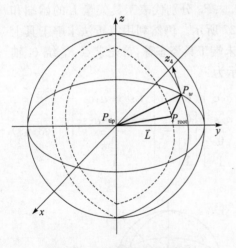

图 3.28　末端工具的姿态取向

球,腕点 P_w 在球面上任意一点时,$\overrightarrow{P_wP_{tip}}$ 取得一个固定姿态,z_4 轴必然与之垂直。因此,过球心 P_{tip} 作与 z_4 轴垂直的球截面,可以得到一个球的大圆,如图 3.28 所示。由于 $\overrightarrow{P_wP_{tip}}$ 与 $\vec{L}$ 同处于一个平面,P_w、P_{tip}、P_{root} 三点组成一个刚体,当 P_w 围绕 P_{tip} 运动形成一个球面轨迹时,P_{root} 围绕 P_{tip} 运动形成轨迹也必然为一个球面,因此末端工具矢量 $\vec{L}$ 的姿态取向集合也为一个球体。因此,在 z_4 与 z_5 轴之间存在距离 a_5 的情况下,末端工具可以实现全方位的姿态,具有这种结构的手腕属于灵活手腕。

　　2) x 轴方向偏距对手腕灵活性的影响

　　机器人坐标系的设置与 3.1 节相同,P_{root}、P_{tip} 分别代表工具矢量 $\vec{L}$ 的始端和末端,x_4 与 x_5 轴之间存在距离 d_5,如图 3.29 所示。仍然按照解析法求解出曲面 Σ_3,步骤与上文完全相同,Σ_3 在 S_3 坐标系中表示为

$$\Sigma_3 = \begin{bmatrix} Lc_4s_5 + d_5s_4 \\ Ls_4s_5 - d_5c_4 \\ -Lc_5 \\ 1 \end{bmatrix} \tag{3-52}$$

由式(3-52)得

$$x^2 + y^2 + z^2 = L^2 + d_5^2 \tag{3-53}$$

曲面 Σ_3 的方程代表一个球体,它是以 S_3 坐标系(手腕坐标系)的原点为球心、半径
为 $\sqrt{L^2+d_5^2}$ 的球面,但是由于 d_5 的存在,参考点 P_{tip} 在 S_3 空间的运动范围为一个
圆球去掉两个球冠后形成的桶形体,上下底圆的半径为 d_5,中截面的半径为
$\sqrt{L^2+d_5^2}$,如图 3.29 所示。

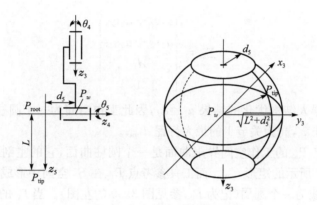

图 3.29　S_3 坐标系中曲面 Σ_3

当然,这个桶形体是腕点 P_w 与工具末端点 P_{tip} 组成的向量 $\overrightarrow{P_w P_{tip}}$ 的姿态取向
集合,不是末端工具矢量 $\vec{L}$ 的姿态取向集合。由于 d_5 的存在,向量 $\overrightarrow{P_w P_{tip}}$ 的姿态
取向集合不可能形成一个以 P_{tip} 为球心、$\sqrt{L^2+a_5^2}$ 为半径的完整球面。按照前面
的分析,P_w、P_{tip}、P_{root} 三点组成一个刚体,当 P_w 围绕 P_{tip} 运动形成的几何轨迹与
P_{root} 围绕 P_{tip} 运动形成的轨迹形状相同,仅仅大小不同。因此,末端工具矢量 $\vec{L}$ 的
姿态取向集合不可能为一个球体。因此,在 z_4 与 z_5 轴之间存在距离 d_5 的情况
下,末端工具不可能实现全方位的姿态,这种结构的手腕不属于灵活手腕。

4.2 自由度手腕为灵活手腕的条件

根据以上分析,2 自由度手腕也可以成为灵活手腕,但必须满足以下条件:
(1) 末端工具为线性矢量,即工具围绕自身轴线旋转不影响其姿态;
(2) 末端工具具有适当的预置位姿,即工具轴线与末关节轴线相互垂直;
(3) 两个关节轴线和工具轴线相交于一点,如果关节轴线和工具轴线存在偏
距,则只能为 z 轴之间的距离。

3.2.3　医疗外科机器人灵活工作空间确定

在求得机器人工作空间的范围,确定了机器人手腕属于灵活手腕后,就可以进

一步分析机器人灵活工作空间的范围。对不同手臂结构形式的机器人，其分析结果各不相同，但是其分析方法与过程是完全相同的。由于医疗外科机器人的手臂结构形式主要为圆柱坐标机器人，本节以这种结构形式的机器人为例分析灵活工作空间的确定方法。

确定机器人手臂的结构形式如图 3.19 所示，手腕结构形式如图 3.26 所示。首先根据解析法求解机器人的工作空间，即腕点 P_w 在机器人基坐标系 S_0 中的界限曲面为

$$\Sigma_3 = \begin{bmatrix} a_2 c_2 + a_3 c_{23} \\ a_2 s_2 + a_3 s_{23} \\ d_1 \\ 1 \end{bmatrix} \tag{3-54}$$

根据机器人结构优化的结果 $a_2 = a_3$，因此工作空间为一个圆柱体，底面的最大半径为 $a_2 + a_3$，高为关节 1 的最大行程 d_{1max}。

由于腕点 P_w 的工作空间界限曲面是一个圆柱曲面，它的主剖面线是一个矩形，如图 3.30 所示的矩形 C_{01}。而工具参考点 P_{tip} 在 S_3 空间中形成的工具姿态球 Σ_3 的主剖面线为一个圆周（记为 Γ_0，参见图 3.30 的左图）。当 Γ_0 的圆心沿着矩形边界 C_{01} 移动时，可形成曲线族，其外包络线 C_{02} 为机器人工具末端的可达空间界限曲面主剖面线，内包络线 C_{03} 为机器人灵活空间界限曲面主剖面线，如图 3.30 所示。

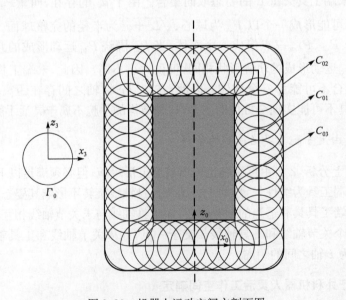

图 3.30　机器人运动空间主剖面图

　　类似地,腕点 P_w 的工作空间界限曲面的水平剖面线为一个圆周,如图 3.31 所示的圆 C_{04},而工具参考点 P_{tip} 在 S_3 空间中的形成的工具姿态球 Σ_3 的主剖面线也为一个圆周(记为 Γ_1,参见图 3.31 的左图)。当 Γ_1 的圆心沿着圆周 C_{04} 移动时,可形成曲线族,它的外包络线 C_{05} 为机器人工具末端的可达空间界限曲面水平剖面线,内包络线 C_{06} 为机器人灵活空间界限曲面水平剖面线,如图 3.31 所示。

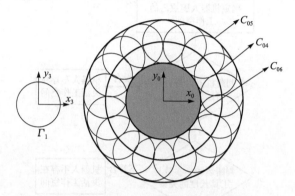

图 3.31　机器人运动空间水平剖面图

　　通过以上分析可以得到,机器人的灵活工作空间 $W_0^p(P_{tip})$ 为一个圆柱体,它的界限曲面主剖面为 C_{03}、水平剖面为 C_{06}。设圆柱体的半径为 R、高为 H,根据几何关系可求得

$$\begin{cases} R = a_2 + a_3 - L \\ H = d_{1max} - 2L \end{cases} \tag{3-55}$$

　　由式(3-55)可以看出,圆柱坐标机器人的灵活工作空间的范围与关节运动学参数 d_1、a_2、a_3 和末端工具长度 L 有关,关节运动学参数 d_1、a_2、a_3 的增大可以加大灵活工作空间,末端工具长度 L 增大则会减小灵活工作空间。特别的,当 $a_2 + a_3 \leqslant L$ 或 $d_{1max} \leqslant 2L$ 成立时,图 3.30 和图 3.31 所示的内包络曲线不存在,机器人将没有完全灵活空间。因此,机器人灵活工作空间存在的条件,除了 3.1 节提到的必要条件外,还需注意运动学参数和末端工具长度对灵活空间大小甚至存在性的影响。

　　采用同样的方法,可以确定不同结构形式机器人的灵活工作空间,其基本步骤如图 3.32 所示。

3.2.4　医疗外科机器人灵活工作空间综合

　　以上对机器人灵活工作空间的存在条件和确定方法进行了详细分析,然而在实际应用中面临的问题经常是根据具体任务分析对机器人灵活性的要求,进一步确定灵活工作空间的大小。在此基础上,确定机器人的运动学参数,也就是机器人

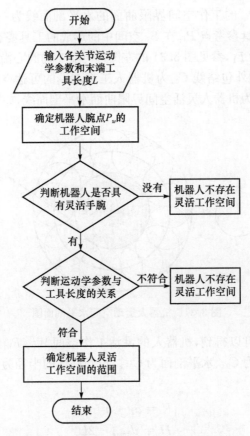

图 3.32　机器人灵活工作空间的确定步骤

灵活工作空间的综合问题。

1. 微创手术对机器人灵活性的要求

在微创手术中,医疗外科机器人很难具有完全灵活的工作空间。首先,机器人手腕的各个关节由于结构的限制,不可能同时实现 360° 的运动范围,因此末端工具也就不可能实现空间全方位的姿态;其次,灵活工作空间的大小由机器人工作空间和手术工具长度共同决定,微创手术使用的手术工具普遍较长,要使机器人在一定范围内具有完全灵活的工作空间,必须加大机器人的工作空间,这就需要加大机器人的结构尺寸。机器人结构尺寸的扩大不仅会增加其机械加工的难度,而且会降低其精度。同时,机器人结构尺寸和运动空间过大都会降低其在手术过程中使用的安全性。因此,有必要进一步分析微创手术对机器人灵活性的特殊要求。

微创手术是医生在借助于各种图像设备的引导下,将手术器械经过小切口进入患者体内病变位置(图 3.33)。医生规划手术路径,就是确定切口位置,使手术器械以合理的姿态到达病灶位置。医生选择手术路径时遵循以下原则。

保证安全:手术路径应避免碰到重要的组织和血管。

路径最短:手术路径应尽量使切口到病灶位置距离最短。

器械垂直:手术器械应尽量垂直切口的切面。

按照以上原则,可以采取象限分割法,即把病灶可能存在的区域(手术最大工作空间)分为 8 个象限,如图 3.34 所示(为方便分析,设手术最大工作空间是一个边长为 a 的正方体,坐标系建立在立方体的中心,则每一个象限的边长为 $a/2$)。当病灶位置在某一象限时,根据手术路径的选取原则,末端工具姿态球的扇面角 α 和 β 的变化范围将会缩小。例如,病灶 T 位于 I 象限的任意位置,在 xOz 平面内,医生可选择的 β 变化范围由 $[0,2\pi]$ 缩小为 $[0,\pi/2]$;在 xOy 平面内,可选择的 α 的变化范围由 $[0,2\pi]$ 缩小为 $[0,\pi/2]$,如图 3.35 所示。同样,当病灶 T 在其他 7 个象限中的任意位置时,α 和 β 的变化范围也都缩小为 $[0,\pi/2]$,末端工具姿态球是半径为 $L/8$ 的球面。

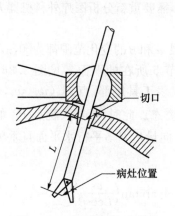 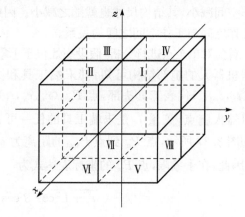

　　图 3.33　手术器械工作位置　　　　图 3.34　手术最大工作空间分为 8 个象限

由于医生在手术前就可以通过医学图像判断病灶位于手术最大工作空间的哪一个象限,随后手术工具末端只可能在此象限内运动,因此确定医疗外科机器人所需灵活工作空间的大小只需为手术最大工作空间体积的 1/8,末端工具姿态球的扇面角变化范围只需为 $[0,\pi/2]$。

2. 医疗外科机器人灵活工作空间的综合

在明确了医疗外科机器人灵活工作空间后,根据本节中灵活工作空间的综合方法,可以求得机器人工作空间的范围,然后确定机器人的运动学参数。但是,分析得到的医疗外科机器人末端工具姿态球并不需为一个完整的球面,而是半径为

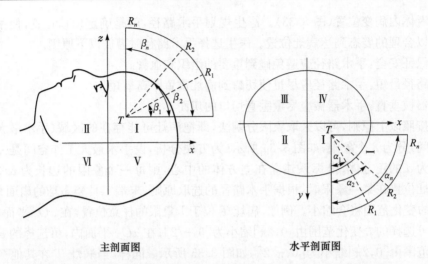

图 3.35　手术最大工作空间某一象限内,手术工具姿态变化范围

$L/8$ 的球面。末端工具姿态球的减小,使得在相同灵活工作空间条件下,机器人的工作空间减小,其结构尺寸也就随之减小。因此,需要重新分析医疗外科机器人灵活工作空间与工作空间之间的关系。

　　首先对单个点进行分析,假设病灶位于Ⅰ象限,α 和 β 的变化范围都为 $[0,\pi/2]$。根据机器人的腕部结构可知,其末端工具和关节 5 所在的平面参见图 3.36,点 $P_{tip}(t_x,t_y,t_z)$ 代表工具头部,点 $P_{root}(r_x,r_y,r_z)$ 代表工具尾部,点 $P_w(w_x,w_y,w_z)$ 为机器人腕点,矢量 $\vec{L}$ 是末端工具的任一可达姿态。此时,机器人腕点 P_w 的位置如图 3.37 所示,点 P_w 到点 P_{root} 的距离为 a_5,向量 $\overrightarrow{P_wP_{root}}$ 平行水平面且垂矢量 $\vec{L}$。因此,在Ⅰ象限,点 P_w 的坐标表达式为

$$\begin{cases} w_x = t_x + \sqrt{a_5^2 + L^2\cos^2\beta}\,\cos\left[\alpha \pm \arctan\left(\dfrac{a_5}{L\cos\beta}\right)\right] \\[2mm] w_y = t_y + \sqrt{a_5^2 + L^2\cos^2\beta}\,\sin\left[\alpha \pm \arctan\left(\dfrac{a_5}{L\cos\beta}\right)\right] \\[2mm] w_z = t_z + L\sin\beta \end{cases} \quad (3\text{-}56)$$

点 P_w 在主剖面和水平剖面的包络线如图 3.36 所示,可以得到点 P_w 的坐标最大值和最小值为

$$\begin{cases} w_{x_{\max}} = t_x + \sqrt{L^2 + a_5^2} \\[2mm] w_{x_{\min}} = t_x - a_5 \end{cases}$$

$$\begin{cases} w_{y_{\max}} = t_y + \sqrt{L^2 + a_5^2} \\[2mm] w_{y_{\min}} = t_y - a_5 \end{cases}$$

$$\begin{cases} w_{z_{\max}} = t_z + L \\ w_{z_{\min}} = t_z \end{cases} \tag{3-57}$$

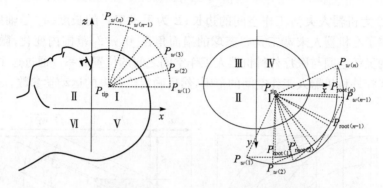

（a）主剖面图　　　　　　　（b）水平剖面图

图 3.36　实现所有手术姿态时腕点 P_w 的包络线

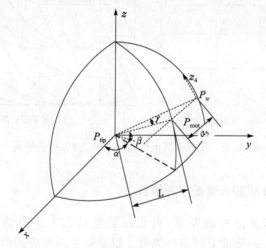

图 3.37　工具姿态与腕点 P_w 位置关系

当 P_{tip} 点在灵活工作空间内任意变化时，机器人腕点 P_w 的最大活动范围为工作空间。其在主剖面和水平剖面的包络线如图 3.38 所示，P_w 的坐标变化范围分别为

$$\begin{cases} w_{x_{\max}} = \dfrac{a}{2} + \sqrt{L^2 + a_5^2} \\ w_{x_{\min}} = -a_5 \end{cases}$$

$$\begin{cases} w_{y_{\max}} = \dfrac{a}{2} + \sqrt{L^2 + a_5^2} \\ w_{y_{\min}} = -a_5 \end{cases}$$

$$\begin{cases} w_{z_{\max}} = \dfrac{a}{2} + L \\ w_{z_{\min}} = 0 \end{cases} \tag{3-58}$$

式中,$a/2$ 为机器人灵活工作空间的边长;L 为手术工具的长度;a_5 是轴向偏距。此式代表了在机器人末端工具姿态球的扇面角在 $[0,\pi/2]$ 范围内变化,微创手术所要求的灵活空间与医疗外科机器人工作空间之间的位置关系。通过这个关系可以求得医疗外科机器人工作空间的范围,然后确定机器人的运动学参数。

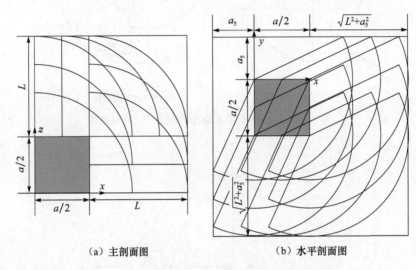

　(a) 主剖面图　　　　　　　　(b) 水平剖面图

图 3.38　实现灵活工作空间时腕点 P_w 的包络线

3.2.5　CRAS-BH4 机器人灵活空间综合

本节根据手术灵活性的要求,对北京航空航天大学机器人研究所研制的 CRAS-BH4 机器人的灵活空间进行综合。根据对不同种类的微创手术分析,确定手术最大工作空间为边长为 200mm 的正方体,手术工具的长度为 150mm,轴向偏距根据机构要求为 80mm,将数据代入式(3-55),得到机器人工作范围为 350mm×350mm×250mm 的立方体。为方便手术操作,将范围适当增大,最终确定机器人工作空间为 700mm×350mm×250mm 的立方体。

灵活空间进行综合的目标是在限制结构的前提下(θ_3 的变化范围在 $[-150°,-60°]$ 和 $[60°,150°]$),使机器人手臂达到工作空间(700mm×350mm×250mm),同时手臂的运动学参数最小。由于 CRAS-BH4 的第一关节为移动副,d_1 的运动与其他关节独立,因此优化的变量是手臂的基座位置(m、n)和手臂尺寸(a_2、a_3),如图 3.39 所示。

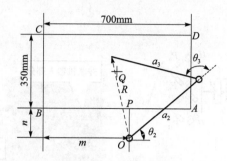

图 3.39 手臂的基座位置和手臂尺寸的优化

对于给定的基座位置和尺寸变量,当手臂末端达到最远点(点 C 或 D)时,有

$$\mid R(\theta_3 = 60°) \mid \geqslant \max[OC \text{ 或 } OD]$$

进一步得到

$$a_2^2 + a_3^2 + a_2 a_3 \geqslant \max[m^2 + (n+300)^2, (700-m)^2 + (n+300)^2] \quad (3\text{-}59)$$

当手臂末端达到最近点(点 P)时,有

$$\mid R(\theta_3 = 150°) \mid \leqslant OP$$

进一步得到

$$a_2^2 + a_3^2 - \sqrt{3} a_2 a_3 \leqslant AP \quad (3\text{-}60)$$

式(3-59)和式(3-60)保证了手臂在最佳灵巧范围内可以到达手术操作空间的任意一点。需要优化的目标函数是使手臂的整体尺寸(a_2+a_3)最小,实现这个目的的方法是机器人的基座位置 A 到手术操作空间中心点 Q 的距离最小,因此目标函数为

$$\min f(a, b) = (m-350)^2 + (n-175)^2$$

在不等式(3-59)和(3-60)的约束下,机器人手臂的优化结果为 $a_2 = a_3 = 300\text{mm}$,$m = 350\text{mm}$,$n = 155.3\text{mm}$。

3.2.6 混联机器人工作空间分析

1. 混联机器人的拓扑结构

北京航空航天大学机器人研究所研制的混联机器人的拓扑结构和 3D 模型如图 3.40、图 3.41 所示[9]。它由 5 自由度串联机构和 4 自由度并联机构组成,共 9 个自由度,实际上是串联和并联相结合、主动和被动融为一体的冗余度医疗外科机器人,这里称其为"5+4"混联机器人。末端操作器即穿刺针,它是并联机构的动平台,穿过圆柱副 $C_1(S_1)$ 和 $C_2(S_2)$ 的中心,末端操作器的位姿由 $C_1(S_1)$ 和 $C_2(S_2)$ 的空间位置确定。

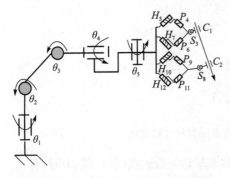 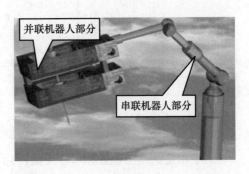

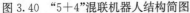

图 3.40　"5+4"混联机器人结构简图　　　图 3.41　"5+4"混联机器人的 3D 模型

2. 混联机器人的工作空间

机械臂的腕点取并联机构上平面的中点,即球铰中心点 C_1(图 3.40)。正解推导"5+4"混联机器人的 C_1 和 C_2 点空间坐标方程。其中,c_i、s_i 分别代表 $\cos\theta_i$、$\sin\theta_i$;$c_i s_j$ 为 $\cos\theta_i \sin\theta_j$(其余类推);$\Delta x_{C_i}$ 和 Δy_{C_i} ($i=1,2$)表示并联机构关节沿 x 和 y 轴的位移变量。末端操作器上球铰中心点 C_2 空间位置(x_{C_i},y_{C_i},z_{C_i})方程为

$$
\begin{aligned}
x_{C_1} =& \{[-(-c_1 s_2 c_3 - c_1 c_2 s_3)s_4 + s_1 c_4]s_5 - (-c_1 s_2 s_3 + c_1 c_2 c_3)c_5\}\Delta x_{C_1} \\
&+ [(-c_1 s_2 c_3 - c_1 c_2 s_3)c_4 + s_1 s_4]\Delta y_{C_1} - [-(-c_1 s_2 c_3 - c_1 c_2 s_3)s_4 + s_1 c_4]c_5 a_5 \\
&- (-c_1 s_2 s_3 + c_1 c_2 c_3)s_5 a_5 + (c_1 s_2 s_3 - c_1 c_2 c_3)d_4 + c_1 s_2 s_3 a_3 - c_1 c_2 c_3 a_3 + c_1 s_2 a_2
\end{aligned}
$$
$$(3\text{-}61)$$

$$
\begin{aligned}
y_{C_1} =& \{[-(-s_1 s_2 c_3 - s_1 c_2 s_3)s_4 - c_1 c_4]s_5 - (-s_1 s_2 s_3 + s_1 c_2 c_3)c_5\}\Delta x_{C_1} \\
&+ [(-s_1 s_2 c_3 - s_1 c_2 s_3)c_4 - c_1 s_4]\Delta y_{C_1} - [-(-s_1 s_2 c_3 - s_1 c_2 s_3)s_4 - c_1 c_4]c_5 a_5 \\
&- (-s_1 s_2 s_3 + s_1 c_2 c_3)s_5 a_5 + (s_1 s_2 s_3 - s_1 c_2 c_3)d_4 + s_1 s_2 s_3 a_3 - s_1 c_2 c_3 a_3 + s_1 s_2 a_2
\end{aligned}
$$
$$(3\text{-}62)$$

$$
\begin{aligned}
z_{C_1} =& [-(-c_2 c_3 + s_2 s_3)s_4 s_5 - (-c_2 s_3 - s_2 c_3)c_5]\Delta x_{C_1} + (-c_2 c_3 + s_2 s_3)c_4 \Delta y_{C_1} \\
&+ (-c_2 c_3 + s_2 s_3)s_4 c_5 a_5 - (-c_2 s_3 - s_2 c_3)s_5 a_5 + (c_2 s_3 + s_2 c_3)d_4 + c_2 s_3 a_3 \\
&+ s_2 c_3 a_3 + c_2 a_2 + d_1
\end{aligned}
$$
$$(3\text{-}63)$$

3. 大臂 a_2 变化的影响

取 D-H 参数:$a_2 = 250\text{mm}/200\text{mm}/150\text{mm}$,$a_3 = 150\text{mm}$,$d_4 = 50\text{mm}$,$a_5 = 50\text{mm}$,并联部分关节行程 L 均为 80mm,$h = 80\text{mm}$。根据上述方程,仿真得到如图 3.42~图 3.44 所示的工作空间分布。

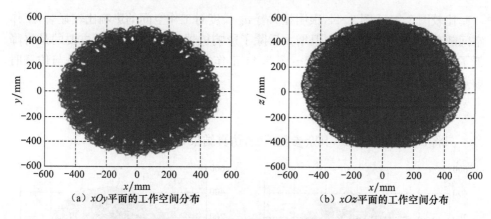

（a）xOy平面的工作空间分布   （b）xOz平面的工作空间分布

图 3.42 混联机器人工作空间的二维分布（a_2＝250mm）

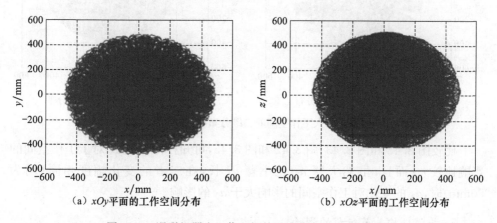

（a）xOy平面的工作空间分布   （b）xOz平面的工作空间分布

图 3.43 混联机器人工作空间的二维分布（a_2＝200mm）

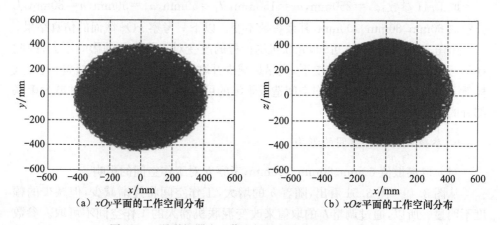

（a）xOy平面的工作空间分布   （b）xOz平面的工作空间分布

图 3.44 混联机器人工作空间的二维分布（a_2＝150mm）

比较图 3.42～图 3.44,很明显大臂 a_2 长度对工作空间的影响比较显著,工作空间随着 a_2 的增大而增大,但增大后除了影响机器人的刚度外,最主要的是将降低了机器人的灵活性。图 3.42～图 3.44 工作空间的外围比较稀疏,是与仿真时取点的步长有关。

4. 小臂 a_3 变化的影响

只将 a_3 变为 100mm,其余参数不变,仿真结果如图 3.45 所示。

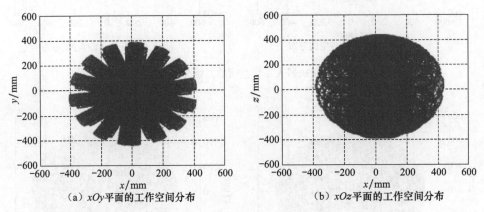

(a) xOy 平面的工作空间分布　　　　　(b) xOz 平面的工作空间分布

图 3.45　混联机器人工作空间的二维分布($a_2=250$mm、$a_3=100$mm)

比较图 3.42 和图 3.43、图 3.42 和图 3.45,可知杆件参数 a_3 对于工作空间的影响比较大;而且,虽然大臂 a_2 比小臂 a_3 长,在二者的变化幅度相同(均为 50mm)时,a_3 的变化对工作空间的影响大于 a_2 的影响。

5. 并联机构关节行程的影响

取 D-H 参数:$a_2=250$mm,$a_3=150$mm,$d_4=50$mm,$a_5=50$mm,$h=80$mm,L 分别取 60mm、80mm、100mm,其余参数不变。以下只考察 xOz 截面的仿真结果。

由图 3.46～图 3.48 可知,并联机构行程的改变对工作空间的影响不大,因此在不考虑机器人灵活性的前提下,应尽量减少并联机构的外形尺寸和机构行程,这样就会降低大尺寸给手术操作空间造成干涉的可能性,同时方便操作,并减少串联部分的载荷负担。

6. 参数 h 对工作空间的影响

对 h 取离散值 60mm、80mm、100mm,考察 h 对工作空间的影响。

从图 3.49～图 3.51 看出,随着 h 的增大,工作空间将逐渐减少,但减少的幅度不明显。所以,通过调整 h 的取值来改变混联机器人的工作空间不可取。参数 h 和行程的改变最好用于小范围的手术空间调整,对于大范围的空间定位需要基

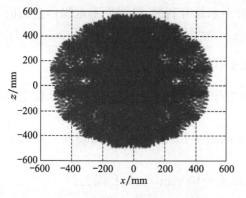

图 3.46　$L=60$mm 时的工作空间分布

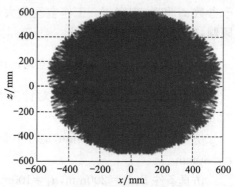

图 3.47　$L=80$mm 时的工作空间分布

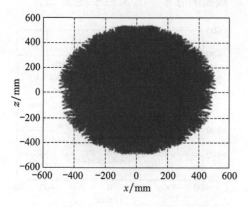

图 3.48　$L=100$mm 时的工作空间分布

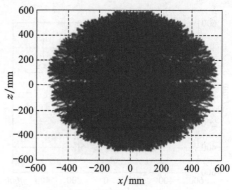

图 3.49　$h=60$mm 时的工作空间分布

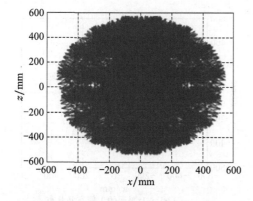

图 3.50　$h=80$mm 时的工作空间分布

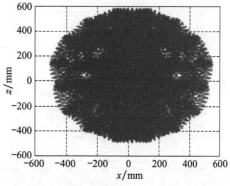

图 3.51　$h=100$mm 时的工作空间分布

于参数 a_2 和 a_3 来完成。工作空间加大对手术是有利的,但因受手术操作空间的限制,h 不能太小。

7. 参数 a_2、a_3 和 d_4 对工作空间的综合影响

下面考察参数 a_2、a_3 和 d_4 对针尖点工作空间综合影响,手术穿刺针取定长 220mm。

仿真条件 A：$a_2＝250$mm,$a_3＝105$mm,$d_4＝105$mm,$a_5＝50$mm,$h＝80$mm,$L＝80$mm。

仿真条件 B：$a_2＝200$mm,$a_3＝100$mm,$d_4＝100$mm,a_5、h、L 同上。

仿真条件 C：$a_2＝200$mm,$a_3＝150$mm,$d_4＝50$mm,a_5、h、L 同上。

仿真条件 D：$a_2＝150$mm,$a_3＝100$mm,$d_4＝50$mm,a_5、h、L 同上。

仿真得到工作空间的 xOy 截面和 xOz 截面的分布见图 3.52～图 3.55。

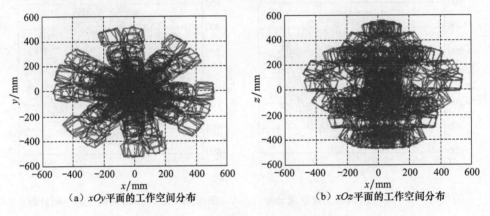

（a）xOy平面的工作空间分布　　　　　　（b）xOz平面的工作空间分布

图 3.52　基于条件 A 的工作空间分布

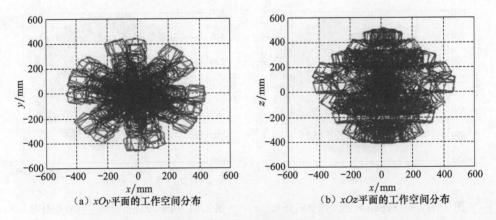

（a）xOy平面的工作空间分布　　　　　　（b）xOz平面的工作空间分布

图 3.53　基于条件 B 的工作空间分布

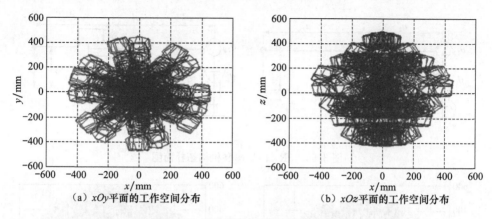

（a）xOy 平面的工作空间分布　　　　　　（b）xOz 平面的工作空间分布

图 3.54　基于条件 C 的工作空间分布

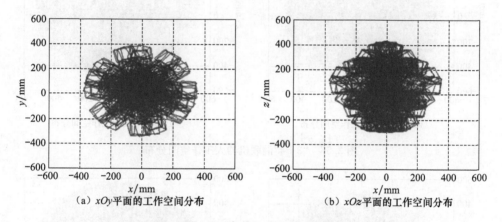

（a）xOy 平面的工作空间分布　　　　　　（b）xOz 平面的工作空间分布

图 3.55　基于条件 D 的工作空间分布

图 3.52～图 3.55 的仿真结果基于关节转动范围内所取的离散点，可以看出，工作空间呈现逐渐减小的趋势。

8. 不同拓扑结构的影响

在串联机械臂伸展长度相同的情况下，即 $a_2'' + a_3'' = a_2' + a_3' + d_4' = a_2 + a_3 + d_4$，如图 3.56 所示。根据"3＋4"和"4＋4"的正解方程，仿真比较"3＋4"、"4＋4"以及"5＋4"混联机器人的腕点工作空间。仿真所取的步长相同，结果见图 3.57、图 3.58。

比较图 3.42、图 3.57 和图 3.58，三者的工作空间大小基本一致，但仍然存在差异。

基于以上分析，可以得出几个结论：

（1）在混联机器人的串联部分，大臂和小臂的变化幅度相同时，小臂的变化对工作空间的影响大于大臂的影响。

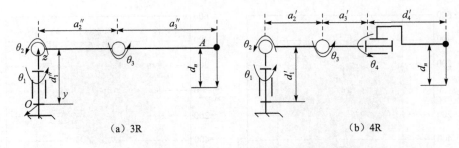

（a）3R　　　　　　　　　　（b）4R

图 3.56　3R 和 4R 串联机构拓扑简图

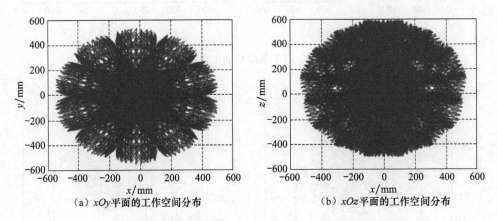

（a）xOy平面的工作空间分布　　　　　（b）xOz平面的工作空间分布

图 3.57　"3+4"混联机器人工作空间分布

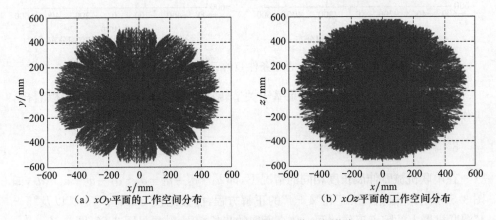

（a）xOy平面的工作空间分布　　　　　（b）xOz平面的工作空间分布

图 3.58　"4+4"混联机器人工作空间分布

（2）并联机器人行程的改变对工作空间的影响不显著,因此在兼顾机器人灵活性的前提下,应尽可能减少并联机构的外形尺寸,以减少并联平台对系统刚度的影响。目前合适的行程 L 为 80mm。

（3）单独减小 h 值将增大工作空间。但减少 h 值与保证足够的手术操作空间是一对矛盾。因为受并联机构结构和操作空间的限制，h 值不能无限减少，否则无法进行手术操作。目前合适的 h 值为 80mm。

（4）通过调整并联机器人上下平台高度差 h 的取值来改变混联机器人的工作空间的方法并不可取，工作空间较大的变化必须依赖于参数 a_2 和 a_3 的改变。

（5）条件 B 和条件 C 对应的工作空间分布基本一致，条件 D 对应的工作空间最小，条件 A 对应的最大，说明 $a_2+a_3+d_4$ 的总和基本决定了工作空间的变化，同时也说明了在混联机器人中，串联部分对大范围工作空间的定位起决定作用。由于 CT 手术床的宽度为 500mm，混联机器人伸展后腕点距离其基座的轴线应不少于 500mm，若腕点到混联机器人的结合点距离为 l_w，则 $a_2+a_3+d_4$ 的值至少应为 $(500-l_w)$mm。

（6）从图 3.52(b) 看出，该图靠中部两侧出现空穴，原因是大臂 a_2 的值同 a_3+d_4 存在较大差异。设计时，为了使工作空间中部不出现空穴，影响手术定位操作，应尽量使 a_2 接近于 a_3+d_4。

（7）在仿真步长相同和杆件尺寸相同的前提下，"3+4"混联机器人的工作空间中存在最多空穴，"4+4"其次，"5+4"最少。空穴较多意味着工作空间内不可达区域较多，这在医疗外科机器人设计中必须尽量避免的。

3.2.7　混联机器人灵活性研究

1. 串联机械臂的灵活性

定义姿态灵活度：给定工作空间的样本点 P_w，以该点为靶点，并将单位长度的末端穿刺针针尖固定在靶点，穿刺针针尾能到达以靶点为球心的单位球面的面积占整个球面面积的比例。根据 CT 手术环境，取任务工作空间 $x:[-400,0]$，$y:[-200,0]$，$z:[-300,0]$，并规定姿态灵活度大于 60% 的点为灵活点。

根据 5R 机构逆解的解析式，采用基于服务球的数值方法求 5R 串联结构的灵活性。该方法的基本思想是：在工作空间任取一点，将针尖固定在该点，针尾在以针长为半径的球面上运动，在球面上均匀取离散点，也就对应于针的不同姿态。将该点和该姿态代入机器人的逆解方程，考察是否有解，如果有解，进一步考察该解是否在机器人规定的关节运动范围之内，如果在范围内，有解标志记为 1，否则记为 0。这样遍历球面所有离散姿态点，再遍历工作空间的所有离散点，并定义大于某个阈值（手术要求）时该点即可认为是灵活点，从而可以确定机器人在所规定的工作空间内的所有点是否为灵活点，也就得到了工作空间内点的灵活性分布。

取 $d_1=40$mm，$a_2=250$mm，$a_3=110$mm，$d_4=100$mm，$a_5=50$mm。在工作空间内取样本点 $(-230,-180,-100)$，以该点为球心、l 为半径的球面上按一定角度取 900 个样本点，对应穿刺针不同姿态。Matlab 编程计算得到姿态灵活度为

62.3%,任务灵活度为 68.6%(灵活空间),如图 3.59、图 3.60 所示。图中,a_x、a_y、a_z 对应于姿态角度 α、β、γ 的余弦;"·"表示在该姿态下有解,而且解落在规定范围内,"×"表示无解或者其解超过了关节运动范围(后面表示法类似)。按前述方法可以得到如图 3.61、图 3.62 所示的 3R 和 4R 串联机构的灵活性分布图。

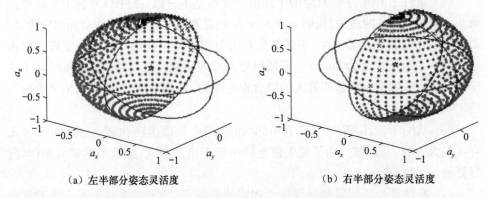

（a）左半部分姿态灵活度　　　　　　　　（b）右半部分姿态灵活度

图 3.59　5R 串联机构工作空间样本点灵活姿态分布图

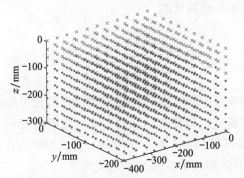

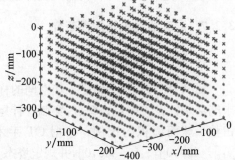

图 3.60　5R 串联机构灵活空间分布图　　　图 3.61　3R 串联机构灵活空间分布图

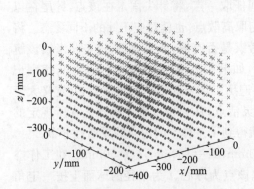

图 3.62　4R 串联机构灵活空间分布图

比较图 3.60~图 3.62,可以得出如下结论:

(1) 3R 和 4R 结构的任务灵活度分别为 39.8% 和 45.6%,所以串联机构从 3R 到 4R,其灵活性不能显著提高。

(2) 在杆件尺寸相同的前提下,5R 串联机构的灵活性明显高于 3R 和 4R 机构。由于要求尽可能高的灵活性,作为混联机器人的组成部分,串联机构应使用 5R 结构,从而验证了本章在拓扑结构初步论证中选择 5 自由度串联机械臂的合理性。

2. 并联机器人灵活性

取 h 为 80mm,所有行程取为 80mm,由服务球方法以及并联机构的逆解方程,可以得到样本点灵活性仿真结果,程序计算姿态灵活度为 33.8%。当姿态灵活度取 60%(满足手术要求)时,认为该点为灵活点。Matlab 计算灵活样本点占总样本点的百分比为 68.9%,此即并联机器人的任务灵活度,可见该并联机器人灵活性较高。

参 考 文 献

[1] Pawlowski A M, Gerken P M. Simulator, workstation, and data fusion components for onboard/offboard multi-target multi-sensor fusion. IEEE Digital Avionics Systems Conference, 1998, 1: C31/1-C31/8.

[2] 王树新,丁杰男,负今天,等. 显微外科手术机器人——"妙手"系统的研究. 机器人, 2006, 28(2): 130-135.

[3] 矫杰. 3-PPSR 微动并联机器人的研究. 哈尔滨:哈尔滨工业大学硕士学位论文, 2006.

[4] 方强,范良志. 串并联超声肿瘤治疗床误差模型与参数识别. 华南理工大学学报, 2005, 33(6): 41-45.

[5] Paul H A, et al. Accuracy of canal preparation in total hip replacement surgery using custom broaches. Proceedings of First International Symposium on Custom Made Prostheses, 1988: 1134-1150.

[6] 金振林. 新型六自由度正交并联机器人设计理论与应用研究. 秦皇岛:燕山大学博士学位论文, 2001.

[7] 邓宁,吴伟坚,梁国穗. 机器人和计算机辅助骨科手术. 中华创伤骨科杂志, 2005, (7): 620-624.

[8] 刘洪林,刘洪元. 吴消元法的初等代数形式. 沈阳师范大学学报(自然科学版), 2005, 23(3): 248-251.

[9] 唐粲. CT 导航医疗外科机器人系统关键技术研究. 北京:北京航空航天大学博士学位论文, 2009.

第4章 医疗外科机器人的控制方法

4.1 医疗外科机器人控制的设计要求

4.1.1 控制系统的技术特点

医疗外科机器人系统是用于医疗外科手术,辅助医生进行术前诊断和手术规划,在手术中提供可视化导引或监视服务功能,辅助医生高质量地完成手术操作的机器人集成系统。一个完整的医疗外科机器人系统从功能上一般包括辅助诊断系统、辅助规划系统、辅助导引系统、机器人辅助操作系统、虚拟临场手术系统等几大组成部分,从存在形式上可分为硬件子系统和软件子系统。

1. 硬件子系统

机器人是医疗外科手术机器人系统的核心,以脑外科立体定向机器人为例,其主要工作任务有两个:一是按照指令轨迹运动将安装在其末端的手术器械送达病灶点;二是按照指令轨迹运动使手术器械完成辅助操作任务。医疗外科机器人系统既不像传统工业机器人系统那样主要用于完成工业生产中的一些重复性操作,也不像其他智能机器人那样具有高度自主性。与传统的工业机器人系统相比,医疗外科机器人系统有以下几个显著特点:

(1) 针对性较强。一个医疗外科机器人系统一般只适用于完成一类手术操作。

(2) 安全性要求较高。由于机器人与患者、医生共处在同一空间,系统运行出现故障时不允许对患者、医生造成伤害或对其他医疗设备造成损坏,严禁误操作。

(3) 友好的人机交互界面。系统操作简单,使无工科背景的医生能比较容易地掌握操作方法。

(4) 机器人的绝对运动精度要求较高。传统工业机器人的一个重要指标是重复定位精度,而对达到预设空间点的绝对定位精度的要求一般不高;而医疗外科机器人系统则正好相反,对机器人系统的绝对定位精度的要求较高,而对重复定位精度不作要求。

(5) 运动控制的编程实现。与工业机器人常用的示教再现技术不同,实际手术中医疗外科机器人系统的运动不允许试验和重复,因此机器人的运动不能通过示教的方式完成。

出于安全的考虑,在整个手术过程中机器人的运动是分阶段完成的,运动开始命令由操作人员发出,控制计算机在接收到该命令后根据规划系统提供的轨迹参数生成机器人运动指令,该指令经通信系统发送给机器人控制器,机器人在该指令的控制下完成指定的操作。医疗外科机器人的精度一般是指机器人运动的实际位姿和指令位姿之间的差别,即机器人学中的绝对位姿精度,这与传统的工业机器人系统采用的重复位姿精度指标有比较明显的区别。

在机器人辅助外科手术中,机器人的运动速度一般被限制在较低的水平上,这是因为手术中机器人的低速运动能使医生比较容易地对机器人的运动结果进行预判,手术的完成仍以医生为主体,机器人起到的是辅助作用,在手术进行过程中医生可随时根据判断终止机器人的操作。

2. 软件子系统

医疗外科机器人的软件系统较为复杂,按照其功能模块划分的系统结构如图 4.1 所示,其中图像处理和三维模型重建软件对患者的图像信息(一般为 CT 或 MRI 图像)进行处理,生成三维模型,提供给辅助诊断软件、仿真软件、辅助规划软件和手术导引软件,辅助规划软件完成手术规划,然后提交仿真软件;仿真软件的功能是根据规划系统的手术规划结果,在患者的三维重建模型上进行虚拟手术过程的演示,使医生在完成手术规划后进一步确定手术方案的可行性和正确性;在仿真完成以后,机器人运动控制软件控制机器人与手术导引软件协调完成辅助手术的操作;人机交互主要是指医疗外科机器人的可操作性,由于系统的操作者是医生,而机器人操作较为复杂,因此友好的人机交互方法显得非常重要。

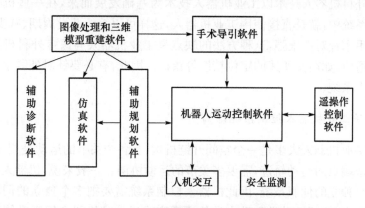

图 4.1　医疗外科机器人的软件系统

从图中可以看出,机器人运动控制软件是医疗外科机器人软件系统的核心,它需根据人机交互、遥操作、辅助规划、手术导引等系统的信息,进行数据的融合处理,进而生成机器人运动控制命令,控制机器人运动。

运动控制命令有如下几种:

(1) 运动命令。机器人按照指定的运动参数和运动类型运动。

(2) 运动终止命令。机器人终止当前运动。

(3) 位姿请求命令。将机器人当前位姿参数上传到控制计算机。

(4) 速度设定命令。设定机器人的运动速度。

其中,运动命令的运动类型又包括三种模式:一是机器人末端点在关节空间中的点到点运动,无轨迹要求;二是末端点的点到点直线轨迹运动;三是末端点的点到点曲线轨迹运动。

4.1.2　控制系统的设计要求

根据上述对医疗外科机器人技术特点的分析和机器人辅助手术系统的技术指标要求,控制系统部分必须实现以下几个技术要求[1]:

(1) 机器人末端能够精确定位,满足临床手术要求;

(2) 机器人各个关节电机能够联动,使机器人能够按照规划轨迹运动;

(3) 控制系统软件和手术规划软件良好接口,能够自动提取医生手术规划,包括手术穿刺点和穿刺路径等信息,然后自动完成机器人定位规划和轨迹规划;

(4) 实现多种人机交互手段;

(5) 实现网络操作,为完成异地和远程手术提供平台。

4.1.3　控制系统的结构分析

医疗外科机器人技术以工业机器人技术为基础发展而来,在一些机器人医疗外科手术系统中,就是直接使用工业机器人,这样可以缩短开发周期、减少成本,但医疗外科手术针对性很强,这种方法的缺点是工业机器人与医疗外科机器人工作特征不相适应,如前文所述的定位精度等指标。因此,有必要针对外科手术设计专用的机器人系统。

1. 传统工业机器人控制系统结构

传统工业机器人大多是一个空间开链机构,其各个关节的运动是相互独立的,为了实现末端点的运动轨迹,需要多关节的运动协调。一般来说,机器人的每个关节都是一个独立的伺服系统,因此机器人控制系统需要把多个独立的伺服系统有机地协调起来,按照运动学和动力学的原理完成运动。机器人伺服系统主要由驱动器、减速器及传动机构、角度(位置)传感器、角速度(速度)传感器和计算机组成。其中,传感器提供机器人各个臂的位置、运动速度或力的大小信息,将它们与给定的位置、速度或力相比较,则可得出误差信息。计算机及其接口电路用于采集数据和提供控制量,各种控制算法由软件完成。

　　计算机控制系统是机器人的核心部分,按结构方式不同分为三种:集中控制、主从式控制和集散式控制。集中控制是用一台功能较强的计算机实现全部控制功能,在早期的机器人系统中比较常见,这是因为当时的计算机造价较高,而机器人功能相对简单,采用这种方式实现容易,也比较经济,但控制过程中计算量很大,这种结构的控制速率较慢。

　　主从式控制系统的结构如图 4.2 所示,一级计算机(一级机)为主机,担当系统管理、机器人语言编译和人机接口功能,同时也利用其完成坐标变换、轨迹插补,并定时地把运算结果作为关节运动的增量送到公共内存,供二级计算机(二级机)读取。二级机完成全部关节位置的数字控制,从公共内存中读取一级机的给定值,将各关节实际位置送回公共内存供一级机读取。与前一种结构相比,这类系统控制性能显著提高。

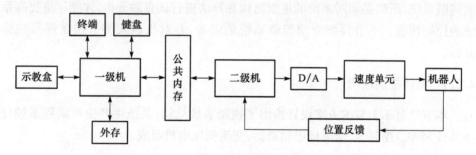

图 4.2　主从式控制结构

　　集散式控制结构是现代机器人控制系统广泛采用的一种方式,其结构如图 4.3 所示,上层主控制计算机负责整个系统管理以及坐标变换和轨迹插补运算等,下层

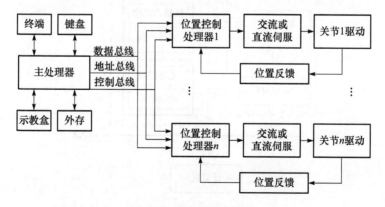

图 4.3　集散式控制结构

由许多微处理器组成,每一个微处理器控制一个关节运动,并行完成控制任务,从而提高了工作效率和处理能力。这种结构功能强、速度快,是当今机器人计算机控制系统的主流。

2. 外科机器人控制系统结构

在机器人辅助外科手术过程中,医疗外科机器人系统需要按照医生的手术规划来完成运动和定位。医生从诊断设备获取患者病灶的图像信息,输入计算机,再利用手术规划软件进行手术规划,机器人控制系统获得医生手术规划信息后,需自主完成机器人的运动规划,生成控制命令。

4.2　控制模型分析

由于系统对定位精度有较高的要求,医疗外科机器人又是一个较为复杂的机电伺服系统,所以必须对系统的控制结构和算法进行认真的分析,才能尽量提高系统的控制性能。本节详细介绍控制系统的组成,并对机器人关节控制进行建模分析。

4.2.1　系统控制结构

本节针对 4.1 节的方案设计给出了控制系统结构,系统主要由可编程多轴控制器(PMAC)控制卡、交流伺服驱动器、交流伺服电机组成。

1. PMAC 控制卡控制结构

以 PMAC 控制卡为核心模块的机器人控制系统的硬件组成框图如图 4.4 所

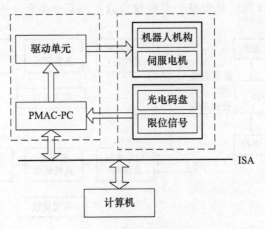

图 4.4　控制系统框图

示,系统中由 PMAC 完成对伺服单元的控制。标准的 PMAC 运动控制器提供了 PID(比例-积分-微分)和阶式位置伺服环滤波器以及用于减小伺服系统轨迹误差的速度前馈和加速度前馈,其中速度前馈的作用是减小微分增益所引起的跟踪误差,加速度前馈的作用是减小惯性带来的跟踪误差。其标准控制结构见图 4.5[2]。

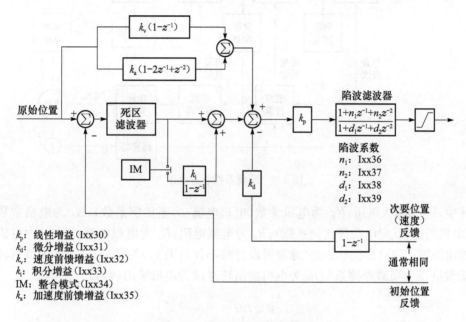

图 4.5   PMAC 标准控制结构

由于滞后、摩擦、回差等因素,驱动(电机)和负载之间很难做到理想的耦合,这些问题的共同作用会使系统产生机械谐振,从而严重损害系统的性能。PMAC 提供的数字阶式滤波器和双反馈选项,可以解决机械谐振的问题。

2. 交流伺服驱动器控制结构

下位驱动器为全数字交流伺服驱动器,图 4.6 为驱动器的控制结构,它基于 PID 控制算法,可以通过控制面板对比例、微分、积分常数进行设置。其具有的共振抑制功能,可涵盖机械的刚性不足,并且系统内部具有频率解析机能(FFT),可检测出机械的共振点,便于系统调整。

3. 伺服电机控制结构

系统的执行电机选用交流伺服电机,模型与直流伺服电机相似,其模型方框图如图 4.7 所示,传递函数为

$$G(s) = \frac{\theta(s)}{V_a(s)} = \frac{K_m}{s[(R_a + L_a s)(Js + b) + K_b K_m]} \tag{4-1}$$

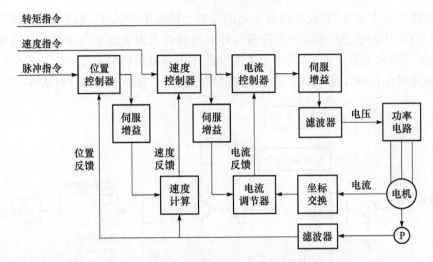

图 4.6　驱动器控制方框图

其中,V_a 为输入电压;K_m 为电机常数(电机电流-力矩比例系数);K_b 为电机常数(电机转速-反向电动势比例系数);R_a 为电枢电阻;L_a 为电枢电感;$T_m(s)$ 为电机输出扭矩;$T_d(s)$ 为扰动扭矩(通常可以忽略不计);$T_L(s)$ 为负载扭矩;J 为负载转动惯量;b 为负载摩擦系数;ω 为电机输出转速;θ 为电机输出转角。

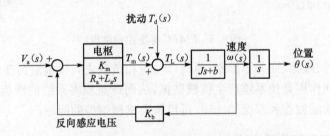

图 4.7　电机控制方框图

　　由于电机的电气时间常数远小于其机械时间常数,故可忽略电枢电感 L_a 的作用,于是可以将式(4-1)简化为

$$G(s) = \frac{\theta(s)}{V_a(s)} = \frac{K_m}{s(R_a J s + R_a b + K_m K_b)} = \frac{K}{s(T_m s + 1)} \tag{4-2}$$

其中,K 为电机增益常数;T_m 为电机时间常数:

$$K = \frac{K_m}{R_a b + K_m K_b} \tag{4-3}$$

$$T_m = \frac{R_a J}{R_a b + K_m K_b} \tag{4-4}$$

4.2.2　系统控制方式

当前商品化机器人控制器模型几乎全都采用最简单的误差驱动控制率来实现。控制方式主要有以下几种[3]。

1）单关节 PID 控制

多数工业机器人采用这种控制方式。它把每个关节看作一个独立系统,通常每个关节采用独立的 PID 通道。这种简单的控制方式未进行解耦,各关节的互相耦合靠误差驱动来抑制。由于增益是固定的,造成在不同位姿的阻尼不同,控制性能也不同。另外,由于关节间的耦合,机械臂本身的运动将不断产生伺服误差。尽管在理论上来看,系统的性能较差,但是当前几乎所有的工业机器人都采用这种方案。由于当前使用的机器人中很少同时要求高速度和高精度,采用这种控制方式能够满足要求。

2）高增益的单关节 PID 控制

高增益的单关节 PID 控制方式考虑了各关节有效的惯量变化,调整增益使机器人在不同位姿下的阻尼大致相等。这种控制方式易于保持各系统处于临界阻尼状态。

3）惯性解耦控制

惯性解耦控制方式不仅能使惯性解耦,而且能消除重力项对稳态误差的影响。

以上为当前商品化机器人常用的三种控制方式。由于医疗外科机器人要求具有较高的定位精度,而对轨迹精度、运行速度没有特殊要求,因此采用单关节 PID 控制即可满足要求。从 PMAC 控制板的控制结构来看,PMAC 控制板为每一个电机,即每个关节提供一个 PID 控制通道,彼此关节之间不考虑耦合因素,所采用的控制方式就是广泛使用的单关节 PID 控制方式。综合考虑两方面因素,系统控制方式采用单关节 PID 控制方式。

4.2.3　机器人单关节控制建模

1. 单关节的位置和速度控制

单关节的位置控制是利用由电机组成的伺服系统使关节的实际角位移跟踪预期的角位移,把伺服误差作为电机输入信号,产生适当的电压,即

$$V_a(t) = \frac{k_p e(t)}{n} = \frac{k_p[\theta_L^d(t) - \theta_L(t)]}{n} \tag{4-5}$$

式中,k_p 是位置反馈增益(V/rad);$e(t) = \theta_L^d(t) - \theta_L(t)$ 是系统误差;n 是传动比。关节角度的实际值可以用光电编码器测出。

将上式进行拉普拉斯变换(拉氏变换),得

$$V_a(s) = \frac{k_p[\theta_L^d(s) - \theta_L(s)]}{n} = \frac{k_p E(s)}{n} \tag{4-6}$$

代入式(4-2)，考虑传动比 n，得到由误差驱动信号 $E(s)$ 与实际位移 $\theta_L(s)$ 之间的开环传递函数：

$$G(s) = \frac{\theta_L(s)}{E(s)} = \frac{K_m k_p}{s(sR_a J + R_a b + K_m K_b)} \tag{4-7}$$

由此可得出系统的闭环传递函数，表示实际角位移 $\theta_L(s)$ 与预期角位移 $\theta_L^d(s)$ 之间的关系：

$$\frac{\theta_L(s)}{\theta_L^d(s)} = \frac{G(s)}{1 + G(s)} = \frac{K_m k_p}{s^2 R_a J + s(R_a b + K_m K_b) + K_m k_p}$$

$$= \frac{\dfrac{K_m k_p}{R_a J}}{s^2 + \dfrac{s(R_a b + K_m K_b)}{R_a J} + \dfrac{K_m k_p}{R_a J}} \tag{4-8}$$

式(4-8)表明，机器人的比例控制器是一个二阶系统。当系统参数均为正时，系统总是稳定的。为了改善系统的动态性能，减少静态误差，可以加大位置反馈增益 k_p 和增加阻尼，再引入位置误差的导数（即角速度）作为反馈信号。加上位置反馈和速度反馈之后，关节电机上所加的电压与位置误差和速度误差成正比，即

$$V_a(t) = \frac{k_p e(t) + k_v \dot{e}(t)}{n} = \frac{k_p[\theta_L^d(t) - \theta_L(t)] + k_v[\dot{\theta}_L^d(t) - \dot{\theta}_L(t)]}{n} \tag{4-9}$$

式中，k_v 是速度反馈增益；n 是传动比。加上速度反馈的闭环控制系统的方框图如图 4.8 所示。

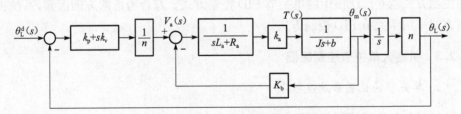

图 4.8　单关节反馈控制系统框图

对式(4-9)进行拉氏变换，然后代入式(4-2)，可得到误差驱动信号 $E(s)$ 与实际位移之间的传递函数：

$$G_{PD}(s) = \frac{\theta_L(s)}{E(s)} = \frac{K_m(k_p + s k_v)}{s(sR_a J + R_a b + K_m K_b)}$$

$$= \frac{s K_m k_v + K_m k_p}{s(sR_a J + R_a b + K_m K_b)} \tag{4-10}$$

由此可得出实际角位移 $\theta_L(s)$ 与预期角位移 $\theta_L^d(s)$ 之间的闭环传递函数:

$$\frac{\theta_L(s)}{\theta_L^d(s)} = \frac{G_{PD}}{1 + G_{PD}} = \frac{sK_m k_v + K_m k_p}{s^2 R_a J + s(R_a b + K_m K_b + K_m k_v) + K_m k_p} \quad (4\text{-}11)$$

当 $k_v = 0$ 时,式(4-11)变为式(4-8)。

从式(4-11)看出系统为一个二阶系统,它具有一个有限零点 $s = -k_p/k_v$,位于 s 平面的左半平面,这一有限零点的作用常常使二阶系统提前达到峰值,并产生较大的超调量。因此,系统可能有大的超调量和较长的稳定时间。

2. 位置和速度反馈增益的确定

由以上讨论可知,机器人的控制系统是一个二阶闭环控制系统。一般来说,不允许其阻尼比小于1,否则会出现超调而与其他障碍物发生碰撞。另外,阻尼比也不应大于1,否则上升时间过长,系统反应时间太长。因此,机器人控制系统的阻尼比取为临界阻尼比($\xi = 1$)。

二阶系统特征方程标准形式为

$$s^2 + 2\xi\omega_n s + \omega_n^2 = 0 \quad (4\text{-}12)$$

式中,ξ 是系统的阻尼比;ω_n 是系统的无阻尼自然频率。联立式(4-11),可得到如下关系式:

$$\omega_n^2 = \frac{K_m k_p}{R_a J} \quad (4\text{-}13)$$

$$2\xi\omega_n = \frac{R_a b + K_m K_b + K_m k_v}{R_a J} \quad (4\text{-}14)$$

若要阻尼比 $\xi = 1$,则需

$$\xi = \frac{R_a b + K_m K_b + K_m k_v}{2\sqrt{K_m k_p R_a J}} = 1 \quad (4\text{-}15)$$

则速度反馈增益 k_v 为

$$k_v = \frac{2\sqrt{K_m k_p R_a J} - R_a b - K_m K_b}{K_m} \quad (4\text{-}16)$$

确定位置反馈增益 k_p 时,需要考虑操作臂的结构刚性和共振频率的影响,为了不激起系统的共振,一般将 k_p 取为

$$0 < k_p \leqslant \frac{\omega_0^2 R_a J}{4 K_m} \quad (4\text{-}17)$$

其中,ω_0 是在惯性矩为 J 时测得的操作臂的结构共振频率。

依据式(4-17)确定 k_p 后,即可由式(4-16)确定相应的速度反馈增益。

3. 稳态误差

系统误差定义为

$$e(t) = \theta_L^d(t) - \theta_L(t) \tag{4-18}$$

其拉氏变换为

$$E(s) = \theta_L^d(s) - \theta_L(s) \tag{4-19}$$

由式(4-11)可得到

$$E(s) = \frac{[s^2 R_a J + s(R_a b + K_m K_b)]\theta_L^d(s)}{s^2 R_a J + s(R_a b + K_m K_b + K_m k_v) + K_m k_p} \tag{4-20}$$

则对于一个幅值为 $\theta_L^d(t) = A$ 的阶跃输入,稳态误差 e_{ssp} 为

$$
\begin{aligned}
e_{ssp} &= \lim_{t \to \infty} e(t) = \lim_{s \to 0} sE(s) \\
&= \lim_{s \to 0} s \cdot \frac{[s^2 R_a J + s(R_a b + K_m K_b)]A/s}{s^2 R_a J + s(R_a b + K_m K_b + K_m k_v) + K_m k_p} \\
&= 0
\end{aligned}
\tag{4-21}
$$

即不产生稳态误差。

上述的分析过程中,没有考虑系统受到的扰动,如重力负载、连杆离心力、轴摩擦、轴承摩擦和系统噪声等。引入扰动的闭环传递函数如图 4.9 所示,其中 $D(s)$ 为扰动的拉氏变换。

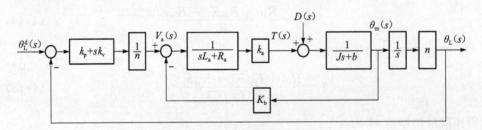

图 4.9　带干扰项的反馈控制框图

引入干扰项后式(4-11)转化为

$$\theta_L(s) = \frac{(sK_m k_v + K_m k_p)\theta_L^d(s) - nR_a D(s)}{s^2 R_a J + s(R_a b + K_m K_b + K_m k_v) + K_m k_p} \tag{4-22}$$

稳态误差 e_{ssp} 为

$$
\begin{aligned}
e_{ssp} &= \lim_{t \to \infty} e(t) = \lim_{s \to 0} sE(s) \\
&= \lim_{s \to 0} s \cdot \frac{[s^2 R_a J + s(R_a b + K_m K_b)]A/s + nR_a D(s)}{s^2 R_a J + s(R_a b + K_m K_b + K_m k_v) + K_m k_p}
\end{aligned}
$$

$$= \lim_{s \to 0} s \cdot \frac{nR_a D(s)}{s^2 R_a J + s(R_a b + K_m K_b + K_m k_v) + K_m k_p} \tag{4-23}$$

即稳态误差为扰动的函数。因有些干扰无法直接确定,故稳态误差的确定是一个较为复杂的过程。

上述讨论表明,系统在无扰动条件下的稳态误差为零,在有扰动的条件下表现为扰动的函数。

本章对医疗外科机器人系统的控制结构和算法进行了初步分析。首先对控制系统的各个组成部分,即 PMAC 控制卡、交流伺服驱动器、交流伺服电机进行了介绍;进而通过对比当前工业机器人所采用的控制方式,确定本系统采用单关节 PID控制方式;最后对机器人单关节控制方法进行建模研究,讨论了单关节的位置、速度控制方式及其反馈增益和稳态误差,对于机器人关节运动控制的实现和调试具有参考意义。

参 考 文 献

[1] 李伟. 医疗外科机器人控制系统的设计与实现. 北京:北京航空航天大学硕士学位论文,2003.

[2] Delta Tau Data System Inc. PMAC-PC Hardware Reference Manual. USA:Delta Tau Data Systems Inc. ,2003.

[3] 唐粲. CT 导航医疗外科机器人系统关键技术研究. 北京:北京航空航天大学博士学位论文,2009.

第5章 医疗外科机器人的图像引导技术

图像在医疗外科机器人系统的手术规划和路径导航以及手术过程的虚拟现实可视化中扮演者至关重要的作用。本章针对医疗外科机器人系统的应用特点,重点介绍与之相关的二维/三维图像特征提取、手术空间映射、手术规划与仿真等技术。

5.1 二维医学影像处理与信息提取方法

5.1.1 透视图像失真校正

C臂透视X射线机凭借其移动方便、操作实时、成本低廉等优势被广泛用于临床诊断和手术评估中,是医疗外科机器人(尤其是骨科机器人)重要的图像采集设备。C臂成像时,X射线由发射端以锥束的形式穿过待成像物体,投影在接收端单元上,最后输出给监视器。目前,C臂投影接收端主要采用影像增强器和数字平板检测器。数字平板检测器能够得到无失真的高质量图像,但成本等问题限制了它在临床上的应用和推广,在可预见的一段时期内,影像增强器仍将是临床上应用最广泛的C臂成像单元。

在使用影像增强器时,受C臂结构、增强器自身曲率、周围磁场以及制造装配误差的影响,透视投影图像上不可避免地存在失真变形[图5.1(c)中,钢针发生了明显的弯曲],图像边缘失真甚至高达4mm。这显著影响着后续C臂成像参数标定的精度。因此,对C臂投影图像进行几何失真校正等预处理非常必要。

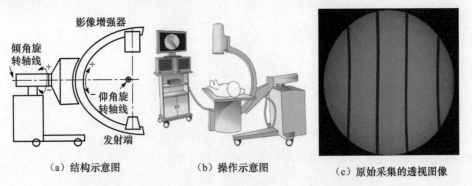

(a) 结构示意图   (b) 操作示意图   (c) 原始采集的透视图像

图5.1 C臂X射线机

1. 透视图像的失真特点

根据透视设备的结构特点[图 5.2(a)]，C 臂透视时一般存在 5 类畸变，包括由输入荧光屏造成的失真、图像视野的曲率、彗差、球面像差和散光等。其中，由输入荧光屏表面曲率造成的畸变影响最大，在结构上可划分为径向失真和切向失真。径向失真使得图像点离开或者靠近图像中心，从而偏离其真实点，这是由镜头设计和制造时的缺陷造成的[图 5.2(b)]；切向失真使得图像点沿着垂直于它相对于中心的半径方向发生偏移，这是由制造过程中镜头组件对心不准造成的。这些畸变造成图像大小的误差，在图像外围最高可达 20%。此外，周边磁场也会对影像增强器中的 X 射线光子束产生影响，扭曲或者弯曲图像中的径向特性，造成各向异性的失真。尤其是在 C 臂 X 射线机中，由于 X 射线发射源与影像增强器之间的距离比较大，这种由外部磁场带来的影响是无法忽视的。

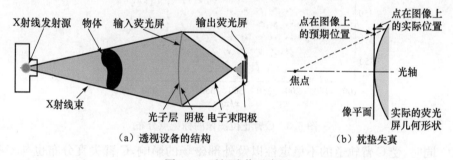

图 5.2　透视成像示意图

由上述分析可知，C 臂投影图像的几何失真是由不同类型的失真复合而成的[1]。根据其形成原因可以分为三种类型。第一种是枕垫失真（pincushion distortion，又称枕形失真）。该失真是由于 C 臂接收端的输入磷光体是球面形状，X 射线无法到达预期的位置，从而使图像发生变形。枕垫失真呈放射状对称，与 C 臂的位置和姿态无关。第二种是 S 型扭曲（S distortion）。该失真主要是由地球磁场和周边设备磁场使 X 射线束发生偏转导致的。其中，平行于影像增强器的磁场使图像产生旋转；而横向磁场则使图像产生偏移，旋转和偏移复合成 S 型扭曲。由于 S 型扭曲主要受磁场影响，所以与 C 臂的位置和姿态有关。第三种是图像偏移（image offset），C 臂影像增强器的重量会造成 C 臂电枢中心产生一定程度的偏移，从而导致图像也出现偏移；并且偏移会随着 C 臂的姿态变换而改变。图像偏移不影响导航精度，但会影响到 X 射线三维成像质量。可以认为，C 臂投影图像的失真是包含上述三种类型的复合失真。

针对 C 臂透视投影图像的失真类型，可以将几何失真概括为误差放大、S 型扭曲和图像偏移三种表现形式。为了直观表达失真特性，采集术中常用的正位投影图像,并将其失真的钢珠中心点和对应的不失真钢珠中心点的位置叠加在一起[2]。图 5.3 给出了在 C 臂 X 射线机 Philips BV Libra 上测试完成的标记点的失真分布图(为便于观察,图中的误差均被放大 2 倍显示)。可以看出,越靠近边缘,标记点的误差越大,而靠近中心的误差则比较小,这种边缘误差放大主要是由枕垫失真引起的;另外,每行和每列的失真标记点均呈 S 型排列,则是由磁场效应造成的。

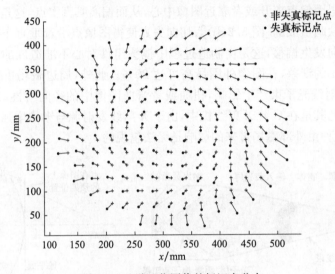

图 5.3　C 臂正位图像的标记点分布

同时,受 C 臂轨道的不稳定性以及外部磁场的影响,C 臂失真分布也与 C 臂姿态相关,不同姿态下采集的投影图像的失真情况也不一样。以骨科机器人手术中常用的正位和侧位姿态为例,分别采集正、侧位下的投影图像,并将失真标记点叠加在一起,如图 5.4 所示。可以看出,两幅图像的标记点并不重合,存在一定的扭曲差异,并且在 x 方向有一定偏移,但边缘放大效应并不明显,这说明枕垫失真与 C 臂姿态无关。扭曲是由 X 射线受磁场影响而引起的,图像偏移则是由不同姿态下 C 臂电枢发生偏移导致的。可见,不同姿态下的投影失真存在一定差异,校正时有必要分别采集当前姿态下的校正模板投影,以计算相应的校正系数。

针对 C 臂透视投影图像上存在的三种几何失真,早期多采用基于网格状标记点(也称控制点)的校正模型,通过在失真图像和预期图像之间拟合函数,建立映射关系来实现校正[3]。校正网格模型一般是用不透 X 射线的金属小球[图 5.5(a)][4],或者加工出的内嵌凹槽[图 5.5(b)][5]形成,并且标记点之间的几何尺寸关系是已知的。实际应用时,将标定网格模型连接到 C 臂影像增强器上,采集网格模型的原始投影图像(失真图像),并提取出标记点坐标(小球几何中心或者凹槽交点中心),将模型透视图像上的标记点坐标映射到模型标记点的正确(实际)几何坐标上,并设定插值函数,建立失真校正模型(矩阵),来完成透视图像的几何失真校正。

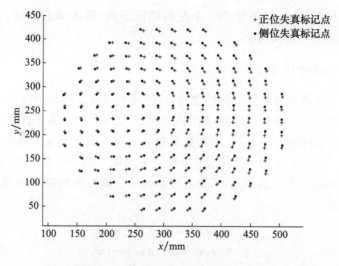

图 5.4　正位和侧位投影的标记点分布

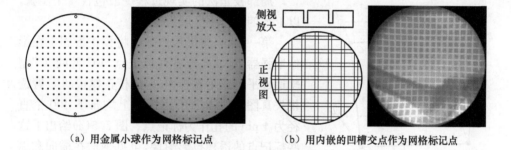

（a）用金属小球作为网格标记点　　　　（b）用内嵌的凹槽交点作为网格标记点

图 5.5　网格状校正模型

　　按照多项式的不同应用策略，基于多项式的几何失真校正法又被分为局部校正法和全局校正法。两种方法都使用预先采集的包含若干标记点的校正网格模型（以下简称"校正板"）的投影作为校正基准。其中，局部校正法根据标记点的分布规律将失真图像分成若干个规则的小单元（如矩形、三角形等），并假设这些区域内为线性失真，然后针对每个校正区域用线性变换模型来求解校正系数，进而校正整幅透视图像。局部校正法为保证校正精度，需要大量的标记点（通常为 400 个或者更多），因此计算量大；并且，由于相邻校正区域边缘附近使用了不同的校正系数，图像边缘易出现锯齿现象。全局校正法将整幅图像作为一个函数，综合考虑三种失真形式，而不是将校正区域划分为若干小区域，从而克服了局部校正法的缺点。全局校正法需要的标记点数量较少，校正区域连续，图像边缘也不会出现锯齿现象，典型算法如 Chakraborty 等的分步全局校正法。该方法首先用几何映射法校正枕垫失真，然后用低阶多项式校正 S 型扭曲。这种方法无需分割小校正区域,仅需要 200 个左右的标记点,但步骤较烦琐,并且需要知道输入磷光体的几何尺寸。

　　2. 基于双线性模型的局部校正法

　　局部校正法采用有限元分割的思想,将图像划分成足够小的区域,认为失真在这些小区域内是线性并且连续的,因而可以采用线性模型来描述这种失真,并求解出各个区域所对应的校正系数,即失真系数。局部校正法无需为整幅投影图像建立失真模型。图 5.6 中的 $A'B'C'D'$ 为校正板图像上的一个矩形失真单元,矩形 $ABCD$ 为其对应的无失真单元,从失真投影到不失真投影的映射关系可表示为双线性变换模型:

$$x' = c_0 x + c_1 y + c_2 xy + c_3$$
$$y' = c_4 x + c_5 y + c_6 xy + c_7 \tag{5-1}$$

可用来校正 C 臂投影图像的几何失真。

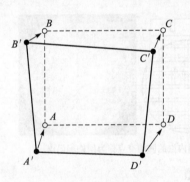

图 5.6　矩形校正单元

局部校正法的实现过程一般包含 4 个步骤。以上述四边形小区域为例。

　　第一步,采集模板图像。将校正板固定在影像增强器上,使各行各列标记点与 C 臂的"C"型轨道成平行或垂直排列,采集校正模板的 C 臂透视失真图像。本节所用模板上均布了 400 个直径为 4mm 的孔作为标记点。图 5.5(a)给出了这些标记点的透视投影图像,可见钢珠在横向和纵向均已经发生了明显的扭曲。

　　第二步,提取标记点信息。获得失真图像上每一个控制点的像素坐标。这是求取校正矩阵的关键,一般按以下 3 个步骤进行:①利用灰度图像的形态学开运算消除标记点,得到只包含背景的图像;②从原图中减去该背景,得到只包含标记点的图像;③采用重心法计算出标记点的失真坐标(此处为小孔的中心点坐标):

$$p = \frac{1}{N} \sum_{i=1}^{N} x_i, \quad q = \frac{1}{N} \sum_{i=1}^{N} y_i \tag{5-2}$$

其中,(x_i, y_i) 是标记点像素的坐标;N 是小孔投影区域内所有像素的数量;(p, q) 是所求各孔重心坐标(即各孔中心坐标),坐标均以像素为单位。

　　第三步,计算校正矩阵。以四边形小区域为例,若 4 对控制点对在两个坐标系中的位置分别为 $A(x_0, y_0)$,$B(x_1, y_1)$,$C(x_2, y_2)$,$D(x_3, y_3)$ 和 $A'(x'_0, y'_0)$,$B'(x'_1, y'_1)$,$C'(x'_2, y'_2)$,$D'(x'_3, y'_3)$,由式(5-1)可以得到八元线性方程组:

$$
\begin{bmatrix}
x_0 & y_0 & x_0y_0 & 1 & 0 & 0 & 0 & 0 \\
0 & 0 & 0 & 0 & x_0 & y_0 & x_0y_0 & 1 \\
x_1 & y_1 & x_1y_1 & 1 & 0 & 0 & 0 & 0 \\
0 & 0 & 0 & 0 & x_1 & y_1 & x_1y_1 & 1 \\
x_2 & y_2 & x_2y_2 & 1 & 0 & 0 & 0 & 0 \\
0 & 0 & 0 & 0 & x_2 & y_2 & x_2y_2 & 1 \\
x_3 & y_3 & x_3y_3 & 1 & 0 & 0 & 0 & 0 \\
0 & 0 & 0 & 0 & x_3 & y_3 & x_3y_3 & 1
\end{bmatrix}
\begin{bmatrix}
c_0 \\ c_1 \\ c_2 \\ c_3 \\ c_4 \\ c_5 \\ c_6 \\ c_7
\end{bmatrix}
=
\begin{bmatrix}
x_0' \\ y_0' \\ x_1' \\ y_1' \\ x_2' \\ y_2' \\ x_3' \\ y_3'
\end{bmatrix}
\tag{5-3}
$$

其中，$c_0,\cdots,c_7$ 即为所求单个四边形区域内的校正系数。采用 LU 分解法可得到 $c_0,\cdots,c_7$ 共 8 个未知系数。求出图像内所有四边形区域的校正系数，从而建立整幅图像的校正矩阵。

第四步，校正透视图像的几何失真。在得到校正矩阵后，即可对 C 臂投影图像进行失真校正。由于校正板图像的边缘附近缺少显示完整的校正孔，无法获得这些区域的校正系数，即不能对 X 射线图像的边缘区域进行校正，这使得校正后图像带有阶梯状的边缘，如图 5.7(c) 所示。由于校正后坐标均为浮点数，而图像坐标为整数，故采用双线性插值法来完成后向映射法中的插值过程。

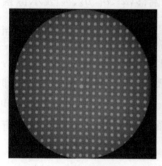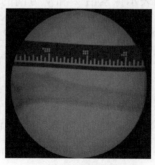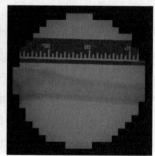

（a）校正板投影　　　　　　（b）失真的塑料骨投影　　　　　（c）校正后的塑料骨投影

图 5.7　局部校正法的透视图像

局部校正法所用标记点的数量较多，因而能够保证一定的校正精度及稳定性，但校正后图像的锯齿状边缘会缩小图像的视野。在手术规划、图像拼接等追求精度的应用中，这种锯齿边缘基本没有影响，但对术中透视三维成像有一定影响，因为不一致的图像边缘可能会导致重建结果出现伪影。

3. 基于多项式拟合的全局校正法

全局校正法用一个函数来模拟整幅图像的失真，避免了复杂的失真几何建模过程,图像边缘也不会出现锯齿状阶梯。使用全局校正法的前提是假定失真在整幅图像上平滑且连续,即满足函数所要求的可微性和光顺性。因为透视投影图像是二维的,所以全局校正法所用函数一般是双变量多项式函数。由于失真图像和理想图像上的离散点之间存在一一对应关系,故存在最优的映射系数使得失真点和理想点之间的坐标转换关系符合所设定的可微阶数和光顺性要求。当失真为线性时,可采用一次多项式;当为径向失真时,可采用二次多项式;当为更加复杂的形式时,则需采用三次或三次以上的多项式。

本节将 C 臂的枕垫失真、S 型扭曲和图像偏移三种失真类型作为一个整体考虑,首先利用 N 阶多项式拟合图像的复合失真,然后采用最小二乘法求解最优化校正系数,以克服局部校正法和分步全局校正法的缺点,提高图像质量和计算效率。

用 (x,y) 表示透视图像上的二维离散点的两个坐标分量,则理想的无失真图像和失真图像之间的映射关系可表示为二元 N 阶多项式:

$$\begin{bmatrix} p_i \\ q_i \end{bmatrix} = \begin{bmatrix} a_0 & \cdots & a_j & \cdots & a_M \\ b_0 & \cdots & b_j & \cdots & b_M \end{bmatrix} \times S_i \tag{5-4}$$

其中,(p_i,q_i) 为拟合结果,即失真图像上对应的失真点坐标;a_j、b_j 为多项式系数,即失真校正系数(a_0、b_0 分别表示像素沿 x 和 y 方向的偏移,a_1、b_1、a_2、b_2 表示像素的旋转,$j > 2$ 时,a_j、b_j 没有明确的物理意义);$M = \sum_{i=0}^{N}(i+1)$,表示 x(或 y)方向上校正系数的数量(N 为多项式的阶数,一般 $N \geqslant 3$);S 为离散点组成的矢量,$S_i = [1, x_i, y_i, \cdots, x_i^N, \cdots, x_i^{N-k} y_i^k, \cdots, y_i^N]^T$,$(x_i, y_i)$ 为离散点的两个坐标分量,即理想不失真图像上的一个点。

显然,校正系数的数量随着多项式阶数 N 的增大而增多。假设失真图像上有 K 个标记点,由式(5-4)可以得到 $2K$ 个方程:

$$\begin{bmatrix} p_1 \\ q_1 \\ \vdots \\ p_K \\ q_K \end{bmatrix} = \begin{bmatrix} a_0 & \cdots & a_j & \cdots & a_M \\ b_0 & \cdots & b_j & \cdots & b_M \\ \vdots & & \vdots & & \vdots \\ a_0 & \cdots & a_j & \cdots & a_M \\ b_0 & \cdots & b_j & \cdots & b_M \end{bmatrix} \begin{bmatrix} S_1 \\ S_1 \\ \vdots \\ S_K \\ S_K \end{bmatrix}^T \tag{5-5}$$

式(5-5)为超定线性方程组,其最小二乘解即为最优化的全局校正系数。利用全局校正系数,可以建立失真图像和理想(无失真)图像之间的映射关系,进而利用后向映射法重建出无失真图像。后向映射时得到的位置坐标(用浮点数表示)可能落在失真图像上的采样点之间,故采用双三次插值来进行计算,以避免最近邻插值的阶梯状边界以及线性插值的模糊等问题,可以更好地保留图像细节,校正效果如图 5.8(d)所示。

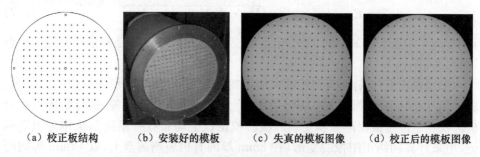

　(a) 校正板结构　　　(b) 安装好的模板　　(c) 失真的模板图像　　(d) 校正后的模板图像

图 5.8　全局校正的校正模板及其透视图像

全局校正法的实现流程与局部校正法类似,同样包括模板图像采集、标记点信息提取、校正矩阵计算和图像失真校正等四个步骤。这里,模板上均布了 196 个直径为 3mm 的钢珠作为标记点,采用三阶多项式拟合来计算校正系数。图 5.9 给出了长骨骨折损伤透视图像的校正结果,可以发现,校正后的图像消除了原始图像上直尺和胫骨的明显扭曲变形,恢复到了正常解剖形态,从而有利于机器人或者导航操作下的手术规划。

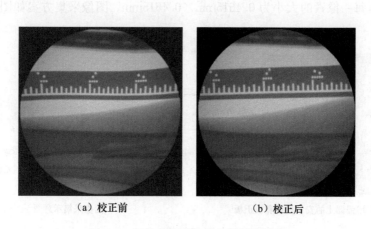

　　　(a) 校正前　　　　　　　　　　(b) 校正后

图 5.9　长骨骨折损伤的 C 臂透视图像

4. 校正性能的试验分析

由前文可知,全局校正法比局部校正法更适合临床需求。下面针对校正板在骨科机器人手术中常用 C 臂姿态的投影图像进行失真校正的误差分析,并评估最小二乘拟合的全局校正法在不同多项式阶数下的校正性能。因此,建立了两个评估指标:校正后所有标记点坐标误差的均方根 E_{RMS} 和最大值 E_{MAX}。

$$E_{\mathrm{RMS}} = \sqrt{\sum_{i=1}^{K} \left[(x_i - X_i)^2 + (y_i - Y_i)^2 \right] / K} \tag{5-6}$$

$$E_{\mathrm{MAX}} = \max_{i=1,\cdots,K} \sqrt{(x_i - X_i)^2 + (y_i - Y_i)^2} \tag{5-7}$$

其中,(x_i, y_i)和(X_i, Y_i)分别是标记点在校正前后的坐标;K是校正板上的标记点数量。

采用校正组件,针对骨科机器人辅助的典型手术适应症(髓内钉内固定手术、股骨颈空心钉手术、骶髂关节螺钉手术、前交叉韧带重建手术等)进行临床试验分析。校正组件包括校正板和安装底板。校正板上均布有一系列钢珠作为识别标记,用来计算和纠正图像的变形(在 3mm 厚的有机玻璃圆盘上,以 12mm 等间距均布 196 个直径为 3mm 的钢珠作为标记点,中心大钢珠直径为 4mm)。安装底板是标定板和 C 臂之间的连接件(内径为 260mm 的铝制圆环盘),可利用影像增强器上已有的螺栓孔和 C 臂紧固,不会破坏 C 臂设备的结构;并且,安装底板不影响 C 臂的正常操作,因此不必拆卸,可长期使用[图 5.10(a)]。C 臂透视设备采用北京积水潭医院的 Philips BV Libra,其仰角的旋转范围是 $\alpha \in [-25°, 90°]$,倾角的摆动范围是 $\beta \in [-45°, 45°]$,影像增强器大小为 11in(1in=2.54cm)。图像采集卡选用 Boser,采集软件基于微软 DirectShow 组件进行开发,图像分辨率为 640×480 像素,每一像素的大小为 0.4615mm×0.4615mm。图像采集方案如图 5.10(b)所示。

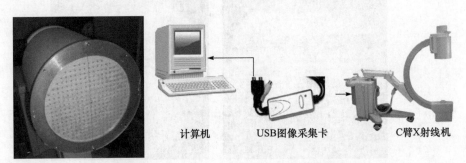

（a）在影像增强器上的安装底板和校正板　　　　　　（b）图像采集示意图

图 5.10　校正环境布局方案

表 5.1 和图 5.11 分别给出了不同阶数对 C 臂正、侧位图像的校正误差影响及其分布图。其中,三阶和四阶的校正误差最小且比较接近,单个标记点的最大误差小于 0.5 像素,误差均方根小于 0.2 像素;五阶多项式的校正误差大于三阶和四阶,单个标记点最大误差小于 1 像素,误差均方根在 0.35 像素左右,能够满足全自动操作系统(CAOS)导航和术中三维重建的要求;六阶多项式的校正误差最大,误差均方根达到了 0.97 像素,并且每一像素和最大误差为 4.48 像素,已无法满足临

床使用要求。

表 5.1　不同阶数多项式下的校正误差（单位：像素）

多项式阶数		$N=3$	$N=4$	$N=5$	$N=6$
正位误差	最大值	0.4372	0.4258	0.9372	4.4777
	均方根	0.1963	0.1963	0.3306	0.8958
侧位误差	最大值	0.3595	0.3595	0.9594	3.9286
	均方根	0.1854	0.1872	0.3479	0.9692

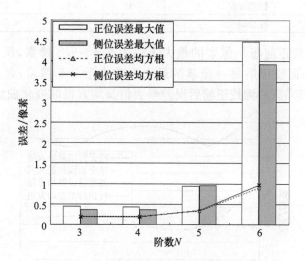

图 5.11　不同阶数的全局校正误差分布

图 5.12 给出了不同阶数的多项式全局校正在模型骨 X 射线透视图像上的校正效果。很明显，六阶多项式已经造成了投影的严重扭曲。在临床应用中，为了兼顾校正精度和计算效率，通常采用三阶多项式。

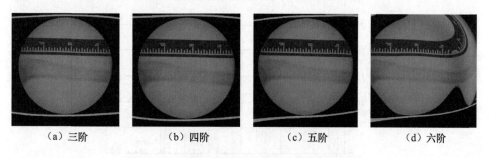

（a）三阶　　　　　（b）四阶　　　　　（c）五阶　　　　　（d）六阶

图 5.12　全局校正在不同多项式阶数下的效果

在四种典型适应症的七种不同姿态下，得到了三阶多项式全局校正的图像校正误差数据（表 5.2）。

表 5.2　不同姿态下图像的三阶多项式校正误差（单位：像素）

投影编号	投影类型	误差最大值		误差均方根	
		校正前	校正后	校正前	校正后
1	前交叉韧带手术侧位	9.68	0.47	5.52	0.18
2	股骨颈手术正位	8.54	0.45	4.01	0.25
3	股骨颈手术侧位	9.53	0.50	3.64	0.21
4	骨盆手术入口位	9.77	0.47	4.04	0.25
5	骨盆手术出口位	9.47	0.46	4.61	0.20
6	标准正位	8.49	0.44	4.45	0.19
7	标准侧位	9.02	0.36	4.38	0.20

　　结果表明，校正前每一像素的最大误差为 8.4～9.8 像素，误差的均方根为 3.6～5.6 像素；而校正后每一像素的最大误差小于 0.5 像素，误差均方根小于 0.26 像素。图 5.13(a)为校正前后误差最大值及均方根的变化曲线，说明校正算

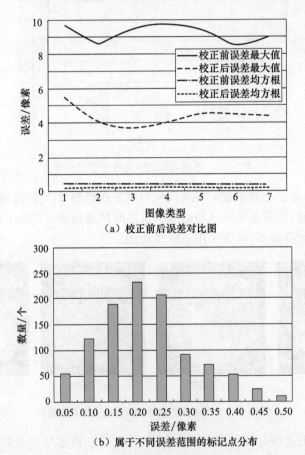

（a）校正前后误差对比图

（b）属于不同误差范围的标记点分布

图 5.13　七种姿态下校正数据的分析

法显著降低了 C 臂投影图像的失真;图 5.13(b)为七幅投影图像中属于不同误差范围的标记点个数分布,可见误差主要分布在 0.20 像素附近(有 230 个标记点),少量在 0.45～0.50 像素附近(不足 50 个标记点)。该误差分布基本符合随机误差分布曲线。因此,三阶多项式全局校正法对不同姿态投影图像的校正误差是稳定的。

5.1.2　无失真全景透视图像的拼接方法

无失真全景透视图像在骨科临床上具有广泛的应用价值。以骨折牵引复位为例,临床上广泛采用手法复位或者牵引床(器)复位。由于牵引操作过程中频繁使用 C 臂照相,而 C 臂投影图像的有效视野非常小,在单幅 C 臂投影图像上只能看到骨折处的二维情况,无法观察到整条长骨的全程操作过程。医生在骨折复位操作时,只能边牵引边通过频繁的 C 臂透视来校验牵引操作,避免牵引过量或者不足。这使得医生、患者和相关手术人员长时间暴露在放射线下,对人体损伤较大,而且牵引效果在很大程度上依赖于医生的操作经验,存在较大的不稳定性。借助透视图像拼接,医生则可以在术中即时得到 X 射线全景图像,然后在此图像上分析骨折状况,进行手术规划和操作仿真,校验规划信息的正确性[6]。

德国西门子公司在 2000 年开发了利用透视 X 射线图像制作全景图像的系统,但该系统需要专用的自动化 C 臂,通过精确移动 C 臂来采集重叠图像,通过半自动地检测图像特征进行匹配,尽管不需要外部标记物,但由此也带来了一些问题:①必须在专用自动化 C 臂下工作,成本昂贵;②全景图像只能用于定性分析,无法进行定量测量。因此,有必要设计成本低廉、简单有效的图像拼接方法,实现基于常规 C 臂的图像拼接。

本节所述的无失真全景透视图像拼接,是在手术过程中针对某种人体解剖组织,连续采集多幅局部的透视图像,在用 5.1.1 节中的方法完成图像几何失真校正的基础上,拼接出该组织解剖结构的完整图像,用于手术规划和导航。拼接基本流程包括失真校正、图像匹配及图像合成等三个阶段,其中图像匹配是拼接过程的关键问题。

1. 二维图像匹配方法分析

图像匹配技术实质上是寻求两幅图像之间的映射关系,也就是将两幅图像中对应于空间同一位置的点关联起来。对于两幅二维图像 I_1 和 I_2,用 $I_1(u,v)$ 和 $I_2(x,y)$ 分别表示两幅图像重叠区域内各自对应点的灰度值,则映射过程可表示为

$$I_1(u,v) = I_2[H(x,y)] \tag{5-8}$$

其中,H 为二维空间的刚体几何变换,即两幅图像之间的空间映射关系,可表示为

$$H = \begin{bmatrix} m_{00} & m_{01} & m_{02} \\ m_{10} & m_{11} & m_{12} \\ m_{20} & m_{21} & m_{22} \end{bmatrix} \stackrel{\text{def}}{=} \begin{bmatrix} m_{00} & m_{01} & m_{02} \\ m_{10} & m_{11} & m_{12} \\ m_{20} & m_{21} & 1 \end{bmatrix} \tag{5-9}$$

其中，$\begin{bmatrix} m_{00} & m_{01} \\ m_{10} & m_{11} \end{bmatrix}$包含相机绕旋转轴线的角位移；$[m_{02}, m_{12}]^T$包含图像间的平移量；$[m_{20}, m_{21}]$包含尺度缩放因子。

    C 臂透视图像拼接中匹配的关键就是寻求一个变换 H，能够最小化相邻图像上重叠部分的差异。目前，二维医学图像的匹配(配准)方法主要有图像特征法和图像灰度法。图像特征法虽然要求相邻图像间的重叠部分较小，但需要识别并分割出图像特征。而多数情况下，C 臂投影图像是由成像空间的不同物体(组织)透视叠加而成的，这种叠加使得物体在图像上的轮廓变得模糊，从而很难精确提取(甚至无法提取)出这些图像特征。图像灰度法虽然不需要进行图像特征分割，但只能匹配近乎完全一致的图像，这要求相邻的配准图像之间具有足够大的重叠部分，对 C 臂透视而言，这需要增加所要拍摄的局部透视投影的数量，从而大大增加了医患双方的射线辐射时间和剂量。可以认为，无论是图像特征法还是图像灰度法，都不适合 C 臂 X 射线透视图像拼接的匹配过程。因此，在不影响手术过程的情况下，将外部标记显式地放置在成像区域内，利用标记物在图像上的清晰特征进行匹配，能够有效提高图像拼接的精度和稳定性。

2. 基于显式外部标记的透视图像拼接

    根据 C 臂 X 射线机的运动特点和骨科手术环境的要求，选用平面标记物。这里采用了带有射线透视下可显影出刻度的标尺[图 5.14(a)，采用不锈钢制成]，并假定成像过程中影像增强器始终平行于骨骼外轮廓平面及外部标记物平面，空间布局如图 5.14(b)所示。

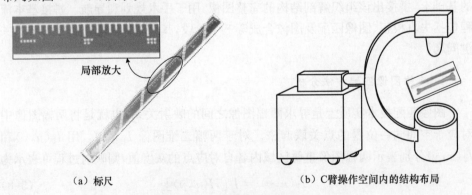

局部放大

（a）标尺   （b）C 臂操作空间内的结构布局

图 5.14 拼接方案示意图

　　这种情况下，只需考虑图像间的平移量和角位移，则平面几何变换矩阵 H 可简化为

$$H = \begin{bmatrix} \cos\theta & -\sin\theta & x \\ \sin\theta & \cos\theta & y \\ 0 & 0 & 1 \end{bmatrix} \tag{5-10}$$

其中仅包含 3 个未知参数，即角位移 θ 和平移量 x、y。因此，相邻两幅图像之间的变换矩阵 H 的计算过程可以分解为三个步骤：①通过标记物的特征识别（标尺的主线）计算角位移 θ；②通过一维边缘检测分割标尺刻度值的左右边缘；③计算平移量 x、y。在计算出所有 H 之后，即可进行图像的合成。

　　1）基于 Canny 算子和 Hough 变换的特征识别

　　这里的特征是指透视图像上的标尺刻度。常规 C 臂透视图像的噪声较大、分辨率较低，而直线 Hough 变换对图像中直线的残缺、随机噪声以及其他非直线的结构不敏感，因而在处理透视图像时具有一定优势。为了提高特征识别精度，本节的策略是：在完成图像几何失真校正的基础上，首先利用 Canny 算子分割图像特征的轮廓，再用 Hough 变换从这些轮廓中提取标尺主线，获得标尺主线相对于图像原点的角度和距离。

　　直线 Hough 变换的核心思想是"点-线"的对偶性——图像平面（图像空间）中的点与参数平面（参数空间）中的线之间的互相对应。例如，可以将图像平面上的一条直线 $y = px + q$ 变换成参数平面上过点 (p, q) 的直线簇 $q = -px + y$。因此，图像平面上共线的点（即保持 p 和 q 不变）与参数平面上共点的线相对应。Hough 变换可以根据这种"点-线"对偶性，把图像平面上的直线检测问题转换为参数平面上的点检测问题，进而通过简单的统计分析来检测直线。根据标尺的几何特征，拟在图像上找出标尺主线的上下边缘（即一对平行线），因此需要为投票机制加一定的限制以去掉其他的干扰直线，便于识别出所要求的标尺主线。具体策略是：只有当图像中的两条直线近似平行并且它们之间的距离为某一给定值时，才对其投票。相邻两幅图像主线之间的角度差即是平面刚性变换矩阵中的角位移 θ。

　　2）基于一维边缘检测的标尺刻度线分割

　　针对由 Hough 变换得到的标尺主线，确定包含主线的局部区域，并在该区域内沿标尺方向进行一维边缘检测。具体方法是：反向旋转图像 θ 角度，使标尺水平，检测标尺主线所在的区域，分别计算标尺主线所在各列的灰度和；然后对相邻各列的灰度和作差，完成一维边缘检测，所得检测结果上的局部最大值即为标尺上刻度值的左右边缘。

　　3）基于局部规范化互相关的灰度匹配

　　在已知 θ 的情况下，可沿着标尺主线的方向，通过匹配相邻两幅图像之间的重

叠区域来计算平移量 x 和 y。本节采用规范化互相关灰度匹配作为两幅图像重叠区域之间匹配的相似性度量。规范化相关作为一种典型的基于灰度相关的算法，具有不受比例因子误差的影响和抗白噪声干扰能力强等特点，其相关性系数 NCC（normalized cross correlation，规范化互相关）可表示为

$$\text{NCC} = \frac{\sum_{i,j}(I_1 - \bar{I}_1)(I_2 - \bar{I}_2)}{\sqrt{\sum_{i,j}(I_1 - \bar{I}_1)^2 \sum_{i,j}(I_2 - \bar{I}_2)^2}} \tag{5-11}$$

其中，I_1 和 I_2 分别是相邻两幅图像在重叠区域内第 i 和 j 个位置上各自的像素灰度值；$\bar{I}_1$ 和 $\bar{I}_2$ 分别是重叠区域内各自的像素灰度平均值。分别在各个位置上计算两幅图像之间的相关系数，其最大值的位置即为所求。

根据 θ 和平移量 (x,y)，可获得相邻两幅图像之间的匹配变换矩阵。这样，针对采集的 C 臂投影图像序列，分别计算相邻图像对之间的匹配矩阵，用于后续的图像合成。为了提高匹配精度，本节在标尺的不同刻度上标记了不同的符号[图 5.15(a)]，以提高图像灰度分布的差异性。

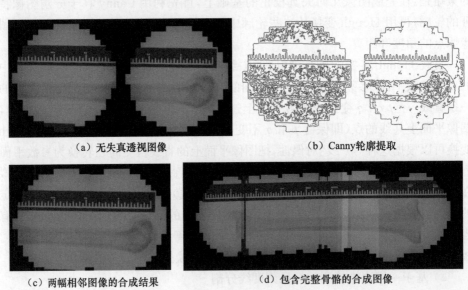

(a) 无失真透视图像　　　　　　　　　　　(b) Canny 轮廓提取

(c) 两幅相邻图像的合成结果　　　　　(d) 包含完整骨骼的合成图像

图 5.15　图像拼接过程图

4) 图像合成

利用计算出的一系列匹配矩阵，以第一幅透视图像为基准，依次将其他图像合成进来，从而拼接出一幅无失真的全景透视图像。在合成两幅图像时，首先，根据 C 臂投影图像大小和一系列的匹配矩阵，计算全景图像的尺寸；然后，计算全景图像上的所有像素值，将像素位置反向映射到无失真 C 臂投影图像上，得到对应位

置处的像素值。这些像素值可能来自一幅图像,也可能来自两幅或更多幅图像(重叠区域)。重叠区域内的像素值,可以取为各幅图像中像素值的最小值、最大值或均值等,本节采用重叠部分的最大值。

图 5.15 给出了拼接示例,图中采用局部校正法对 C 臂失真图像进行了校正[7]。可以看出,局部校正的锯齿效应缩小了观察视野,因此后续试验均采用了全局校正法。

3. 图像的再匹配

上述拼接是在标尺平面上进行的,而手术规划则要在骨骼外轮廓平面内进行,但两个平面在高度上存在一定差异[图 5.16(a)],因此有必要根据这些标尺平面上的平面刚性变换矩阵 H_{ruler},计算出骨骼外轮廓平面上的平面刚性变换矩阵 $H_{contour}$,进而实现图像的重新匹配。

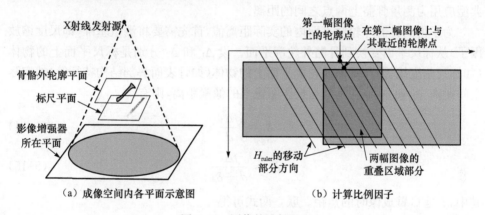

（a）成像空间内各平面示意图　　　　　　　　（b）计算比例因子

图 5.16　图像的重新匹配

设 d 是标尺平面距离,$(d+\delta_d)$ 是骨骼外轮廓平面上的距离,则有

$$H_{ruler} = KRK^{-1} + \frac{1}{d}Ktn^{T}K^{-1} \tag{5-12}$$

$$H_{contour} = KRK^{-1} + \frac{d}{d+\delta_d}\left(\frac{1}{d}Ktn^{T}K^{-1}\right) \tag{5-13}$$

可以看出,两式的旋转(第一项)相同,仅在平移(第二项)上相差一个缩放因子 $d/(d+\delta_d)$。计算出这个缩放因子,即可实现变换的修正。本节的计算策略是:首先用 Livewire 算法分别分割出相邻两幅图像上的骨骼外轮廓;然后在第一幅图像上,手动选取几组典型的点对(点对由两个点组成,两个点的连线方向沿着 H_{ruler} 的移动方向),对每组点对中的每个点,均旋转 θ 角并在第二幅图像的轮廓线上找到距离最短的对应点,那么,由点对的距离在前后两幅图像上的相对变化,可得到缩放因子 $d/(d+\delta_d)$。对所有典型点对的缩放因子取平均,作为结果值。据此,可修

正 H_{ruler} 的平移分量,实现拼接的重新匹配。图 5.17 给出了结果示例。

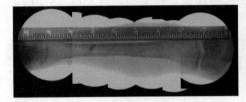 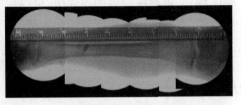

（a）按标尺平面拼接   （b）重新匹配到骨骼外轮廓平面

图 5.17   图像重新匹配前后的拼接全景图像

4. 解剖参数测量

利用如图 5.17 所示的全景图像可以更准确地测量解剖参数,用于手术规划。典型应用为测量骨骼上两点之间的距离。

为了得到骨骼外轮廓平面内的实际距离值,首先需要将测量基准(即尺度缩放因子)从标尺平面变换到骨骼外轮廓平面。设 Δ_1 和 Δ_2 分别是标尺平面上的物体(如标尺刻度线等)和骨骼外轮廓平面上的物体(如骨表面解剖结构特征等)的实际空间距离,δ_1 和 δ_2 分别是其在投影图像上的像素距离,则有

$$\delta_1 = \frac{f\Delta_1}{d} \tag{5-14}$$

$$\delta_2 = \frac{f\Delta_2}{d + \delta_d} \tag{5-15}$$

其中,f 是 C 臂成像时的焦距。联立两式可得

$$\Delta_2 = \left(\frac{d + \delta_d}{d}\right)\left(\frac{\Delta_1}{\delta_1}\right)\delta_2 = k\delta_2 \tag{5-16}$$

其中,Δ_1/δ_1 是标尺平面内的尺度缩放因子,可由标尺刻度及其投影计算得到;$k = [(d + \delta_d)/d](\Delta_1/\delta_1)$ 为前文求得的骨骼外轮廓平面的尺度缩放因子。式(5-16)即所要求的空间两点之间的实际距离与对应的图像距离的转换公式。

5. 无失真全景透视图像在手术全程规划中的应用

骨折手术全程规划是指借助图像拼接技术,术中利用 C 臂实时获得长骨折骨的全景(完整)解剖透视图像,进而在全景图像上进行手术规划,测量折骨的解剖数据,确定牵引操作参数以及假体材料规格(如髓内钉长度、直径、入口方向以及锁钉的长度等),并完成假体置入过程仿真,为后续机器人辅助复位操作提供精确、可靠的规划信息。

双平面骨科机器人系统是用于长骨(股骨和胫骨)骨折髓内钉内固定手术的小

型模块化机器人定位系统(具体可参见 8.4 节)。牵引支架是其中用于支撑患肢、牵引复位和维持患者复位状态的模块,此外还可以作为机器人的安装基体,在完成牵引复位后可以直接实施机器人辅助锁钉手术[8]。

1) 试验方案

选择下肢长骨骨折适应症为对象,首先,利用 C 臂在术中实时获得长骨各个部分的图像,将之拼接成完整的全景图像;然后,在全景图像上针对整条长骨的解剖结构进行全程手术规划;最后,根据规划的定量牵引信息,由胫骨牵引支架完成自动牵引操作。

硬件平台主要是胫骨牵引支架和标尺,此外还包括 C 臂、位置跟踪器、运动控制器等辅助设备,布局如图 5.18 所示。

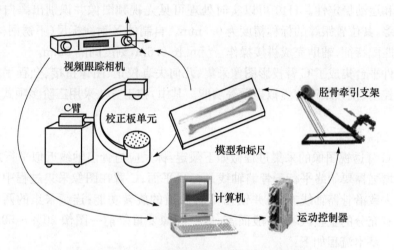

图 5.18　全程规划试验硬件结构示意图

胫骨牵引支架用于胫骨折骨的定量牵引和复位状态保持,主要包括可调试三脚架和电动牵引部件两部分,两者通过固定架(硬铝)连接在一起。三脚架具有 1 个旋转自由度,通过调节支架下部滑块的位置,可在矢状面内调整支架的角度(高度),使操作医生和患肢处于合理的空间布局,方便牵引操作和髓内钉的植入。电动牵引部件具有 1 个旋转自由度和 1 个平移自由度,旋转自由度用于旋转胫骨远端以纠正骨折的旋转移位,平移自由度用于骨骼轴向牵引以纠正骨折的短缩移位。复位操作时,患肢被固定在患肢支撑器和牵引弓之间,运动控制器(松下公司的FPSigma PLC)根据全程规划得到的牵引量信息生成控制指令,驱动电动牵引部件带动牵引弓运动,实现定量的牵引;同时,医生也可以借助手动控制盒,对骨折位置进行微调,以获得更好的骨折牵引复位(图 5.19)。

全被动式视频跟踪相机 MicroTracker2 H40(加拿大 Claron 公司)用于实时跟踪手术操作视野内目标的位姿变化,如手术器械、解剖体、C 臂等,以验证牵引

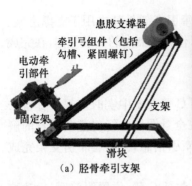

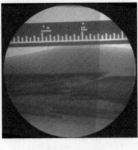

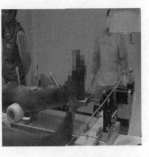

（a）胫骨牵引支架　　　　　（b）骨折图像　　　　　　（c）自动牵引

图 5.19　牵引机构及自动化牵引过程

的精度和运动稳定性。H40 可以实时处理可见光视频图像并识别出黑白标记以实现跟踪，其位置跟踪的标称精度为 0.3mm。自制的 X 射线标尺（不锈钢材料）作为图像匹配特征，辅助完成拼接操作。标尺长 0.5m，刻度间隔 5mm。

软件平台集成了 C 臂投影图像采集、几何失真校正、图像拼接、全程手术规划与运动控制、视频跟踪与虚拟显示等功能。其中，校正方法采用三阶多项式全局校正法。

2）试验流程

对 C 臂透视图像的采集过程做如下限定：标尺应与骨骼轴线近似平行放置，C 臂影像增强器要始终平行于骨骼轴线及标尺平面；C 臂在图像采集过程中的移动方向应大致沿骨骼轴线方向，并锁死 C 臂轨道的旋转功能；连续采集的两幅图像之间要有充分的重叠区域，一般而言，后一图像要重复前一图像 20%～50% 的图像区域。基本流程如下：

（1）术前采集校正板图像，计算校正参数。将 C 臂调整到采集拼接图像的位姿（通常为正位或侧位），采集校正板的透视图像，然后卸下校正板，准备后续操作。

（2）将长骨固定在胫骨牵引支架上。牵引支架呈水平放置，标尺沿长骨的骨骼轴线方向放置在长骨旁侧，移动 C 臂到合适的位置。

（3）采集 C 臂的图像序列。沿标尺方向（即骨骼轴线方向）移动 C 臂，采集一套相邻图像间具有部分重叠的图像序列。

（4）拼接长骨的全景图像。

（5）手术信息规划。确定牵引量及后续手术信息。

（6）定量牵引。

3）试验材料

成像设备采用 Philips BV Libra C 臂。首先，针对 9 例塑料胫骨模型，采用试验流程中的步骤（1）、（3）、（4）、（5）拼接出完整长骨的图像，计算出长骨的胫骨全长，用来验证拼接算法并分析拼接精度。然后，针对 1 例尸体双下肢胫骨标本，人为制造胫骨骨折(伴有短缩成角畸形),完成图像拼接、手术规划和定量牵引,分析拼接图像规划结果在定量骨折牵引中的效果;同时,在两段折骨的折端(近端和远端)上分别安装了跟踪标记,可以借助视频跟踪相机跟踪牵引过程中胫骨长度的变化,验证牵引运动的稳定性和精确性。最后,针对1例胫骨骨折临床病例,进行试验测试,验证系统的临床可行性。

4) 结果分析

X射线放射参数:记录每次试验采集的投影图像数量(即有效的C臂照射次数)、采集时间(包括采集过程中移动C臂的时间),如表5.3所示。12次试验的平均采集时间为1.28min,平均采集图像数量为7.7次。

表5.3　X射线放射参数及C臂照射次数

标本编号	类型	采集时间/min	采集图像数量
1	塑料模型	1.2	8
2	塑料模型	1.1	7
3	塑料模型	1.3	8
4	塑料模型	1.0	8
5	塑料模型	1.2	9
6	塑料模型	1.1	7
7	塑料模型	1.4	6
8	塑料模型	1.3	7
9	塑料模型	1.3	7
10	尸体标本	1.5	9
11	尸体标本	1.5	8
12	临床病例	1.5	8

模型试验:用 L_0 和 L 分别表示塑料骨模型的实际全长和软件计算出的全长,用 $(L-L_0)/L_0$ 表示计算结果的相对误差,如表5.4所示,其中,塑料骨Sawbone模型的全长 $L_0=386$mm。根据误差分布的"3σ 原则",计算得到胫骨全长386mm内的拼接误差范围为 $(-1.60,0.33)$。实际临床中,可以认为500mm长度内的拼接误差为 $(-2.00,0.42)$。

表5.4　塑料胫骨标本拼接试验全长测量结果

标本编号	L/mm	$(L-L_0)$/mm	$[(L-L_0)/L_0]$/%
1	384.81	−1.19	0.31%
2	385.54	−0.46	0.12%
3	384.99	−1.01	0.26%
4	385.68	−0.32	0.08%
5	385.71	−0.29	0.07%

续表

标本编号	L/mm	$(L-L_0)/\text{mm}$	$[(L-L_0)/L_0]/\%$
6	385.42	−0.58	0.15%
7	385.07	−0.93	0.24%
8	385.54	−0.46	0.12%
9	385.49	−0.51	0.13%

标本试验:试验操作过程如图 5.20 所示,图 5.21(c)给出了胫骨标本的透视图像序列及拼接后的全景图像。试验中,首先针对人为制造骨折前的左腿胫骨标本,用卡尺测得胫骨全长 L_1 为 351mm,在拼接后全景图像上计算得到骨折后的胫骨全长 L_2 为 335mm;然后针对骨折后的胫骨标本进行全程规划,从拼接后的全景图像上计算得到两段断骨的长度 L_3、L_4 分别为 108.6mm、242mm。由于胫骨的两端安装有视频跟踪标记,可以借助 MicroTracker2 实时跟踪人为制造骨折过程中两段折骨的位姿变化,得到骨折后胫骨实际的短缩量 D 为 14.45mm。

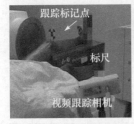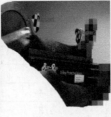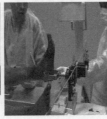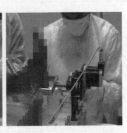

（a）试验环境布局　　（b）实时跟踪折骨姿态　　（c）定量牵引操作　　（d）校验牵引结果

图 5.20　试验操作过程

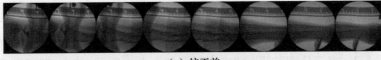

（a）校正前

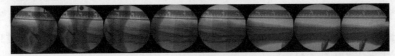

（b）校正后

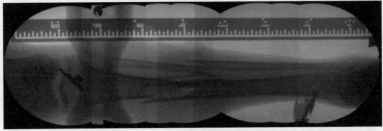

（c）拼接图

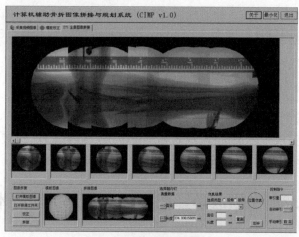

（d）全程规划界面

图 5.21　胫骨标本的图像拼接与手术规划

利用上述数据,由两段折骨的全程规划得到的胫骨全长的计算误差($L_3 + L_4 - L_1$)为 0.4mm;而全程规划得到的牵引长度($L_1 - L_2$)为 16mm,与跟踪结果相差 1.55mm,符合临床手术的牵引要求。考虑到关节部位固定方法存在一定弹性,结合医生经验,确定最终的实际牵引量为 17mm。

根据规划结果进行了定量牵引,结果表明:牵引机构运行平稳,利用卡尺测量胫骨牵引支架上的标记块在牵引前后的距离变化,得到实际的牵引距离为 17.15mm,考虑到卡尺的测量误差,可以认为牵引准确。

由图 5.22 可以看出,牵引后的骨折部位恢复到了没有重叠和分离的状态,牵引效果符合手术要求。

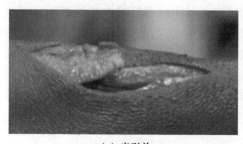
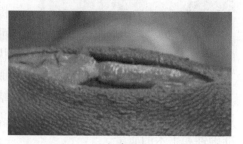

（a）牵引前　　　　　　　　　　　　　　　（b）牵引后

图 5.22　胫骨标本骨折部位在定量牵引前后的比较

实际的骨折复位手术中不可能获得骨折前的胫骨全长,一种可行的方法是采用与对侧(健康)肢体长骨进行比较的方法,即从健侧肢体的拼接图像中获得胫骨全长作为牵引的目标长度,进而规划出牵引量。这种方法尽管忽略了人体双下肢长骨长度在自然解剖状态下的差异性,但临床上是可接受的。例如本例中,通过全景图像测得的右腿胫骨长度为 346.4mm,与骨折前的左腿胫骨(351mm)相比,有 4.6mm 的差异。

6.临床试验

在上述试验的基础上,将全程规划模块应用于机器人辅助髓内钉远端锁定手术的临床试验,完成了图像拼接、规划和定量牵引。结果表明,拼接图像完整,手术规划信息有效,牵引机构运行平稳、定位准确,能够满足手术要求。

5.2　三维医学影像处理与信息提取技术

5.2.1　三维解剖模型的几何形体重建

1. 三维重建方法概述

CT/MRI 技术的出现是计算机图像处理技术和医学研究相结合的一次突破。借助 CT 图像(图 5.23),可以不通过手术或切割就清楚地了解患者身体的内部组织和病变的位置、范围及发展的情况。然而,由于 CT/MRI 只能提供人体内部的二维图像,医生无法直接从图像得到关于患者内部组织的三维信息,只能凭借经验由多幅扫描图像去想象病灶的形状,估计病灶的大小和与其周围组织的三维几何关系。因此,有必要建立三维医学模型。通过三维数据可视化技术可以在计算机中重构出患者身体内部精确的三维模型。医生可以方便地观察到患者体内相关组织的形状、大小和空间位置等信息,而不必像从前那样只有进行手术才能观察到患者的体内结构。利用三维数据可视化技术,医生可

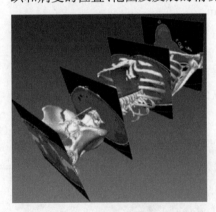

图 5.23　人体全身 CT 片层示意图

以在手术前规划和比较多种治疗方案,以选择最佳的手术方案,大大提高了诊断的准确性和手术的质量。

医学体数据三维可视化方法通常根据绘制过程中数据描述方法的不同而分为两大类(图 5.24):一类由三维空间数据场构造出中间几何图元(如平面、曲面等),再由传统的计算机图形学技术实现画面绘制,称为面绘制(surface rendering)方法;另一类并不构造中间几何图元,是直接由三维数据场产生屏幕上的二维图像,称为体绘制(volume rendering)算法。面绘制方法主要包括 Marching Cube(MC)

算法、Marching Tetrahedral 方法、Dividing Cube 方法、轮廓线连接算法等；体绘制算法主要包括图像空间扫描体绘制算法、物体空间扫描体绘制算法、频域体绘制算法。

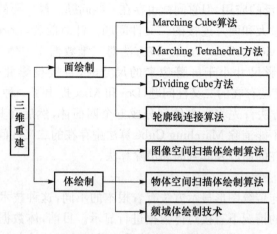

图 5.24　三维可视化方法分类

1) 面绘制方法综述

表面表示是表达三维物质形状最基本的方法，它可以提供三维物体的表面信息，其具体形式有两种：边界轮廓线表示和表面曲面表示。

最初的表面重建方法采用基于轮廓线的描述方式，即在断层图像中，通过手工或自动方式实现目标轮廓的确定性分割，然后用各层的轮廓线"堆砌"在一起表示感兴趣物体的边界。这种轮廓线表示方法简单，且数据量小，便于实时操作，但是不很直观。该算法在确定多分支轮廓线的拓扑关系以及顶点处的连接关系时存在一定的困难。尽管研究人员提出了许多改进的方法，这个问题仍没有得到彻底解决。

除了以轮廓线表示物体外，还可以由轮廓重建物体的表面来表示。最早的方法是基于多边形技术，主要采用平面轮廓的三角形算法，用三角片拟合这组表面轮廓的曲面。Bussonnat 提出了另外一种基于表面轮廓的 Delaunay 三角形方法，解决了系列表面轮廓的三维连通性问题。用三角形或多边形的小平面（或曲面）在相邻的边界轮廓线间填充形成物体的表面，所得出的只是分片光滑的表面。Lin 采用从轮廓出发的 B 样条插值重建算法，得到了整体光滑的表面。Lorenesen 提出了一种被称为 Marching Cube 的算法，这是一种基于体素的表面重建方法。该方法先确定一个表面阈值，将三维数据场中每个体元立方体的八个顶点进行二值化，再由顶点的数值分布状态（共 256 种）判定等值面与该体元的相交状况。如果相交，就计算等值面与体元相交得到的小三角面片。通过遍历整个数据场中的体元，可以得到由三角面片组成的等值面。计算每一个体素内的梯度值,并与表面阈值进行比较判断,找出那些含有表面的立方体,利用插值的方法求出这些表面,这其实是抽取等值面的过程。Marching Cube 算法构造等值面十分方便,比较简单且运算快,得到了广泛的应用,但它同样也存在一些问题。最主要的是数据场较密时小三角面片数量过大和面片连接的二义性问题。针对前者,Lorensen 和 Cline 于 1988 年提出了 Dividing Cube 方法。该方法对三维数据立方体进行剖分,当剖分后的小体元的投影尺寸小于屏幕像素的尺寸时,直接投影此体元。为了消除 Marching Cube 算法存在的二义性问题,Doi 和 Max 提出了一种 Marching Tetrahedral 方法。该方法首先将立方体剖分成五个四面体,然后在其中构造等值面。但是这种方法并不能消除 Marching Cube 算法中存在的二义性问题。周勇等指出了二义性仍然存在的原因及其判断和消除算法。

2) 体绘制算法综述

体绘制算法与传统图形显示方法有着根本的不同,这种技术能够在不构造物体表面几何描述的情况下直接对体数据进行显示。目前,体数据的分割依然是一个难以解决的问题,无法保证其后重建结果的可靠性。体绘制技术就是在这种背景下发展起来的,回避了分割与重建,在显示体数据所包含的物体时,物体的细微结构和微小变化都可以不同程度地表现出来。与等值面绘制相比,这种方法所产生的显示效果不能很好地表现空间层次,给人们理解体数据的内容造成一定困难;此外,这种方法计算量较大,若无硬件支持,难以实现实时处理。但是,体绘制生成的图像质量要优于面绘制,体数据细节的表现也更准确。体绘制技术是科学计算可视化研究的关键技术之一。该算法的作用就是将离散分布的三维数据场转换为图形显示设备帧缓存中的二维离散信号,即生成每一像素点颜色的 R、G、B 值。

体绘制算法分为三类:图像空间扫描体绘制算法、物体空间扫描体绘制算法及频域体绘制算法。图像空间扫描体绘制算法是按图像空间顺序扫描的体绘制技术,主要指光线投射(ray-casting)法。该方法由 Levoy 于 1988 年提出,是三维场景绘制的一种有效方法,也是目前使用最广泛的一种体绘制方法。对于图像平面上的每一像素,从视点投射出一条穿过该像素的视线,算法直接利用视线穿过体数据空间时的采样值计算像素的光强。物体空间扫描体绘制算法是对物体空间的数据网格逐层、逐行、逐个地加以处理,计算每个数据点对屏幕像素的贡献,并加以合成,形成最后的图像。主要有三种:V-Buffer 算法、Foot Print 算法和相关性投影法。频域体绘制算法是由 Malzbender 和 Totsuka 分别提出的一种全新的体绘制算法。该算法基于傅里叶投影-截面定理,将通过体绘制算法得到图像的过程看成是三维数据场沿视线方向数值积累的过程,即数据场到图像平面的投影。傅里叶投影-截面定理表明,可以通过另一条途径来获得这个投影,即在三维数据场相对应的频域场中,按给定的视线方向经过原点抽取一个截面,再将这个截面作逆傅里叶变换,就可以在空域的图像平面中得到所要的投影。从而将原来在整个三维空域数据场中的重采样变为在对应的频域场中二维截面的抽取,即二维截面采样,从而使采样计算的范围降低一维。

2. 基于 DICOM 的皮肤和骨骼的重建

1) 重建算法的选取

CT/MRI 扫描的 DICOM(digital imaging and communications in medicine)数据有其特有的阵列规则特点(规则化网格数据),根据其灰度的不同阈值可以确定不同的组织层面。在三维空间规则数据场中,构造等值面最具代表性的算法就是 MC 算法。由于这一算法原理简单、易于实现,在三维重建中得到了广泛应用[9]。

2) MC 算法重建结果分析

图 5.25 是 512×512×125 的 CT 类型 DICOM 数据分别在等值面阈值为 −200 和 300 时重建出来的皮肤和骨骼的三维重建模型。

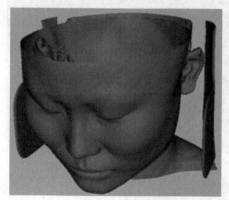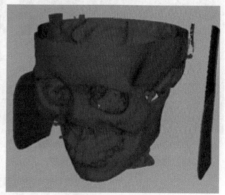

（a）阈值为-200时的皮肤重建　　　　　（b）阈值为300时的骨骼重建

图 5.25　512×512×125 的 CT 类型 DICOM 数据重建结果

由表 5.5 可以看出,125 张 512×512 的 CT 类型 DICOM 数据,通过 MC 算法重建出的面绘制模型,无论是皮肤还是骨骼,其三角面片的数量级都在 10^6 以上,虽然三维效果能逼真表现真实信息,但由于其数据量大,占用系统太多资源,难以实现交互性能,必须对其进行优化。

表 5.5　不同组织各方面参数比较

图像数据类型及规模	重建组织	阈值	三角面片数量
512×512×125 的 CT	皮肤	−200	1179140
512×512×125 的 CT	骨骼	300	1470933

3) MC 算法的优化

优化算法如下:如果这个顶点与此"局部平面"的距离小于事先设定的距离参数(根据精度要求预先设定),且包含该顶点的每个三角面片与局部平面的二面角也不大于用户设定的角度参数,则区域的拓扑结构没有改变,可认为这个区域是"局部平坦"的,那么这个顶点就被去掉,重新生成若干三角面片闭合此区域。这个过程将遍历整个顶点集合,并且不断循环计算,直到达到削减目标,或达到预先设定的迭代次数为止。

有两种情况下的顶点不会被移除:①包围该顶点的三角面片不能形成封闭的环形;②该顶点有外接三角形(extraneous triangle)。根据上面所规定的原则,在移除相应的顶点后,需要将移除后形成的"空洞"补上,该算法采用了"之"字形的方式对"空洞"进行重新三角化。图 5.26(a)和(b)是优化前、后重建形体的线框模型比较,为了形象直观,图 5.26(c)采用实体模型来描述优化后的重建形体。

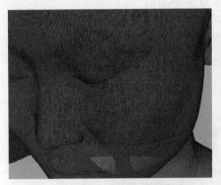
（a）优化前的重建形体线框模型

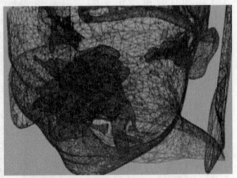
（b）优化后的重建形体线框模型

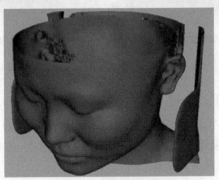
（c）优化后的重建形体实体模型

图 5.26　重建前后的对比图

服务器配置如下:CPU 为奔腾Ⅳ 3.0GHz,内存为 1GB,显存为 128MB。其优化前后的重建性能比较如表 5.6 所示。

表5.6　重建性能比较

图像数据类型及规模	重建组织	三角面片数量	重建时间	耗费内存	削减率
512×512×125 的 CT	皮肤	1179140	14s	191112KB	92.4%
512×512×125 的 CT	皮肤	98615	18s	123512KB	

分析优化前后的性能,由于是在最初 MC 算法结束后对三角面片群体进行数量优化,所以比第一次基本的重建耗费了稍多的时间。重建是一次完成的,重建结束后,计算机内存区就被该数据占据。对于整个机器人手术系统来说,后面长期持续的节省计算机内存资源意义更加重大,所以此处的优化是相当有必要的。

3. 基于轮廓线的病灶三维重建

机器人手术就是要实现准确定位病灶区域,为医生提供病灶位置、病灶形状、病灶体积等手术需要的直观信息。所以,对病灶进行重建并放置于三维形体中是至关重要的。

DICOM 数据是片层体数据,在确定病灶位置的过程中,首先需要确定病灶在每个层面上的轮廓形状,然后采用基于切片轮廓的表面重建完成病灶区域的三维重建。

1) 病灶轮廓线确定方法的选择

手术中用到的 CT/MRI 图像都是灰度图,根据图像的特征,可采用两种病灶轮廓线的确定方案:基于灰度的病灶区域边缘提取;手动勾勒病灶区域。

由于医学影像的复杂性,病灶区域往往与脑部正常组织具有相似的显影特征,如灰度接近。因此,基于灰度的病灶区域自动边缘提取(图 5.27)不能适应手术要求,病灶区域的提取比较困难;另外,手术过程中,对于病灶体的体积并无准确界

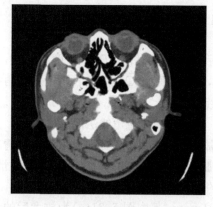
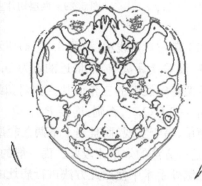

（a）DICOM图像显示　　　　　　　　（b）自动分割提取边缘

图 5.27　自动提取图像边缘

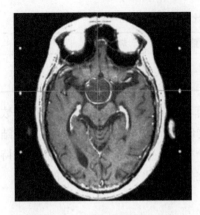

图 5.28　手动勾勒病灶边缘

限,因此采用手动勾勒病灶区域的方式(图 5.28),便能很好地满足手术要求。

2) 基于轮廓线的重构方法

基于轮廓线的重构方法,早在 20 世纪 70 年代就有研究成果不断出现。近三十年来,从简单到复杂,不断有新的研究成果发表。首先,人们将注意力集中在由相邻两层的轮廓线来重构三维形体,如果这一个问题解决了,由一个序列的轮廓线重建三维形体就不难了。其次,假定相邻两层的轮廓线是位于互相平行的两个平面上的,这是符合大多数应用的实际情况的。如果在相邻的两个平面上各只有一条轮廓线,那么其三维重构问题就相对简单了,可称之为单轮廓线的重构问题。如果相邻的两个平面上个有多条轮廓线,则称为多轮廓线的重构问题。此时,需要解决轮廓线之间的对应问题和分支问题,所以其三维重构也就相对复杂一些。如图 5.29 所示。但由于所处理的病灶区域大多为凸球状单体,所以暂时不考虑图 5.29(b)、(c)两种复杂情况。

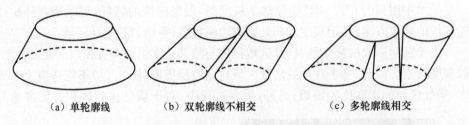

（a）单轮廓线　　　　（b）双轮廓线不相交　　　　（c）多轮廓线相交

图 5.29　两层切片上轮廓线的对应问题

基于最短对角线法:如图 5.30(a)所示,设上轮廓线为 P,下轮廓线为 Q,不失一般性,设 Q 上距离 P_i 点最近的点为 Q_j,则以跨距 $\overline{P_iQ_j}$ 为基础,用最短对角线法来构造两轮廓线间的三角面片。如对角线 $\overline{P_iQ_{j+1}}<\overline{P_{i+1}Q_j}$,则连接 P_i、Q_{j+1},形成三角面片 $Q_jP_iQ_{j+1}$;否则,连接 P_{i+1}、Q_j。这就是最短对角线法的基本原理。这一方法简单、易于实现,而且当上下两条轮廓线的大小和形状相近,相互对准情况较好时,这一方法的效果比较好。而一般的脑部肿瘤患者的病灶大多符合上述情况,因此在脑外手术中使用此方法进行病灶的重建是能满足手术要求的。

采用此方法重建的病灶效果如图 5.31 所示,其中图 5.31(a)为放大后的病灶重建效果,图 5.31(b)表示了病灶与整个头部三维重建形体的相对位置关系。

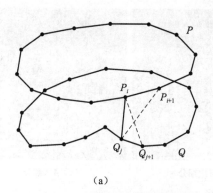
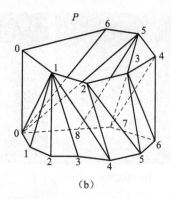

（a）　　　　　　　　　　　　　　　（b）

图 5.30　最短对角线法原理图

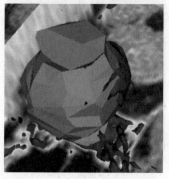
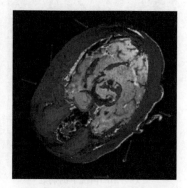

（a）病灶重建效果　　　　　（b）病灶在头部三维形体中的位置

图 5.31　基于最短对角线法的病灶重建

3）病灶三维重建的平滑处理

病灶重建完成之后，为了使病灶能有更好的视觉效果，符合常规病灶的曲面形状，需要对其进行细分。可以用一句话来概括细分曲面的基本思想：通过一个逐步求精的序列的极限来定义光滑的曲面。

目前，已经有大量的细分曲面技术，而细分技术的核心就是通过递归地应用细分规则，计算新的顶点位置。而结果曲面的形状和光滑性都依赖于细分规则。本书采用经典的 Butterfly 细分算法进行病灶的细分。图 5.32 是部分区域细分的效果，图 5.33 是病灶重建经过四次细分后的效果。

5.2.2　术中三维透视成像

在机器人手术规划及术中三维导航研究中，基于 C 臂的术中三维重建是当前的一个研究热点。因为其相对于 CT 等大型成像设备，移动方便、成本低廉、实时性高，可以满足手术室中的使用要求，应用前景非常广阔。

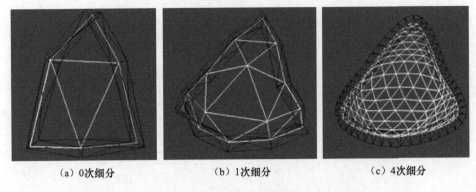

(a) 0次细分　　　　　　　(b) 1次细分　　　　　　　(c) 4次细分

图 5.32　细分效果图

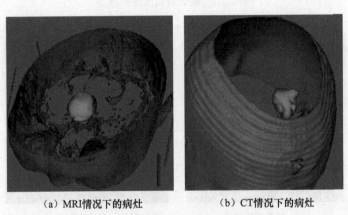

(a) MRI情况下的病灶　　　　　　　(b) CT情况下的病灶

图 5.33　病灶重建经四次细分后的效果

　　三维图像重建是由物体的二维投影直接重建三维物体,即三维重建。其中锥束(cone-beam)三维重建的优势在于一次扫描即可实现对被测物体的三维成像。三维锥束重建的过程是指采用点状射线源产生的锥束射线场对物体进行成像(图 5.34),

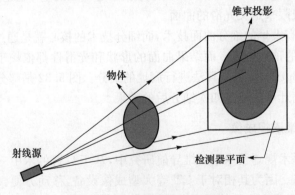

图 5.34　3D锥束投影的形成

利用特定源点轨迹下所得到的一系列二维锥束投影来求解物体的内部信息。本节讨论基于普通的 C 臂,使 C 臂绕其倾角旋转轴线等角度旋转,可以满足等中心三维重建的成像条件,并且该重建便于在手术室推广使用,降低手术的成本。

重建的方法大概可以分为两类,解析重建算法和迭代重建算法(ART)。解析重建算法又分为近似重建算法和精确重建算法。近似重建算法以 Feldkamp 算法(FDK 算法)最为有效,而精确重建算法则以 Tuy、Smith 和 Grangeat 的公式最为有名。迭代重建算法对投影数据的采集要求不高,容易在重建过程中引入被重建对象的先验信息,可以在较少数目的投影下获得高质量的重建图像。但成像速率一直是制约其发展的瓶颈。

目前,以 FDK 算法为基础的解析重建算法获得了广泛应用,此类算法的数据源采集条件相对宽松,相对于 ART 等迭代算法,计算量大大减少,容易满足计算机辅助骨科手术中实时性的要求。目前,很多公司都在研究基于 C 臂的术中三维重建系统,如德国西门子公司的 Arcadis Orbic 3D,适宜于四肢、脊柱、盆腔及髋关节手术中的三维成像;希姆影像公司制造的 Ziehm Vario 3D C 臂,可以应用于整形外科手术、创伤科、神经外科等相关应用领域。然而,上述系统均采用等中心设计的 C 臂,造价较高,成本昂贵,不适于推广使用。

1. 基于 FDK 算法的 C 臂三维重建

1) FDK 算法重建原理

FDK 近似重建算法是由 Feldkamp 于 1984 年提出的,它实质是扇形束二维滤波反投影算法的三维推广,具有简单、快速的特点,是三维锥束重建算法中最经典的一种。然而,由于该算法中源点轨迹为单圆,不能获得完全的投影数据,因此它本身是一种近似重建算法,且仅在锥束角度较小的情况下($\leqslant 20°$)可以获得较好的重建效果。

FDK 算法主要包括以下步骤:对锥束投影进行加权处理(角度修正);对加权后的投影进行滤波(卷积);反投影。

FDK 算法的核心是滤波反投影,可以借助于 FFT 快速实现,因而是一种高效的重建算法。该算法适合于小锥角重建;当锥角变大时,会产生阴影伪像和条状伪像,被重建物体的形状也会扭曲。目前的解决办法主要有锥形卷积法、交叉卷积法、最佳卷积法、求极小值法等,但代价是增加了计算复杂度。

2) 三维成像的计算机实现

在三维重建之前,首先需要把重建物体以及重建投影数据离散化。如图 5.35 所示,假设物体上某点 $P(x,y,z)$,X 射线穿过该点,映射到探测器上某点 $P'(u',v')$。点 $P'(u',v')$ 在图像上对应像素 $P(u,v)$。在 FDK 算法的"反投影"步骤中,主要也是要建立三维空间点到二维图像的一种映射关系。

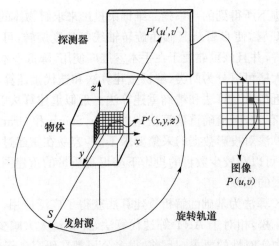

图 5.35　离散重建示意图

$$(A_5 x + A_6 y + A_7 z) \begin{bmatrix} u \\ v \end{bmatrix} = \begin{bmatrix} A_1 & A_2 & A_3 & A_4 \\ A_8 & A_9 & A_{10} & A_{11} \end{bmatrix} \begin{bmatrix} x \\ y \\ z \\ 1 \end{bmatrix} \tag{5-17}$$

其中,(x, y, z)为空间点;$[A_1, \cdots, A_{11}]$为 C 臂标定的映射矩阵;(u, v)为图像坐标。

重建软件 CT3Drecon,在 Visual C++6.0 MFC 平台下,采用 C++语言编写。软件首先采集当前姿态下的校正板、标定板及物体的 X 射线图像,然后在完成图像全局校正的基础上,完成参数标定功能模块。当采集到足够数量的投影时,使用校正后的 X 射线投影作为输入条件,经过对数变换转换为线性数据(如果需要),同时可以通过空气标定功能,降低空气及其他物质对投影图像质量的影响。然后可以采用 FDK 算法进行三维重建。软件提供观察投影和切片的功能,并且可以调节投影切片的窗宽床位,以适应观察不同的组织结构。软件的设计流程如图 5.36 所示。

3) 性能测试

为了测试上述重建算法和程序,设计了三个试验测试方案[10]。

方案一(CT 仿真):针对临床采集的一套人体膝关节 CT 数据,首先用数字重建放射图像(digital reconstructed radiography,DRR)方法,模拟 C 臂投影,得到一系列投影图像;然后利用三维成像程序,再从这些投影图像中重建出膝关节的切片图像。本试验中,利用 CT 的 DRR 模拟投影,可有效减少噪声对投影采集时的影响。仿真试验方案如图 5.37 所示,其中 O 为坐标原点,d 是 X 射线源到原点的距离,D 是 X 射线源到检测器的距离。本例中,设定 d 为 600mm、D 为 1200mm,检测器大小为 512×256 像素;重建体大小为 512×512×512 个体素,体素大小为

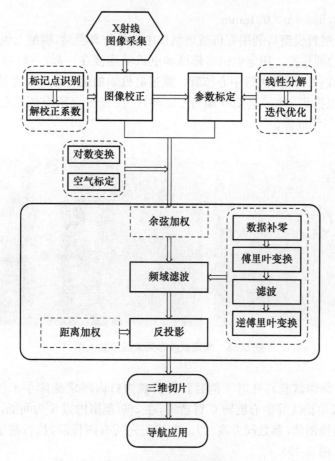

图 5.36　重建软件流程图

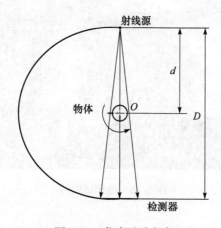

图 5.37　仿真试验方案

0.586mm×0.586mm×0.18mm。

　　方案二(塑料模型)：利用有机玻璃制作中空的仿真模型,模型上包含两个正交但直径不同的圆柱孔。用定位销将模型和电机轴连接在一起,并将连接好的组件放置在C臂成像区域的大致中心位置。通过电机轴的旋转带动模型旋转,每隔1°采集一幅透视投影,共采集200幅(图5.38)。在校正完所有图像后,执行基于FDK算法的三维成像。

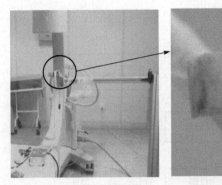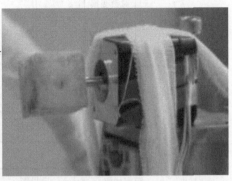

图 5.38　模型试验布局及局部放大图

　　方案三(标本试验)：针对1例胫骨骨折髓内钉内固定临床手术,在完成锁钉后,绕C臂倾角轴线等中心旋转C臂轨道,在360°范围内以5°为间隔,采集锁钉区域的72幅透视图像(参数同方案二)。在校正完所有图像后,执行基于FDK算法的三维成像(图5.39)。

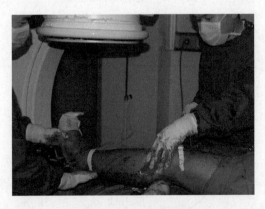

图 5.39　临床试验图

　　图5.40～图5.42分别给出了模型试验、CT仿真试验以及临床试验的投影图

像和重建的切片图像。在有机玻璃模型试验中(图 5.40),电机轴的切片图像比较清晰,而孔的切片图像则比较模糊,这主要是因为电机轴材料的射线透射能力要远小于周围的介质(有机玻璃和空气),而有机玻璃的射线透射能力则与空气差别不大。小通孔较小的内径更增加了这种模糊程度。此外,有机玻璃模型在投影图像上有限的分辨率(因为模型在图像上占据的比例较小)、图像采集时的噪声等因素,也进一步加剧了这种模糊程度。

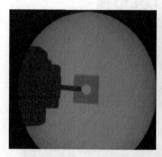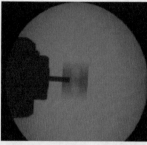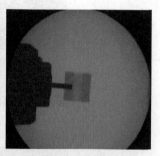

（a）透视投影图像（从左至右依次为 θ=0°、45°、90° 下的投影）

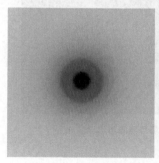

（b）重建的切片图像（从左至右依次为电机轴、大过孔、远端小孔位置处的切片）

图 5.40　有机玻璃模型的试验结果

在基于 DRR 的 CT 仿真试验的结果中(图 5.41)可以看到,切片图像明显比有机玻璃模型试验的图像清晰,这主要是因为 DRR 投影图像避免了图像采集过程,显著抑制了投影采集时带入的噪声。

受临床环境的限制,投影图像采集时的角度间隔较大,投影数量不多,不符合完全重建条件,并且没有考虑数据截断的影响,造成重建后切片图像的清晰度不高。图 5.42 中能够看出髓内钉、骨骼及肌肉的区别,但很难用图像处理方法自动提取出解剖特征。

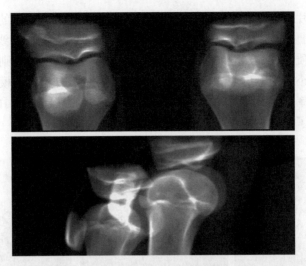

（a）DRR模拟投影（0°和110°）

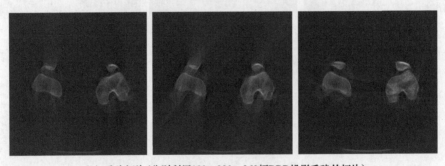

（b）重建切片（分别利用180、220、360幅DRR投影重建的切片）

图 5.41　CT 仿真的试验结果

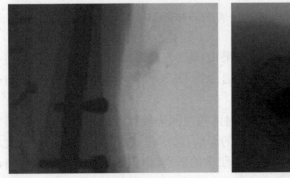

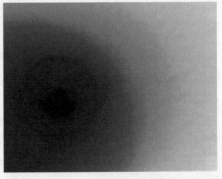

（a）骨骼投影图像　　　　　　　　　　　　（b）骨骼重建切片

图 5.42　临床试验结果

2. C 臂 Tomosynthesis 快速重建

层析 X 射线摄影合成(Tomosynthesis)可以利用有限角度的 X 射线投影重建物体的三维图像。其基本原理是：首先得到不同角度的单张 X 射线投影，然后依据成像几何关系进行线性平移和叠加，直到得到清晰的切片图像。目前，Tomo-synthesis 算法已经成功应用于许多医疗方面，如血管造影术、胸部影像、乳房 X 射线照相术、牙科影像等。

传统的 Tomosynthesis 算法不是基于 X 射线源和探测器等中心圆形轨迹运动的，如 X 射线源和探测器分别在两个平面内做相对直线运动；或者 X 射线源和探测器分别在两个平面内做环形运动。Kolitsi 等证明 Tomosynthesis 算法能够适用于等中心圆形轨迹 X 射线三维成像，通过将圆形轨迹投影转换成传统的平行投影成像来重建切片，无需对现有血管造影、放射治疗模拟定位机等设备做任何修改，但算法较为复杂。基于此，本节试验一种 CTS 算法(C-arm based tomosynthesis)，可以对 C 臂或其他等中心 X 射线装置采集到的有限角度 X 射线投影进行三维重建，抗噪声能力好、重建精度高，并且不要求等角度采集投影。

1) CTS 算法及实现步骤

Kolitsi 等提出的等中心 Tomosynthesis 算法，需要把等中心成像关系转换为传统的 X 射线源和探测器平行移动的投影关系，不仅算法复杂，而且其转换过程有大量的三角函数计算。CTS 算法根据 X 射线锥束成像原理，利用反投影重建，避免了投影转换，并且减少了三角函数计算量，利于实现。

如式(5-18)所示，对于重建体的任意体素 $f(x,y,z)$：

$$f(x,y,z) = \frac{1}{n}\int_0^a p(\theta,x,y,z)\mathrm{d}\theta \tag{5-18}$$

根据 C 臂的旋转角度，将 X 射线发射源和对应的投影在三维空间内旋转对应的角度，然后求得被重建体素在投影图上的对应像素 p，再将每一幅投影的该点像素值求和，最后求平均值就得到了被重建体素的重建值。但是和传统的平移-叠加算法不一样，CTS 算法的"平移"不是二维投影图像简单的线性变换，而是在三维空间内旋转-叠加。

具体重建算法分为以下几步(图 5.43)：

(1) 确定要重建的体素坐标 $P(x,y,z)$；

(2) 确定旋转轴位置 L；

(3) 对于每幅投影 i，将 $P(x,y,z)$ 绕旋转轴 L 旋转对应的角度 β 得到 $P'(x,y,z)$；

(4) 根据过 X 射线源 S 和点 $P'(x,y,z)$ 确定的直线，求与探测器的交点坐标 $V'(x,y,z)$；

(5) 重复步骤(2)~(4)，把体素 $V'(x,y,z)$ 对应的像素值求和并求均值，设为

P 点的重建像素值;

(6) 重复步骤(1)~(5),直到重建完所有体素。

2) 模型仿真试验与结果分析

利用计算机生成两个间距很近的空心圆柱体的两组投影,然后利用 CTS 算法进行重建;对重建精度进行了定量分析,其中切片平面(平行于 yOz 平面,见图 5.44)被等分为 128×128 像素,每一像素代表的实际大小为 0.5147mm×0.5147mm;并对 CTS 算法的抗噪声干扰能力进行了测试。

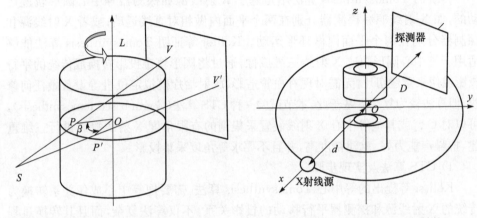

图 5.43　CTS算法原理示意图　　　　图 5.44　计算机仿真几何结构

仿真的两个小间距空心圆柱体内径 $r=5$mm,外径 $R=7.5$mm,间距为 1.5mm,圆柱的中心和坐标原点重合。其余参数根据 Philips BV Libra C 臂设定: X 射线源到圆柱中心线 z 距离 $d=475$mm,圆柱中心 z 到探测器距离 $D=295$mm。每旋转 12°采集一幅投影,共采集 16 幅。探测器点阵分辨率为 0.9mm×0.9mm,投影图像分辨率为 128×128。图 5.45 为三个不同角度的两个小间距空心圆柱体模型的 X 射线投影。

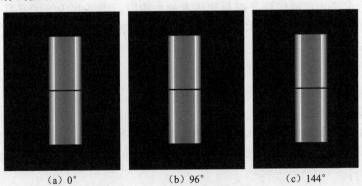

(a) 0°　　　　　　(b) 96°　　　　　　(c) 144°

图 5.45　不同角度两个小间距空心圆柱体的 X 射线投影

　　利用 CTS 算法分别对上面得到的 X 射线投影进行切片重建,共得到 31 张切片。图 5.46 为两个小间距空心圆柱体模型垂直于 x 方向不同深度的 3 张切片图像($x=8.78$mm、$x=4.38$mm、$x=0$mm)。可以看出,重建的切片质量清晰,并且精确地重现了被重建物体的几何形状,满足三维重建的要求。

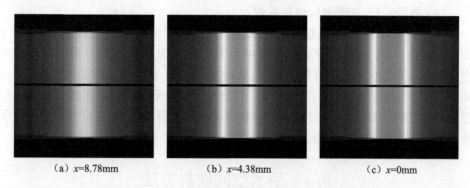

(a) $x=8.78$mm　　　　　(b) $x=4.38$mm　　　　　(c) $x=0$mm

图 5.46　两个小间距空心圆柱不同深度的切片图像

　　为了验证 CTS 算法的重建精度,分别对 $x=0$mm 处切片的垂直中心线作灰度图像。横轴每一格代表 1 像素(0～128),相当于空间距离 0.5147mm;纵轴为灰度值(0～255)。图 5.47 为两个小间距空心圆柱体 $x=0$mm 处切片中心线的灰度图像,得到圆柱间距为 3 像素,$d=1.54$mm,实际间距为 $d'=1.50$mm,得到误差 $e=2.7\%$。由此得到,CTS 算法的重建精度误差基本在 5% 范围内,可以满足实际三维重建的要求。

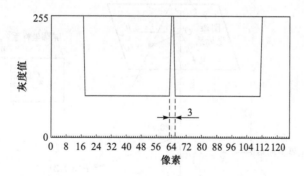

图 5.47　两个小间距空心圆柱体 $x=0$mm 处中心线灰度图

　　另外,CTS 算法可以对等中心 C 臂(如 Arcoskop 中型悬吊式 C 臂、Powermobil 中型移动式 C 臂等)采集的 X 射线投影直接重建,但是普通非等中心 C 臂(如 Philips BV Pulsar C 臂等)采集的二维 X 射线投影却不适合直接利用 CTS 算法进行重建,因为这些投影不仅存在枕垫失真、S 型扭曲失真、图像偏移等缺陷,而且其非等中心运动成像的投影会使重建结果产生偏差。采用 CTS 算法对普通 C 臂 X

射线投影进行重建的步骤为:

　　(1) 用 C 臂连续采集一定数量的 X 射线投影;

　　(2) 对 X 射线投影进行失真校正(如枕垫失真、S 型扭曲失真);

　　(3) 标定 C 臂参数(包括 C 臂的焦距以及探测器和物体间的几何参数);

　　(4) 利用 CTS 算法进行切片重建。

　　CTS 算法是将 X 射线投影在三维空间内通过旋转-叠加来重建切片,适合于有限角度情况,可以对 C 臂或其他等中心 X 射线装置采集到的投影进行切片重建;并且,该算法抗噪声干扰能力好、重建精度高,但计算速率需要进一步提高。如果结合 ITK(图像分割工具包)、VTK(可视化工具包)等实现医学图像处理和三维显示,将能够更好地辅助用于骨折手术的诊断和术后评估,并为医疗外科机器人手术系统提供实时的图像数据。

5.3　手术空间映射方法

5.3.1　成像系统的参数标定方法

　　1. 针孔模型摄像机标定

　　为有效描述光学成像的过程,首先定义涉及的坐标系(图 5.48)。

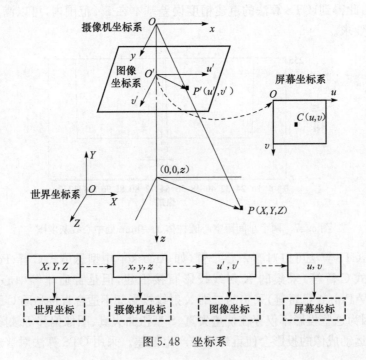

图 5.48　坐标系

由于摄像机被放置在环境中的任意位置,因而可以在环境中选择一个基准坐标系来描述摄像机的位置以及环境中任何物体的位置,该坐标系称为世界坐标系。世界坐标系可设置在环境中的任何位置,用以描述环境中任意物体的位置。摄像机坐标系的原点选取为摄像机光心,z 轴与摄像机的光轴重合,x、y 轴与图像坐标的 u'、v' 轴平行。空间某点 P 在世界坐标系和摄像机坐标系中的齐次坐标为 $(X, Y, Z, 1)^{\mathrm{T}}$ 和 $(x, y, z, 1)^{\mathrm{T}}$,则其转化关系为

$$\begin{bmatrix} x \\ y \\ z \\ 1 \end{bmatrix} = \begin{bmatrix} r_{11} & r_{12} & r_{13} & t_x \\ r_{21} & r_{22} & r_{23} & t_y \\ r_{31} & r_{32} & r_{33} & t_z \\ 0 & 0 & 0 & 1 \end{bmatrix} \begin{bmatrix} X \\ Y \\ Z \\ 1 \end{bmatrix} \tag{5-19}$$

定义旋转矩阵 $R = \begin{bmatrix} r_{11} & r_{12} & r_{13} \\ r_{21} & r_{22} & r_{23} \\ r_{31} & r_{32} & r_{33} \end{bmatrix}$,该矩阵是一个单位正交矩阵,包含三个参数

(α, β, γ),因此有

$$R = \begin{bmatrix} \cos\beta\cos\gamma & \sin\alpha\sin\beta\cos\gamma + \cos\alpha\sin\gamma & -\cos\alpha\sin\beta\cos\gamma + \sin\alpha\sin\gamma \\ -\cos\beta\sin\gamma & -\sin\alpha\sin\beta\sin\gamma + \cos\alpha\cos\gamma & \cos\alpha\sin\beta\sin\gamma + \sin\alpha\cos\gamma \\ \sin\beta & -\sin\alpha\cos\beta & \cos\alpha\cos\beta \end{bmatrix}$$

其中,(t_x, t_y, t_z) 是平移分量。$(\alpha, \beta, \gamma, t_x, t_y, t_z)$ 只与摄像机相对于世界坐标系的方位有关,称为摄像机的外部参数。

空间点 P 在图像上的成像位置可以用针孔模型来近似表示,即任意点 P 在图像上的投影位置 P' 为光心 O 与 P 的连线和图像平面的交点。这种关系称为透视投影,该关系式表示如下:

$$\begin{aligned} u' &= \frac{fx}{z} \\ v' &= \frac{fy}{z} \end{aligned} \tag{5-20}$$

其中,(u', v') 为 P 点在图像坐标系中的坐标;(x, y, z) 为 P 点在摄像机坐标系中的坐标,表示为齐次矩阵的形式如下:

$$z \begin{bmatrix} u' \\ v' \\ 1 \end{bmatrix} = \begin{bmatrix} f & 0 & 0 & 0 \\ 0 & f & 0 & 0 \\ 0 & 0 & 1 & 0 \end{bmatrix} \begin{bmatrix} x \\ y \\ z \\ 1 \end{bmatrix} \tag{5-21}$$

一副 $M \times N$ 的灰度图像在计算机内都以一个 $M \times N$ 的一维数组进行存储,也

可以把该一维数组看成是 $M \times N$ 的二维数组。为与前面的图像坐标系区别,把数组化后的图像坐标系 uOv 称为屏幕坐标系(数组中各个数与屏幕上的像素是一一映射的),该坐标系的原点取在图像的左上角,u、v 轴分别与 u'、v' 轴平行。屏幕上的每一像素的坐标 (u,v) 分别是该像素在数组中的行数和列数,该坐标并没有明确的物理意义,因而首先要将屏幕坐标的单位转化为以物理单位(mm)表示的形式。在图像坐标系中,坐标原点 O' 定义为光轴与图像平面的交点,该点一般在图像中心。但是由于摄像机制造的原因,有时会有一些偏离。假设该交点在屏幕坐标中的坐标为 (u_0, v_0),单位像素对应的实际物理尺寸为 $\mathrm{d}x$、$\mathrm{d}y$,则从图像坐标到屏幕坐标的转换关系为

$$u = \frac{u'}{\mathrm{d}x} + u_0, \quad v = \frac{v'}{\mathrm{d}y} + v_0$$

写成齐次矩阵的形式为

$$\begin{bmatrix} u \\ v \\ 1 \end{bmatrix} = \begin{bmatrix} \dfrac{1}{\mathrm{d}x} & 0 & u_0 \\ 0 & \dfrac{1}{\mathrm{d}y} & v_0 \\ 0 & 0 & 1 \end{bmatrix} \begin{bmatrix} u' \\ v' \\ 1 \end{bmatrix} \tag{5-22}$$

将上述各关系式联立,得到世界坐标到屏幕坐标的转换关系如下:

$$z \begin{bmatrix} u \\ v \\ 1 \end{bmatrix} = \begin{bmatrix} \dfrac{1}{\mathrm{d}x} & 0 & u_0 \\ 0 & \dfrac{1}{\mathrm{d}y} & v_0 \\ 0 & 0 & 1 \end{bmatrix} \begin{bmatrix} f & 0 & 0 & 0 \\ 0 & f & 0 & 0 \\ 0 & 0 & 1 & 0 \end{bmatrix} \begin{bmatrix} r_{11} & r_{12} & r_{13} & t_x \\ r_{21} & r_{22} & r_{23} & t_y \\ r_{31} & r_{32} & r_{33} & t_z \\ 0 & 0 & 0 & 1 \end{bmatrix} \begin{bmatrix} X \\ Y \\ Z \\ 1 \end{bmatrix}$$

$$= \begin{bmatrix} \dfrac{f}{\mathrm{d}x} & 0 & u_0 & 0 \\ 0 & \dfrac{f}{\mathrm{d}y} & v_0 & 0 \\ 0 & 0 & 1 & 0 \end{bmatrix} \begin{bmatrix} r_{11} & r_{12} & r_{13} & t_x \\ r_{21} & r_{22} & r_{23} & t_y \\ r_{31} & r_{32} & r_{33} & t_z \\ 0 & 0 & 0 & 1 \end{bmatrix} \begin{bmatrix} X \\ Y \\ Z \\ 1 \end{bmatrix}$$

$(f, \mathrm{d}x, \mathrm{d}y, u_0, v_0)$ 只与摄像机的内部结构有关,称为摄像机的内部参数。而在实际计算中,往往把 $k_1 = f/\mathrm{d}x$、$k_2 = f/\mathrm{d}y$ 看成两个参数,因而摄像机的内部参数为 (k_1, k_2, u_0, v_0),则上式可以记为

$$z \begin{bmatrix} u \\ v \\ 1 \end{bmatrix} = \begin{bmatrix} k_1 & 0 & u_0 \\ 0 & k_2 & v_0 \\ 0 & 0 & 1 \end{bmatrix} \begin{bmatrix} r_{11} & r_{12} & r_{13} & t_x \\ r_{21} & r_{22} & r_{23} & t_y \\ r_{31} & r_{32} & r_{33} & t_z \end{bmatrix} \begin{bmatrix} X \\ Y \\ Z \\ 1 \end{bmatrix} \tag{5-23}$$

1) 摄像机标定

所谓摄像机标定是指确定摄像机的内外部参数。

将式(5-23)展开,有

$$u = k_1 \frac{r_{11}x + r_{12}y + r_{13}z + t_x}{r_{31}x + r_{32}y + r_{33}z + t_z} + u_0 \qquad (5\text{-}24)$$

$$v = k_2 \frac{r_{21}x + r_{22}y + r_{23}z + t_y}{r_{31}x + r_{32}y + r_{33}z + t_z} + v_0 \qquad (5\text{-}25)$$

合并后,得

$$u = \frac{x(k_1 r_{11} + u_0 r_{31}) + y(k_1 r_{12} + u_0 r_{32}) + z(k_1 r_{13} + u_0 r_{33}) + (k_1 t_x + u_0 t_z)}{r_{31}x + r_{32}y + r_{33}z + t_z}$$

$$v = \frac{x(k_2 r_{21} + v_0 r_{31}) + y(k_2 r_{22} + v_0 r_{32}) + z(k_2 r_{23} + v_0 r_{33}) + (k_2 t_y + v_0 t_z)}{r_{31}x + r_{32}y + r_{33}z + t_z}$$

对两式分子、分母同时除以 t_z,且令

$$A_1 = \frac{k_1 r_{11} + u_0 r_{31}}{t_z}, \quad A_2 = \frac{k_1 r_{12} + u_0 r_{32}}{t_z}, \quad A_3 = \frac{k_1 r_{13} + u_0 r_{33}}{t_z},$$

$$A_4 = \frac{k_1 t_x + u_0 t_z}{t_z}, \quad A_5 = \frac{r_{31}}{t_z}, \quad A_6 = \frac{r_{32}}{t_z}, \quad A_7 = \frac{r_{33}}{t_z},$$

$$A_8 = \frac{k_2 r_{21} + v_0 r_{31}}{t_z}, \quad A_9 = \frac{k_2 r_{22} + v_0 r_{32}}{t_z},$$

$$A_{10} = \frac{k_2 r_{23} + v_0 r_{33}}{t_z}, \quad A_{11} = \frac{k_2 t_y + v_0 t_z}{t_z}$$

则有

$$u = \frac{A_1 x + A_2 y + A_3 z + A_4}{A_5 x + A_6 y + A_7 z + 1}$$

$$v = \frac{A_8 x + A_9 y + A_{10} z + A_{11}}{A_5 x + A_6 y + A_7 z + 1} \qquad (5\text{-}26)$$

整理后可得两个关于 A_i 的线性方程组:

$$A_1 x + A_2 y + A_3 z + A_4 - A_5 xu - A_6 yu - A_7 zu = u$$

$$A_8 x + A_9 y + A_{10} z + A_{11} - A_5 xv - A_6 yv - A_7 zv = v \qquad (5\text{-}27)$$

以上两个方程包含 11 个待求参数 $A_i (i=1,2,\cdots,11)$,给定 $n(n \geqslant 6)$ 组标记点的空间坐标 $(x_i,y_i,z_i)(i=1,2,\cdots,n)$ 以及相应的屏幕坐标 $(u_i,v_i)(i=1,2,\cdots,n)$,则可以得到 $2n$ 个关于 $A_i(i=1,2,\cdots,11)$ 的线性方程组,表示成矩阵的形式为

$$E_{2n\times 11} = \begin{bmatrix} x_1 & y_1 & z_1 & 1 & -x_1u_1 & -y_1u_1 & -z_1u_1 & 0 & 0 & 0 & 0 \\ \vdots & \vdots & \vdots & \vdots & \vdots & \vdots & \vdots & \vdots & \vdots & \vdots & \vdots \\ x_n & y_n & z_n & 1 & -x_nu_n & -y_nu_n & -z_nu_n & 0 & 0 & 0 & 0 \\ 0 & 0 & 0 & 0 & -x_1v_1 & -y_1v_1 & -z_1v_1 & x_1 & y_1 & z_1 & 1 \\ \vdots & \vdots & \vdots & \vdots & \vdots & \vdots & \vdots & \vdots & \vdots & \vdots & \vdots \\ 0 & 0 & 0 & 0 & -x_nv_n & -y_nv_n & -z_nv_n & x_n & y_n & z_n & 1 \end{bmatrix}_{2n\times 11}$$

$$A_{11\times 1} = [A_1, A_2, A_3, A_4, A_5, A_6, A_7, A_8, A_9, A_{10}, A_{11}]^{\mathrm{T}}$$

$$C_{2n\times 1} = [u_1, u_2, \cdots, u_n, v_1, v_2, \cdots, v_n]^{\mathrm{T}}$$

所以

$$EA = C$$
$$A = (E^{\mathrm{T}}E)^{-1}E^{\mathrm{T}}C \tag{5-28}$$

求得 $A_i (i=1,2,\cdots,11)$。

在式(5-28)中,计算出矩阵 A 后,实际上已经确定了空间坐标及其对应的图像坐标的转换关系,进一步分解出摄像机的内外部参数。

2) 内外部参数的分解、迭代

利用旋转矩阵 $R = \begin{bmatrix} r_{11} & r_{12} & r_{13} \\ r_{21} & r_{22} & r_{23} \\ r_{31} & r_{32} & r_{33} \end{bmatrix}$ 是单位正交阵的性质,有

$$r_{31}^2 + r_{32}^2 + r_{33}^2 = 1$$

所以

$$A_5^2 + A_6^2 + A_7^2 = \frac{1}{t_z^2}, \quad t_z = \pm \frac{1}{\sqrt{A_5^2 + A_6^2 + A_7^2}} \tag{5-29}$$

所以

$$r_{31} = A_5 t_z, \quad r_{32} = A_6 t_z, \quad r_{33} = A_7 t_z \tag{5-30}$$

因为

$$A_1 t_z r_{31} = k_1 r_{11} r_{31} + r_{31}^2 u_0$$
$$A_2 t_z r_{32} = k_1 r_{12} r_{32} + r_{32}^2 u_0$$
$$A_3 t_z r_{33} = k_1 r_{13} r_{33} + r_{33}^2 u_0$$

将以上三式相加有

$$u_0 = t_z(A_1 r_{31} + A_2 r_{32} + A_3 r_{33}) \tag{5-31}$$

同理

$$v_0 = t_z(A_8 r_{31} + A_9 r_{32} + A_{10} r_{33}) \tag{5-32}$$

在 $A_1 = \dfrac{k_1 r_{11} + u_0 r_{31}}{t_z}$、$A_2 = \dfrac{k_1 r_{12} + u_0 r_{32}}{t_z}$、$A_3 = \dfrac{k_1 r_{13} + u_0 r_{33}}{t_z}$ 各式两边分别乘以

r_{31}、r_{32}、r_{33}，再把三式相加可得

$$k_1 = \sqrt{A_1^2 t_z^2 + A_2^2 t_z^2 + A_3^2 t_z^2 - u_0^2}$$

同理

$$k_2 = \sqrt{A_8^2 t_z^2 + A_9^2 t_z^2 + A_{10}^2 t_z^2 - v_0^2} \tag{5-33}$$

所以

$$t_x = \frac{(A_4 - u_0)t_z}{k_1}, \quad t_y = \frac{(A_{11} - v_0)t_z}{k_2}, \quad t_z = \frac{1}{\sqrt{A_5^2 + A_6^2 + A_7^2}}$$

所以

$$r_{11} = \frac{A_1 r_z - r_{31} u_0}{k_1}, \quad r_{12} = \frac{A_2 r_z - r_{32} u_0}{k_1}, \quad r_{13} = \frac{A_3 r_z - r_{33} u_0}{k_1} \tag{5-34}$$

所以

$$r_{21} = \frac{A_8 r_z - r_{31} v_0}{k_2}, \quad r_{22} = \frac{A_9 r_z - r_{32} v_0}{k_2}$$

如前所述，摄像机的外部参数包含 6 个待求分量，分别为 $(\alpha, \beta, \gamma, t_x, t_y, t_z)$，摄像机的内部参数包含 4 个待求分量，分别为 (k_1, k_2, u_0, v_0)。因此，进行摄像机标定总共有 10 个独立的参数需要求解。可见，矩阵 A 包含的 11 个分量并非相互独立，而是存在着变量之间的约束关系。而在利用式 (5-28) 所示的线性方法计算这 11 个参数时，并没有考虑这些变量之间的约束关系。因此，在数据有误差的情况下，计算结果是有误差的，并且误差在各参数的分配也并没有考虑它们之间的约束关系。试验表明，用上述方法求解矩阵 A 在分解摄像机的内外部参数中会有较大的误差。

利用线性方程组求解摄像机的内外参数时，把旋转矩阵的 9 个参数当做独立的未知量，因而仅考虑给定 N 个标记点的空间坐标和相应的屏幕坐标所构成的 $2N$ 个线性方程，而没有考虑由旋转矩阵的单位正交性所引入的 6 个非线性方程。以下的非线性算法用三个旋转角 (α, β, γ) 表示旋转矩阵的未知参数，则旋转矩阵表示为

$$R = r_{ij(i,j=1,2,3)} = \begin{bmatrix} \cos\beta\cos\gamma & \sin\alpha\sin\beta\cos\gamma - \cos\alpha\sin\gamma & \cos\alpha\sin\beta\cos\gamma + \sin\alpha\sin\gamma \\ \cos\beta\sin\gamma & \sin\alpha\sin\beta\sin\gamma + \cos\alpha\cos\gamma & \cos\alpha\sin\beta\sin\gamma - \sin\alpha\cos\gamma \\ -\sin\beta & \sin\alpha\cos\beta & \cos\alpha\cos\beta \end{bmatrix}$$

则需要求解摄像机内外部参数共有 10 个，其中内部参数为 (k_1, k_2, u_0, v_0)，外部参数为 $(t_x, t_y, t_z, \alpha, \beta, \gamma)$，将这 10 个参数用向量表示为

$$x = [t_x, t_y, t_z, \alpha, \beta, \gamma, k_1, k_2, u_0, v_0]^T$$

每个标记点的空间坐标(x,y,z)和对应的屏幕坐标(u,v)产生两个方程：

$$F = u - \left(k_1 \frac{X}{Z} + u_0 \right) = 0$$
$$G = v - \left(k_2 \frac{Y}{Z} + v_0 \right) = 0$$

(5-35)

其中

$$X = r_{11}x + r_{12}y + r_{13}z + t_x$$
$$Y = r_{21}x + r_{22}y + r_{23}z + t_y$$
$$Z = r_{31}x + r_{32}y + r_{33}z + t_z$$

给定 $N \geqslant 4$ 个标记点，产生 $2N \geqslant 8$ 个方程，利用 Newton-Gauss 迭代法可求解该非线性方程组的最小二乘解，其迭代算法为

$$x_{k+1} = x_k - \left[J(x_k)^{\mathrm{T}} J(x_k) \right]^{-1} J(x_k)^{\mathrm{T}} H(x_k)$$

(5-36)

其中，H 是由 N 个标记点产生的 $2N$ 个方程所构成的列向量 $H = [F_1, G_1, \cdots, F_N, G_N]^{\mathrm{T}}$。

雅可比矩阵$(2N \times 10)$被定义为 $J = \mathrm{d}H/\mathrm{d}x$，其具体形式为

$$J = \frac{\mathrm{d}H}{\mathrm{d}x} = \begin{bmatrix} \mathrm{d}F_1/\mathrm{d}x \\ \mathrm{d}G_1/\mathrm{d}x \\ \vdots \\ \mathrm{d}F_N/\mathrm{d}x \\ \mathrm{d}G_N/\mathrm{d}x \end{bmatrix}$$

$$= \begin{bmatrix} \dfrac{\partial F_1}{\partial t_x} & \dfrac{\partial F_1}{\partial t_y} & \dfrac{\partial F_1}{\partial t_z} & \dfrac{\partial F_1}{\partial \alpha} & \dfrac{\partial F_1}{\partial \beta} & \dfrac{\partial F_1}{\partial \gamma} & \dfrac{\partial F_1}{\partial k_1} & \dfrac{\partial F_1}{\partial k_2} & \dfrac{\partial F_1}{\partial u_0} & \dfrac{\partial F_1}{\partial v_0} \\[2mm] \dfrac{\partial G_1}{\partial t_x} & \dfrac{\partial G_1}{\partial t_y} & \dfrac{\partial G_1}{\partial t_z} & \dfrac{\partial G_1}{\partial \alpha} & \dfrac{\partial G_1}{\partial \beta} & \dfrac{\partial G_1}{\partial \gamma} & \dfrac{\partial G_1}{\partial k_1} & \dfrac{\partial G_1}{\partial k_2} & \dfrac{\partial G_1}{\partial u_0} & \dfrac{\partial G_1}{\partial v_0} \\[2mm] \vdots & \vdots & \vdots & \vdots & \vdots & \vdots & \vdots & \vdots & \vdots & \vdots \\[2mm] \dfrac{\partial G_N}{\partial t_x} & \dfrac{\partial G_N}{\partial t_y} & \dfrac{\partial G_N}{\partial t_z} & \dfrac{\partial G_N}{\partial \alpha} & \dfrac{\partial G_N}{\partial \beta} & \dfrac{\partial G_N}{\partial \gamma} & \dfrac{\partial G_N}{\partial k_1} & \dfrac{\partial G_N}{\partial k_2} & \dfrac{\partial G_N}{\partial u_0} & \dfrac{\partial G_N}{\partial v_0} \end{bmatrix}$$

在雅可比矩阵中，各个元素的偏导数如下：

F 对于摄像机外部参数的偏导数为

$$\frac{\partial F}{\partial t_x} = -k_1 \times \frac{1}{Z}$$

$$\frac{\partial F}{\partial t_y} = 0$$

$$\frac{\partial F}{\partial t_z} = k_1 \times \frac{X}{Z^2}$$

$$\frac{\partial F}{\partial \alpha} = -k_1 \times \frac{X'_\alpha Z - XZ'_\alpha}{Z^2}$$

$$\frac{\partial F}{\partial \beta} = -k_1 \times \frac{X'_\beta Z - XZ'_\beta}{Z^2}$$

$$\frac{\partial F}{\partial \gamma} = -k_1 \times \frac{X'_\gamma Z - XZ'_\gamma}{Z^2}$$

F 对于摄像机内部参数的偏导数为

$$\frac{\partial F}{\partial k_1} = -\frac{X}{Z}$$

$$\frac{\partial F}{\partial k_2} = 0$$

$$\frac{\partial F}{\partial u_0} = -1$$

$$\frac{\partial F}{\partial v_0} = 0$$

G 对于摄像机外部参数的偏导数为

$$\frac{\partial G}{\partial t_x} = 0$$

$$\frac{\partial G}{\partial t_y} = -k_2 \times \frac{1}{Z}$$

$$\frac{\partial G}{\partial t_z} = k_2 \times \frac{X}{Z^2}$$

$$\frac{\partial G}{\partial \alpha} = -k_2 \times \frac{Y'_\alpha Z - YZ'_\alpha}{Z^2}$$

$$\frac{\partial G}{\partial \beta} = -k_2 \times \frac{Y'_\beta Z - YZ'_\beta}{Z^2}$$

$$\frac{\partial G}{\partial \gamma} = -k_2 \times \frac{Y'_\gamma Z - YZ'_\gamma}{Z^2}$$

G 对于摄像机内部参数的偏导数为

$$\frac{\partial G}{\partial k_1} = 0$$

$$\frac{\partial G}{\partial k_2} = -\frac{Y}{Z}$$

$$\frac{\partial G}{\partial u_0} = 0$$

$$\frac{\partial G}{\partial v_0} = -1$$

X, Y, Z 是 α, β, γ 的函数,其偏导数为($\theta = \alpha, \beta, \gamma$)

$$X'_\theta = r'_{11\theta}x + r'_{12\theta}y + r'_{13\theta}z$$
$$Y'_\theta = r'_{21\theta}x + r'_{22\theta}y + r'_{23\theta}z$$
$$Z'_\theta = r'_{31\theta}x + r'_{32\theta}y + r'_{33\theta}z$$

旋转矩阵对于 3 个旋转角的偏导数如下：

r_{1i}(旋转矩阵第一行, $i=1,2,3$)的偏导数为

$$r'_{11\alpha} = 0$$
$$r'_{12\alpha} = \cos\alpha\sin\beta\cos\gamma + \sin\alpha\sin\gamma$$
$$r'_{13\alpha} = -\sin\alpha\sin\beta\cos\gamma + \cos\alpha\sin\gamma$$
$$r'_{11\beta} = -\sin\beta\cos\gamma$$
$$r'_{12\beta} = \sin\alpha\cos\beta\cos\gamma$$
$$r'_{13\beta} = \cos\alpha\cos\beta\cos\gamma$$
$$r'_{11\gamma} = -\cos\beta\sin\gamma$$
$$r'_{12\gamma} = -\sin\alpha\sin\beta\sin\gamma - \cos\alpha\cos\gamma$$
$$r'_{13\gamma} = -\cos\alpha\sin\beta\sin\gamma + \sin\alpha\cos\gamma$$

r_{2i}(旋转矩阵第二行, $i=1,2,3$)的偏导数为

$$r'_{21\alpha} = 0$$
$$r'_{22\alpha} = \cos\alpha\sin\beta\sin\gamma - \sin\alpha\cos\gamma$$
$$r'_{23\alpha} = -\sin\alpha\sin\beta\sin\gamma - \cos\alpha\cos\gamma$$
$$r'_{21\beta} = -\sin\beta\sin\gamma$$
$$r'_{22\beta} = \sin\alpha\cos\beta\sin\gamma$$
$$r'_{23\beta} = \cos\alpha\cos\beta\sin\gamma$$
$$r'_{21\gamma} = \cos\beta\cos\gamma$$
$$r'_{22\gamma} = \sin\alpha\sin\beta\cos\gamma - \cos\alpha\sin\gamma$$
$$r'_{23\gamma} = \cos\alpha\sin\beta\cos\gamma + \sin\alpha\sin\gamma$$

r_{3i}(旋转矩阵第三行, $i=1,2,3$)的偏导数为

$$r'_{31\alpha} = 0$$
$$r'_{32\alpha} = \cos\alpha\cos\beta$$
$$r'_{33\alpha} = -\sin\alpha\cos\beta$$
$$r'_{31\beta} = -\cos\beta$$
$$r'_{32\beta} = -\sin\alpha\sin\beta$$
$$r'_{33\beta} = -\cos\alpha\sin\beta$$
$$r'_{31\gamma} = 0$$
$$r'_{32\gamma} = 0$$
$$r'_{33\gamma} = 0$$

Newton-Gauss 迭代法的优点是收敛快,一般都能达到平方收敛。但是在很多情况下,该方法对初始向量的要求比较苛刻,因此需要将通过线性方法计算得到的参数值作为初始估计值。

2. 透视 C 臂成像参数标定

C 臂标定的目的主要是建立 X 射线图像像素位置和空间点位置之间的关系。其基本原理仍采用了针孔模型标定方法(图 5.49)。

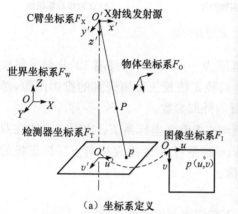
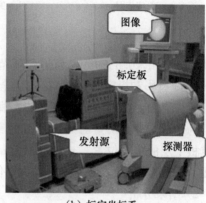

(a) 坐标系定义　　　　　　　　(b) 标定坐标系

图 5.49　C 臂透视成像空间映射关系

然而,C 臂发射源的位置可能会随着 C 臂姿态的改变而发生偏移,造成 C 臂的成像焦距 f 发生变化,因此有必要对不同姿态下的 C 臂分别进行标定。本节主要通过试验来分析 C 臂的成像参数特点。

1) 试验方案设计

标记点的空间布局设计为双层结构模型,并利用有机玻璃设计制作了双层标定板,其中大端(安装时贴近影像增强器的一端)为下层,另一端为上层。每层都均匀分布了若干个标记点(钢珠),且标记点之间的几何关系已知。使用时,通过安装连接板(铝制环)和紧固螺钉将标定板安装在 C 臂影像增强器的表面上,使用过程中无需拆卸。图 5.50(c)为双层标定板的 X 射线投影图像,显示了均布的 16 个钢珠标记点(上下层各 8 个)的投影。

标定试验时,在 C 臂轨道的有效旋转角度范围内,采集不同角度下的标定板投影图像并标定出 C 臂参数:首先使用标定程序识别出标记点在透视图像上的投影点中心,并对应钢珠已知的空间点坐标;然后采用线性分解得到 C 臂内外部参数的估值,进而采用迭代优化算法进一步求解内外部参数。

试验采用 Philips BV Libra C 臂 X 射线机(检测器尺寸为 11in,探测单元大小

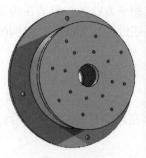

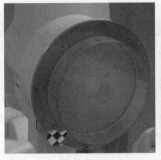

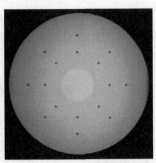

（a）三维实体图　　　　　　（b）实物图片　　　　　　（c）X射线投影图像

图 5.50　双层标定板

为 0.6559mm×0.6559mm,轨道角度范围为−25°~90°),每隔 10°分别采集校正板 X 射线投影和标定板投影,首先用全局校正法校正每幅失真的投影图像,然后利用无失真图像标定出该姿态下的 C 臂内外部参数。

　　为了减少外部因素对 C 臂参数的影响,将世界坐标系 F_w 的原点设置在双层标定板上层的中心位置。x 轴与图像 u、v 轴平行,z 轴垂直指向上层标定板的外平面。理论上,外部参数 α、β、γ 均为零值。

　　2) 结果分析

　　表 5.7 给出了 C 臂 12 种不同姿态下标定得到的内外部参数。

表 5.7　标定参数表

角度/(°)	t_x	t_y	t_z	α	β	γ	k_1	k_2	u_0	v_0
−20	11.96	−29.89	938.25	0.031	0.014	0.001	1985	1985	−31.04	60.57
−10	16.00	−17.08	936.70	0.017	0.018	−0.00	1982	1983	−39.94	33.20
0	18.04	−26.92	914.19	0.027	0.020	−0.00	1937	1935	−44.07	54.27
10	12.59	−24.91	912.14	0.024	0.015	0.000	1931	1931	−32.53	50.08
20	10.56	−33.56	918.51	0.034	0.011	0.000	1944	1943	−28.01	68.42
30	7.644	−0.335	923.99	−0.00	0.008	−0.01	1955	1955	−22.11	−2.128
40	12.27	−29.31	942.91	0.031	0.012	−0.00	1994	1993	−31.90	60.32
50	18.84	−35.82	926.00	0.038	0.021	−0.00	1959	1958	−45.83	74.23
60	9.281	−32.55	918.47	0.035	0.011	0.003	1944	1943	−25.64	67.32
70	24.26	−22.11	913.91	0.024	0.028	−0.00	1935	1935	−57.58	44.26
80	14.22	−18.18	913.21	0.020	0.016	−0.00	1934	1932	−36.24	36.05
90	19.35	−31.96	911.85	0.036	0.021	0.001	1930	1928	−47.03	65.23

　　图 5.51(a)给出了外部参数 α、β、γ 相对于 C 臂轨道的不同旋转角度的变化曲

线。可以看出：①α、β、γ 均接近于 $0°$，说明 F_w 的设置是合理的；②α、β 的角度偏差大于 γ，这是由于旋转过程中发射源在 x 和 y 方向更易受到 C 臂电枢重力的影响而发生偏移；③α、β 在 $30°$ 附近偏差最小，这与 C 臂在仰角 $30°$ 左右失真最小的结论也是相一致的。

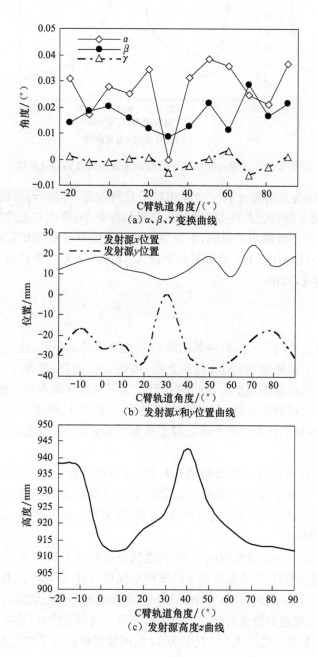

(a) α、β、γ 变换曲线

(b) 发射源 x 和 y 位置曲线

(c) 发射源高度 z 曲线

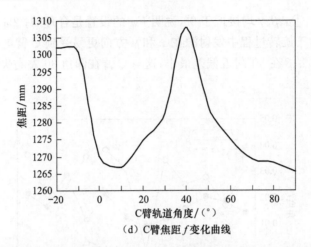

(d) C臂焦距 f 变化曲线

图 5.51 成像参数相对于 C 臂轨道旋转角度的变化曲线

图 5.51(b)为发射源 x 和 y 坐标相对于 C 臂轨道不同旋转角度的变化曲线。可以看出, x 和 y 坐标也是在 30°附近的位置偏移最小,原因与上述类似。但受图像采集分辨率及图像噪声的影响,本例中的两条曲线没有表现出规律性。

图 5.51(c)和(d)给出了发射源 z 坐标、C 臂焦距 f 相对于 C 臂轨道不同旋转角度的变化曲线,其中

$$f = \mathrm{d}x \cdot \frac{k_1 + k_2}{2} \tag{5-37}$$

本例中可以看出,一方面,两条曲线的变化规律基本一致,这主要是由于双层标定板固连在了影像增强器上;另一方面,曲线变化剧烈,焦距 f 的幅度更高达 42mm,可见小孔成像的模型在不同的 C 臂位姿下有着显著不同。因此,在常规 C 臂上开展机器人辅助手术时,在可能的情况下,不同的 C 臂姿态均有必要单独进行参数标定,尽量不只采用某个固定姿态的参数标定结果;否则,手术结果会产生无法忽略的误差。

常规 C 臂没有标注成像参数的标称值,且参数具有一定的不稳定性,因而无法直接评估 C 臂标定参数。考虑到标定的主要目的是在术中透视三维成像过程中建立体素坐标到图像像素的空间映射关系,故采用点从三维到二维的映射精度来评估标定的精度。

针对标定板上标记点的空间坐标,将迭代分解后的 C 臂内外部参数映射到图像上,并与标记点的真实透视投影上的图像坐标进行对比,计算误差值。

图 5.52 给出了测试结果,其中符号"+"是在透视图像上识别的标记点真实位置,圆圈是使用标定参数重新计算出的坐标位置。可以看出,所有标记点投影的真实与重建位置基本重合。图 5.52(b)为 12 组图像的标记点平均误差,可以看出,C

臂在不同角度情况下,采用内外部参数映射的标记点误差范围在 0.22～0.34 像素,也就是在 0.144～0.223mm,该精度可以满足透视三维成像的需要。

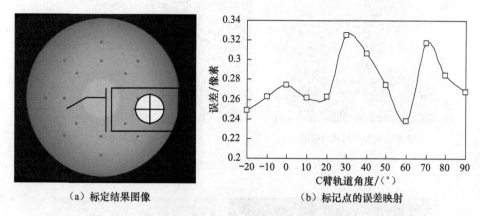

　　　　(a) 标定结果图像　　　　　　　　　　　　(b) 标记点的误差映射

图 5.52　基于标记点的误差分析

5.3.2　基于标记点的空间映射方法

在医疗外科机器人研究领域中,计算机图像空间到实际手术空间的匹配和映射是一个关键问题。在手术中,只有将手术空间中确定了的病灶点(目标靶点)坐标信息经空间映射关系传递给机器人辅助操作系统,辅助操作才能得以实现。

为了得到两个空间坐标系之间的映射变换,首先需要找到它们之间的对应特征。实际上,无论是在图像空间进行手术规划,还是在机器人空间进行手术操作,对应的目标都是患者的病变组织。如果在病变组织周围找到或者建立一些明显的标记,并且在两个空间中都能够准确、方便地识别并提取出这些特征标记,那么两个空间之间的映射变换就可以建立起来了。

实施手术前,先在患者病变组织附近的体表或骨骼上固定 N 个标记点($N \geqslant$ 3),一般为 4 个,其中任意 3 个标记点不能在同一条直线上,4 个标记点不能在同一平面上,如图 5.53(a) 所示。然后对患者进行 CT 或 MRI 扫描,标记点可以在医学图像上清楚、准确地成像[图 5.54(a)]。由于标记点可以在图像中识别出来,可以获得其在图像空间的坐标位置。然后将患者固定,利用视觉传感器或红外传感器等装置来获得标记点在机器人坐标系下的坐标值[图 5.54(b)]。这样,标记点分别在图像空间和机器人空间中的坐标位置就确定了,而且它们之间有着一一对应的关系。

空间映射的整个过程如图 5.55 所示,共包含四个步骤:①分别在图像空间和机器人空间进行标记点定位;②进行标记点映射变换,计算出映射矩阵 T;③在图

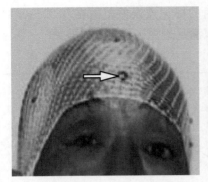
　　　（a）铝材电极片构成的标记点

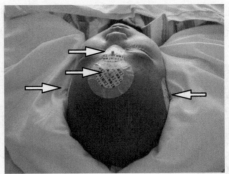
　　（b）标记点的分布

图 5.53　外部标记点的分布规律

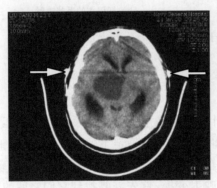
　　（a）医学图像上的标记点识别

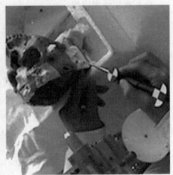
　　（b）机器人确定标记点位置

图 5.54　标记点的识别

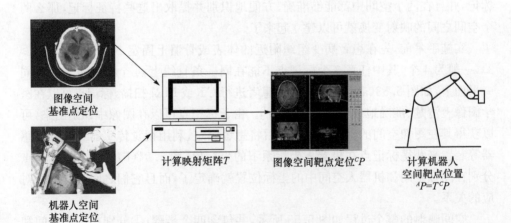

图像空间
基准点定位

机器人空间
基准点定位

计算映射矩阵T

图像空间靶点定位^{C}P

计算机器人
空间靶点位置
$^{A}P=T^{C}P$

图 5.55　空间映射过程

像空间内对病灶靶点定位;④计算出机器人空间病灶靶点位置。

在脑外科机器人系统中有两个空间坐标系(图 5.55),病变组织三维模型所在的计算机图像空间坐标系{C}及机器人所在的机器人空间坐标系{A}。而实际关心的是图像空间坐标系{C}和机器人空间坐标系{A}之间的映射变换,这一变换是刚性变换,因为图像空间中任意两点间的距离经过变换后到机器人空间中仍保持不变。刚性变换可以分解为旋转和平移,对于图像空间坐标系{C}中任意一点^{C}P,映射到机器人空间坐标系{A}中的对应点^{A}P,可表示为

$$^{A}P = R \cdot {}^{C}P + t \tag{5-38}$$

其中,R 为 3×3 的旋转矩阵;t 为 3×1 的平移向量。

为方便起见,式(5-38)常可以写为

$$^{A}P = T \cdot {}^{C}P \tag{5-39}$$

其中,T 为旋转矩阵和平移向量构成的映射变换矩阵:

$$T = \begin{bmatrix} R & t \\ 0 & 1 \end{bmatrix}$$

因此,如何提取两个空间中的对应特征,最终求得矩阵 T 是实现从图像空间坐标系{C}到机器人空间坐标系{A}映射变换的关键(图 5.56)。

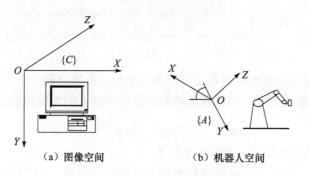

(a) 图像空间　　　　　　(b) 机器人空间

图 5.56　空间映射原理示意图

在本视觉定位系统中有五个坐标系,即机器人坐标系、摄像机坐标系、图像坐标系、机器人仿射坐标系和模型仿射坐标系。通过坐标变换可以建立图像坐标系和机器人坐标系之间的关系。视觉定位的过程就是通过某个点在计算机屏幕坐标系中的坐标来计算该点在机器人坐标系中的坐标。

1) 图像坐标系—头部仿射坐标系

利用头部四个标记点建立一个头部仿射坐标系。为了建立患者头部的参照坐标系,首先在四个标记点(四个标记点不在同一平面上,其中任意三个标记点不在同一条直线上)中选取任意一个标记点 M_0 作为参照坐标系的原点,同时以 M_0 与

其他三个标记点 M_1、M_2、M_3 的连线作为三个坐标轴向。从而在患者头部建立了一个仿射坐标系。在患者头部空间的任意一点的位置 M_p 都可以由一个仿射坐标 (x_p, y_p, z_p) 唯一确定。

由于四个标记点可以在扫描图像中识别出来,其在三维模型中的位置也可以获得。标记点在两个坐标系中不同坐标的比较,如表 5.8 所示。

表 5.8　两个坐标系中的坐标数据

位置	头部仿射坐标系中坐标	图像坐标系中坐标
M_0	$(0,0,0)$	(x_{m0}, y_{m0}, z_{m0})
M_1	$(1,0,0)$	(x_{m1}, y_{m1}, z_{m1})
M_2	$(0,1,0)$	(x_{m2}, y_{m2}, z_{m2})
M_3	$(0,0,1)$	(x_{m3}, y_{m3}, z_{m3})

由于系统中的脑部模型是通过患者脑部扫描数据重构的,可以认为图像坐标系与头部坐标系的映射是刚体变换(包括平移和旋转等变换),可用一个变换矩阵完成两个坐标系之间的映射。从头部仿射坐标系到图像坐标系的映射矩阵如下:

$$T_1 = \begin{bmatrix} x_{m1}-x_{m0} & x_{m2}-x_{m0} & x_{m3}-x_{m0} & x_{m0} \\ y_{m1}-y_{m0} & y_{m2}-y_{m0} & y_{m3}-y_{m0} & y_{m0} \\ z_{m1}-z_{m0} & z_{m2}-z_{m0} & z_{m3}-z_{m0} & z_{m0} \\ 0 & 0 & 0 & 1 \end{bmatrix} \tag{5-40}$$

这样,头部仿射坐标系与系统中的图像坐标系就建立起一一对应关系,在模型上的每个位置都可以唯一而准确地映射到患者头部上的相应位置。其转换公式为

$$p_{头部仿射} = T_1^{-1} p_{图像}, \quad p_{图像} = T_1 p_{头部仿射} \tag{5-41}$$

2) 头部仿射坐标系—摄像机坐标系

容易求得四个标记点在摄像机坐标系下的坐标位置。这样同样可以建立一个从摄像机坐标系到头部仿射坐标系的转换矩阵:

$$T_2 = \begin{bmatrix} x_{c1}-x_{c0} & x_{c2}-x_{c0} & x_{c3}-x_{c0} & x_{c0} \\ y_{c1}-y_{c0} & y_{c2}-y_{c0} & y_{c3}-y_{c0} & y_{c0} \\ z_{c1}-z_{c0} & z_{c2}-z_{c0} & z_{c3}-z_{c0} & z_{c0} \\ 0 & 0 & 0 & 1 \end{bmatrix} \tag{5-42}$$

这样,就可以建立起摄像机坐标系与头部仿射坐标系的一一对应关系,在头部上的每个位置都可以唯一而准确地映射到摄像机坐标系下。其转换公式为

$$p_{摄} = T_2^{-1} p_{头部仿射}, \quad p_{头部仿射} = T_2 p_{摄} \tag{5-43}$$

由以上关系可以建立起从图像坐标系到摄像机坐标系的映射关系：

$$T_3 = T_2^{-1} T_1 \tag{5-44}$$

3）机器人坐标系—机器人仿射坐标系

可以仿照以上建立转换关系的方法，在机器人末端选取四个点，作为机器人上的标记点。这样，就可以建立起一个从机器人坐标系到机器人仿射坐标系的转换矩阵：

$$T_4 = \begin{bmatrix} x_{r1} - x_{r0} & x_{r2} - x_{r0} & x_{r3} - x_{r0} & x_{r0} \\ y_{r1} - y_{r0} & y_{r2} - y_{r0} & y_{r3} - y_{r0} & y_{r0} \\ z_{r1} - z_{r0} & z_{r2} - z_{r0} & z_{r3} - z_{r0} & z_{r0} \\ 0 & 0 & 0 & 1 \end{bmatrix} \tag{5-45}$$

这样，就可以建立起机器人坐标系与机器人仿射坐标系的一一对应关系，在机器人上的每个位置都可以唯一而准确地映射到机器人仿射坐标系下。其转换公式为

$$p_{机仿} = T_4^{-1} p_{机}, \quad p_{机} = T_4 p_{机仿} \tag{5-46}$$

4）机器人仿射坐标系—摄像机坐标系

同理，也可以建立起摄像机坐标系与机器人仿射坐标系的一一对应关系，在机器人上的每个位置都可以唯一而准确地映射到摄像机坐标系下。其转换矩阵为

$$T_5 = \begin{bmatrix} x_{cr1} - x_{cr0} & x_{cr2} - x_{cr0} & x_{cr3} - x_{cr0} & x_{cr0} \\ y_{cr1} - y_{cr0} & y_{cr2} - y_{cr0} & y_{cr3} - y_{cr0} & y_{cr0} \\ z_{cr1} - z_{cr0} & z_{cr2} - z_{cr0} & z_{cr3} - z_{cr0} & z_{cr0} \\ 0 & 0 & 0 & 1 \end{bmatrix} \tag{5-47}$$

转换公式为

$$p_{机仿} = T_5^{-1} p_{摄}, \quad p_{摄} = T_5 p_{机仿} \tag{5-48}$$

这样，就可以建立起一个从机器人坐标系到摄像机坐标系的转换关系：

$$T_6 = T_4 T_5^{-1} \tag{5-49}$$

5）图像坐标系—机器人坐标系

综上所述，已经求得了从图像坐标系到摄像机坐标系之间的转换关系 T_3，还求得了从机器人坐标系到摄像机坐标系之间的关系 T_6。于是，就可以求得最终需要的从图像坐标系到机器人坐标系的转换关系：

$$T_7 = T_6^{-1} T_3 \tag{5-50}$$

这样，在由 CT 图像所建立的模型上的每一个点位置都可以准确地映射到机器人坐标系下。它们之间的转换关系如下：

$$p_{机} = T_7 p_{模}, \quad p_{模} = T_7^{-1} p_{机} \tag{5-51}$$

5.3.3　基于双层模板的定位方法

1. 双层模板定位原理

采用双层模板进行靶点坐标定位的原理如图 5.57 所示。其中,图像 1 和图像 2 为成像设备在 $\{O_0\}$ 坐标系中,不同位姿下获得的两幅图像;l_1、l_2 为成像时靶点的投影线;e_1、e_2 分别为靶点在图像 1 和图像 2 中的投影点;a_1、b_1、a_2、b_2 为 l_1、l_2 分别与双层模板的交点,也称为靶点在模板坐标系上的投影点。在实际应用中,$\{O_0\}$ 坐标系为机器人操作空间中的世界坐标系;$\{O_1\}$ 和 $\{O_2\}$ 坐标系是建立在双层模板上,模板处在不同位置时的两个坐标系。由于模板固定在机器人的末端,因而从 $\{O_0\}$ 坐标系到 $\{O_1\}$ 坐标系和 $\{O_0\}$ 坐标系到 $\{O_2\}$ 坐标系的变换 $_{O_1}^{O_0}T$ 和 $_{O_2}^{O_0}T$ 是已知的。采用双层模板进行靶点坐标确定的原理可以描述为:通过图像 1 和图像 2 中 e_1、e_2 两点以及模板上标记点在图像中的信息,获得 a_1、b_1、a_2、b_2 点分别在 $\{O_1\}$ 和 $\{O_2\}$ 坐标系中的坐标值,经由变换 $_{O_1}^{O_0}T$ 和 $_{O_2}^{O_0}T$ 获得 a_1、b_1、a_2、b_2 点在 $\{O_0\}$ 坐标系中的坐标值,进而在 $\{O_0\}$ 坐标系中获得 l_1、l_2 的直线方程,l_1、l_2 的直线方程联立构成的方程组的解,即为靶点 P 在 $\{O_0\}$ 坐标系中的坐标值。

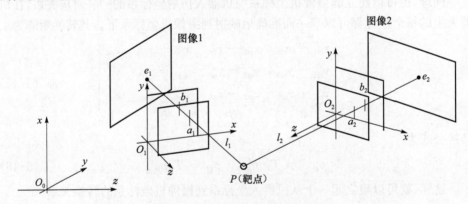

图 5.57　双层模板定位原理示意图

2. 靶点的三维坐标确定

在模板的每一层平面上装有若干标记点,这些标记点在模板坐标系中的位置是确定的,而且它们的投影在图像中是可见的。将模板坐标系的 xO_1y 平面定义在上层模板上,z 轴指向下层模板。设图像平面上有一个坐标系,称为投影坐标系,现在根据投影点 e_1 来求投影线与上层模板的交点 b_1 在 $\{O_1\}$ 坐标系中的坐标值。

如图 5.58(a)所示,P_1、P_2、P_3 为上层模板上的三个标记点;P_1P_2 平行于 $\{O_1\}$

坐标系的 x 轴，P_1P_3 平行于 y 轴；P_1 点到 P_3 点和 P_1 点到 P_2 点的距离相等，设为 s；P_1 点的坐标为 $P_1(x_0,y_0)$。图像 1 如图 5.58(b)所示，P_1、P_2、P_3、b_1 的像点分别为 p_1、p_2、p_3、e_1，在图像坐标系 $\{O_0\}$ 中的坐标为 $p_1(u_1,v_1)$、$p_2(u_2,v_2)$、$p_3(u_3,v_3)$、$e_1(u_4,v_4)$，矢量表示为 $\vec{p}_1$、$\vec{p}_2$、$\vec{p}_3$、$\vec{e}_1$，图中各矢量间的关系为

$$\vec{R}=k_1\vec{R}_1+k_2\vec{R}_2 \tag{5-52}$$

$$\vec{R}=\vec{e}_1-\vec{p}_1,\quad \vec{R}_1=\vec{p}_2-\vec{p}_1,\quad \vec{R}_2=\vec{p}_3-\vec{p}_1 \tag{5-53}$$

其中，k_1、k_2 是待定系数。

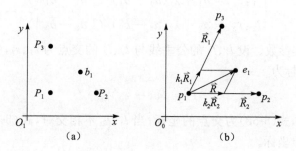

图 5.58　投影点坐标计算

结合式(5-52)和式(5-53)得到

$$\begin{bmatrix}u_4-u_1\\v_4-v_1\end{bmatrix}=k_1\begin{bmatrix}u_2-u_1\\v_2-v_1\end{bmatrix}+k_2\begin{bmatrix}u_3-u_1\\v_3-v_1\end{bmatrix} \tag{5-54}$$

解此方程组可得 k_1 和 k_2 的值：

$$k_1=\frac{(u_4-u_1)(v_3-v_1)-(v_4-v_1)(u_3-u_1)}{(u_2-u_1)(v_3-v_1)-(v_2-v_1)(u_3-u_1)}$$
$$k_2=\frac{(u_4-u_1)(v_2-v_1)-(v_4-v_1)(u_2-u_1)}{(u_3-u_1)(v_2-v_1)-(v_3-v_1)(u_2-u_1)} \tag{5-55}$$

所以，交点 b_1 在模板坐标系 $\{O_1\}$ 中的坐标就是 $(x_0+k_1s,y_0+k_2s,0)$。如果此时计算的是交点 a_1，则 P_1、P_2、P_3 为下层模板上的标记点，a_1 的坐标计算结果为 (x_0+k_1s,y_0+k_2s,D)，其中 s 表示模板标记点之间的实际距离，D 表示模板上下两层之间的距离。采用同样的方法可以得到 a_2、b_2 在 $\{O_2\}$ 坐标系中的坐标值。经由变换 $^{O_0}_{O_1}T$ 和 $^{O_0}_{O_2}T$ 计算 a_1、b_1、a_2、b_2 在 $\{O_0\}$ 坐标系中的坐标值，设为

$$a_1(x_1,y_1,z_1),\quad b_1(x_2,y_2,z_2),\quad a_2(x_3,y_3,z_3),\quad b_2(x_4,y_4,y_4)$$

则图 5.59 中，直线 l_1、l_2 在 $\{O_0\}$ 坐标系的方程联立的方程组为

$$\begin{cases}\dfrac{x-x_1}{x_1-x_2}=\dfrac{y-y_1}{y_1-y_2}=\dfrac{z-z_1}{z_1-z_2}\\[2mm]\dfrac{x-x_3}{x_3-x_4}=\dfrac{y-y_3}{y_3-y_4}=\dfrac{z-z_3}{z_3-z_4}\end{cases} \tag{5-56}$$

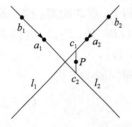

图 5.59　靶点坐标的计算

从理论上讲，l_1、l_2 是空间同一点在不同方向上的投影线，式(5-56)的解一定存在。但由于存在测量误差，所获得的直线 l_1、l_2 在机器人工作空间中并不一定相交，如图 5.59 所示，这时式(5-56)无解。因此，把这两条线最短距离的中心点 P 作为目标靶点的估计值，矢量表示为 $\vec{P}$。记 a_1、b_1、a_2、b_2 在 $\{O_0\}$ 坐标系中的矢量表示为 $\vec{a}_1$、$\vec{b}_1$、$\vec{a}_2$、$\vec{b}_2$，则 l_1、l_2 直线方程的矢量表示为

$$\begin{cases} l_1 : \vec{r}_1 = \vec{a}_1 + \lambda_1(\vec{a}_1 - \vec{b}_1)/(|\vec{a}_1 - \vec{b}_1|) \\ l_2 : \vec{r}_2 = \vec{a}_2 + \lambda_2(\vec{a}_2 - \vec{b}_2)/(|\vec{a}_2 - \vec{b}_2|) \end{cases} \tag{5-57}$$

其中，λ_1、λ_2 为实参数。设 l_1、l_2 的公垂线与 l_1、l_2 的交点为 c_1、c_2，矢量表示为 $\vec{c}_1$、$\vec{c}_2$，则靶点的坐标为

$$\vec{P} = (\vec{c}_1 + \vec{c}_2)/2 \tag{5-58}$$

当 l_1、l_2 相交时，式(5-58)为交点的坐标；当 l_1、l_2 不相交时，式(5-58)为两条线最短距离的中心点坐标。

3. 双层模板设计及试验分析

在双层模板上下两层的表面上，各装有一定数量直径为 1mm 的铅制标记点，考虑到实际应用场合中 X 射线照射面积一般不大，以及机器人手端载荷有限，模板设计得较小，尺寸为 200mm×200mm。上下两层之间的距离为 53mm。材料用有机玻璃，厚度为 4mm。模板与机器人采用刚性连接。在标记点的位置安排上，遵循以下规则：①模板坐标系的原点设在模板的中心；②便于测量和计算；③便于分辨模板坐标系的坐标轴方向；④便于区分上下两层模板的定位点。

基于这几点考虑，上层模板的标记点采用正方形网格排列，每两点之间的距离为 40mm，下层模板的标记点采用圆形排列，共有两个圆周，小圆半径为 50mm、大圆半径为 70mm。每个圆周上有 16 个标记点。在设计模板时，还要考虑坐标轴的方向辨识问题。

在可见光环境下，采用摄像机模拟 C 臂，进行了模拟靶点定位试验，试验系统的结构框图如图 5.60 所示，试验系统的外观如图 5.61 所示，模拟手术定位试验如图 5.62 所示。表 5.9 为一组试验数据，目标点坐标的真值为($x=126.23$mm、$y=389.61$mm、$z=-206.51$mm)，从中不难看出，该定位方法的测量误差较大。造成误差的原因是多方面的，从定位的原理来看，误差主要来源于两个方面，即机器人系统给出的模板位置数据和由图像计算得到的投影点位置数据；从定位的过程来看，影响测量精度的主要因素有：机器人系统的绝对定位精度、模板与机器人之间的接口尺寸精度、成像设备造成的图像畸变、人工点取投影点屏幕坐标的不确定性

以及模板自身的尺寸精度等。因此,该方法要用于临床应用环境还需要进一步提高定位的精度。

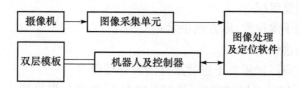

图 5.60　双层模板定位试验系统结构框图

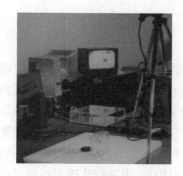

图 5.61　双层模板定位试验系统

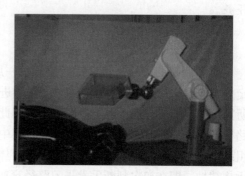

图 5.62　采用双层模板定位方法的模拟手术试验

表 5.9　定位试验数据测量

	x/mm	y/mm	z/mm
靶点标称值	126.23	389.61	-206.51
靶点测量值 1	120.1	393.15	-202.0
靶点测量值 2	122.5	393.9	-205.5
靶点测量值 3	122.8	394.3	-202.5

5.4　手术规划与仿真

5.4.1　基于欧拉角的进针路径规划与仿真

在医疗外科机器人系统临床应用中,手术规划的完成依赖于以下几个条件:

(1) 图像信息的完全显示手段;

(2) 路径点的简便明确定义方式;

(3) 定义路径穿过组织的准确显示以进行安全评估;

(4) 定义路径的方便调整。

医生需要根据患者图像,定义进入颅内并到达病灶位置的最佳手术路径,在立

体定向神经外科手术中,该路径是以病灶目标位置为端点的一条射线。对于规划路径,手术要求:

(1) 避开重要组织;

(2) 合理的手术位置,以方便手术;

(3) 最短的进针路径;

(4) 进针方向尽量垂直于进针点处的颅骨切面等。

如何将医生的手术思路定义,并直观地表达,为医生提供充分、完整、准确的患者信息与手术信息,实现方便合理的手术路径规划及交互方式是规划系统的重要任务。

1. 现有手术路径规划方法分析

路径调整的目的是让进针点避开每一层面上的重要组织。现有方法都是先确定病灶靶点,然后确定头颅表面一点作为进刀点,医生判断两点连线穿过中间层面所穿刺的点的位置是否触及重要组织。因此,当病灶靶点确定后,为了确定手术最终路径,医生需要不断尝试进刀点,不断观察中间层面所穿刺的点的位置是否触及重要组织。这种手术路径确定方法的缺点主要体现在手术路径进刀点的修改过程的随机无规律性。即在初次判断手术进刀路径穿刺了重要组织后,重新修改进刀点的过程是重新选取一个进刀点,这个点的选取仍然具有随机性,该点的确定与上一次的穿刺路径并无相关性,两个点不具有任何联系,因此上次确定的路径点不具有参考价值。

2. 基于欧拉角变换的手术路径规划方法

在分析已有方法不足的基础上,这里提出一种基于欧拉角的手术路径调整方法。其手术路径规划方法如下。

1) 手术进刀点和靶点的粗定位

该机器人系统的图像数据源是 DICOM 数据,DICOM 内部包含很多图像信息,包括同一图像上 x、y 方向上相邻两像素之间所代表的实际物理距离,以及 z 方向上相邻两个层面之间的距离(slice thickness)。通过这些图像信息,可以获得图像数据和现实物理空间数据的联系,然后在某个层面上选择病灶靶点的中心,在另外一个层面上确定进刀点的初步位置。这样,在三维重建好的图像上就能看见相应两个点所确定的进刀路线及其进刀点[图 5.63(a)]。并且,该进刀路线在所穿越的层面中都会留下投影和穿刺点[图 5.63(b)]。

2) 利用欧拉角变换调整手术路径

基于欧拉角的手术路径调整方法的主要思想是通过调整以靶点(target)为中心、从靶点向进刀点(piercing)方向的射线与三条坐标轴所形成的欧拉角来调整进刀路径[图 5.64(a)]。

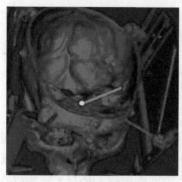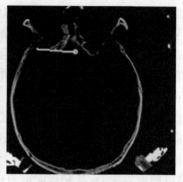

　　（a）三维状态下的路径　　　　　　　（b）路径在二维图像中的投影

图 5.63　路径的初步设计

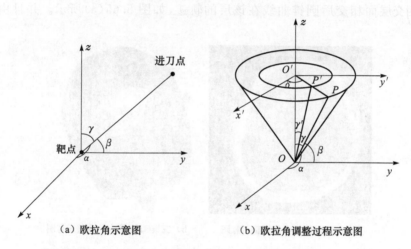

　　（a）欧拉角示意图　　　　　　　　（b）欧拉角调整过程示意图

图 5.64　欧拉角及圆锥的调整

　　定义靶点到进刀点这条射线与空间 x、y、z 三条轴所形成的欧拉角分别是 α、β、γ，则有如下关系：

$$\cos^2\alpha + \cos^2\beta + \cos^2\gamma = 1 \tag{5-59}$$

　　在不限定射线段长度的条件下，任意确定两个欧拉角，该射线即可确定。因此，调整欧拉角为 2 自由度的位置调整。

　　由于进针点所在象限由医生在规划前确定，从以上分析可知，脑外科手术路径被限制在顶点确定的某个圆锥面上，且此圆锥由其锥角确定。手术路径为圆锥面上过圆锥顶点的一条直线，故在确定圆锥角之后，若同时定义射线的 α 或 β 之一，则手术路径被确定。

　　由于在给定了某两个角度后，第三个角度会由于三角函数在 0～360°的波动性以及关系式(5-59)中的平方,使得该双约束系统不稳定,因此需要有个判断角度的过程。从而,单纯地调整某两个欧拉角不容易确立直观的角度关系。

　　根据以上调整欧拉角的缺陷,为了能正确规划手术路径,并简化手术路径调整的操作过程,需要对手术路径欧拉角的调整方法作修改,其主要为以下两步。

　　第一步,调整 γ 角,确定圆锥形状。

　　如果任意给定一个 γ 角度,即可确定一个由进刀路线围绕的,以靶点为顶点、以 z 轴方向为法矢的空间圆锥曲面。该曲面即为机器人所有进刀路线扫过的范围。并且该圆锥曲面与中间穿过的每个层面相交出一条圆锥曲线(该情况下为圆)。调整以靶点为中心、从靶点向进刀点方向的射线 OP 与 z 轴所成欧拉 γ 角的大小,就可以实现对该圆锥形状的调整,如图 5.64(b)所示。在三维重建的图像上就能看到该圆锥形状,如图 5.65(b)所示。而在二维图像上就能看到圆锥曲面与每个相交层面相交后圆锥曲线在该层的轨迹,如图 5.65(a)所示。并且由于 γ

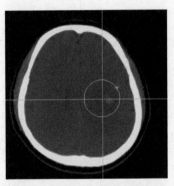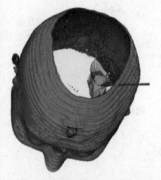

（a）二维图像中的调整示意图　　　（b）三维CT图像中的调整示意图

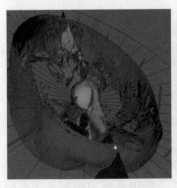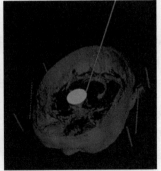

（c）三维MRI图像中的调整示意图　　（d）圆锥为实体模型情况下的调整

图 5.65　手术路径的欧拉角调整

角的调整,初步确定的进刀点也会在刚才选定的层面上沿着直线 $O'P$ 移动,相应的该进刀路线在中间穿过层面的穿刺点也在不断变化。图 5.64(b) 中,随着 γ 角逐渐变为 γ' 角,圆锥形状发生变化,进针点从 P 点变为 P' 点,其齐次坐标变换矩阵为如下平移、旋转、再平移的过程:

$$
\begin{bmatrix} 1 & 0 & 0 & Tx \\ 0 & 1 & 0 & Ty \\ 0 & 0 & 1 & Tz \\ 0 & 0 & 0 & 1 \end{bmatrix} \begin{bmatrix} \dfrac{\tan\gamma'}{\tan\gamma} & 0 & 0 & 0 \\ 0 & \dfrac{\tan\gamma'}{\tan\gamma} & 0 & 0 \\ 0 & 0 & 1 & 0 \\ 0 & 0 & 0 & 1 \end{bmatrix} \begin{bmatrix} 1 & 0 & 0 & -Tx \\ 0 & 1 & 0 & -Ty \\ 0 & 0 & 1 & -Tz \\ 0 & 0 & 0 & 1 \end{bmatrix} \tag{5-60}
$$

第二步,调整 δ 值,确定进刀路径。

如图 5.64(b) 所示,当 γ 角确定后,圆锥也就确定,进刀点绕 z 轴形成一个圆弧,采取逆时针调整 $O'P$ 与 x' 轴之间的夹度 $(0\sim360°)$,即可在三维空间状态下调整手术进刀路径。

(1) 由现有的进刀点和靶点,可以由 $x'O'y'$ 坐标系中的正弦值和余弦值及其值的正负号,确定图 5.64(b) 所示的 δ 的初始值 δ_0。

(2) 然后调整现有的 δ 值,则新的进刀点坐标值有如下矩阵变换关系:

$$
\begin{bmatrix} 1 & 0 & 0 & Tx \\ 0 & 1 & 0 & Ty \\ 0 & 0 & 1 & Tz \\ 0 & 0 & 0 & 1 \end{bmatrix} \begin{bmatrix} \cos(\delta-\delta_0) & -\sin(\delta-\delta_0) & 0 & 0 \\ \sin(\delta-\delta_0) & \cos(\delta-\delta_0) & 0 & 0 \\ 0 & 0 & 1 & 0 \\ 0 & 0 & 0 & 1 \end{bmatrix} \begin{bmatrix} 1 & 0 & 0 & -Tx \\ 0 & 1 & 0 & -Ty \\ 0 & 0 & 1 & -Tz \\ 0 & 0 & 0 & 1 \end{bmatrix}
$$

$$\tag{5-61}$$

同时,根据图 5.64(a),手术路径应该在二维状态下也可调整,如图 5.64(b) 所示,一条空间直线,必定穿过靶点和进刀点之间的层,并和这些层有相应的交点。因此,圆锥在二维图像切片上的投影、进刀点都可在平面上显示出来。此时,调整 γ 角即可调整投影圆环的大小,而调整 $O'P$ 与 x' 轴之间的夹角即可让穿刺点沿着投影圆环移动。其最终手术路径规划效果如图 5.65 所示。

3. 手术路径规划方法特点

1) 简化操作流程

传统脑外科手术规划系统大都给出了三维交互方式,但对于手术路径的调整都没有给出比较合理的方法;而该系统针对医生在手术操作过程中能尽快确定正确手术路径的要求,提出了基于欧拉角调整的脑外科机器人定向手术的规划办法,为医生在手术过程中快速、准确地定位病灶提供了依据。

2）确立每次尝试的新路径与原有旧路径的联系

进刀点的规划过程是基于欧拉角变换的调整过程,每一次新进刀点的选取都是基于上一次手术路径点的位置进行调整。可以直观地得到新的进刀点与原进刀点的相对位置关系,使得医生在手术路径规划的过程中有的放矢,避免了反复盲目调整手术路径的过程,为简化医生操作、迅速获取手术路径提供了可靠依据。

5.4.2　基于健侧镜像的骨折复位规划与仿真

在机器人辅助长骨骨折复位手术中,根据导航图像的不同维度,复位方法可以分为基于二维 X 射线图像的规划方法和基于三维 CT 图像的规划方法。基于二维 X 射线图像的规划方法缺乏有效的三维深度信息,易导致复位不良。本节针对基于三维 CT 图像的规划问题,提出了一种基于术前 CT 三维图像,由 6 自由度并联机构来辅助执行复位的方法(图 5.66),能够利用术前单侧骨折患者的三维 CT 图像信息来做引导,以健侧三维图像作为复位标准,在计算机虚拟空间中完成复位。

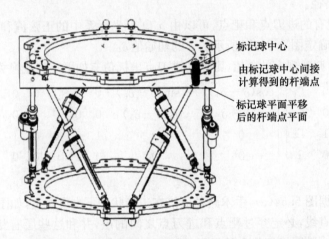

标记球中心
由标记球中心间接计算得到的杆端点
标记球平面平移后的杆端点平面

图 5.66　6 自由度并联机构及其上的标记球、拟合平面

1. 健侧作为复位标准的原理

无论男、女,左右两下肢的长度都近乎相等,这有利于维持人体平衡,且在 X 射线下,人体下肢左右侧轴线无显著差异[11]。通过对单侧骨折患者进行患侧与健侧的同时扫描,在虚拟空间中重建出患侧与健侧的三维表面 STL(stereo lithography)模型;对健侧模型进行镜像变换,则镜像后的健侧模型可以成为患侧模型的复位标准,指导患侧复位。

图 5.67 为 CT 默认坐标系(x,y,z)下,股骨患侧 STL 模型与健侧 STL 模型的空间坐标表示,以及股骨健侧 STL 模型的镜像示意。

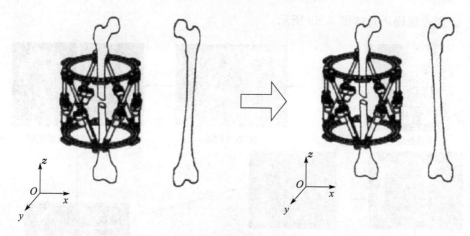

图 5.67　健侧镜像示意图

2. 健侧与患侧的配准方法

将患侧骨远端与近端分别同复位的标准骨（镜像后的健侧骨）进行重合配准，配准后的患侧骨远端达到了虚拟空间中的精确复位。要达到这种精确复位，可采用 ICP 算法进行配准，得到患侧近（远）端的空间变换矩阵[12]。

3. 操作流程

手术操作开始前，先选取健侧骨远端与近端的特征区域（图 5.68），得到其点云数据 P_1 和 P_2；然后选取健侧股骨的特征区域，得到其点云数据 Q；分别将点云 P_1 和点云 P_2 与点云 Q 进行配准，进而得到股骨患侧近端的配准矩阵和股骨患侧远端的配准矩阵。

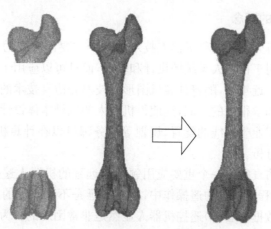

图 5.68　股骨患侧与健侧的配准

操作流程示意如图 5.69 所示。

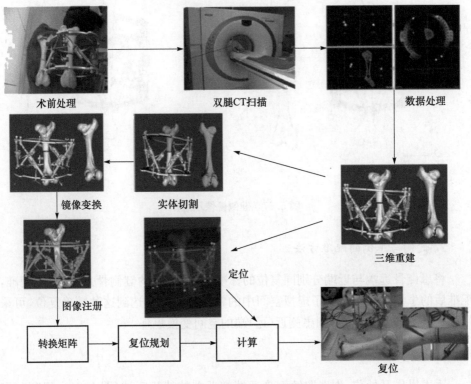

图 5.69　骨折复位过程示意图

5.5　医学影像融合与预测显示

5.5.1　图像融合的概念

图形仿真是研究医疗外科机器人技术的一个重要而有效的手段,机器人图形仿真不仅可以应用于机器人系统的设计和验证,而且可以应用于机器人的规划、控制和教学等领域。近年来,随着计算机图形学技术和仿真技术的不断发展,机器人的图形仿真也得到了很大的发展,这使得机器人的机械本体设计、控制、编程、规划以及与之相关的工业生产线的配置、规划等任务都可以在计算机上通过图形仿真进行模拟、验证、分析。

机器人图形仿真的另一个重要应用领域是远程的机器人遥操作系统(具体参见第 6 章)。在远程机器人的遥操作中,通信时延是不可避免的,直接通过遥操作设备(如机械臂、数据手套等)遥控机器人显然是非常困难的。为了解决这个问题,人们进行了多方面的努力和研究,其中一个有效的途径是利用机器人实时图形仿真,建立一个虚拟的现实环境,操作人员通过操作虚拟环境中的机器人实现控制远端的真实机器人。由于操作人员与仿真图形之间基本不存在时延,这种控制是非常容易的。而实际的机器人则在几秒后跟着仿真图形的动作而动,从而实现了远端控制人员对本地机器人的遥操作,有效地解决时延问题。

所谓融合是指虚拟操作环境建模图形仿真与真实操作环境视觉图像的融合,其目的是克服时延、指导操作,而其中涉及的关键技术有图形图像叠加、摄像机标定、视点选择、误差补偿等;所谓预测显示是指操作人员操作图形,通过图形指导实际的机器人运动,通过预先操作图形控制实际环境变化,并预测具体操作环境状态。可综合运用各种虚拟现实(VR)设备实现融合与预测,如环境建模、人机交互以及视觉图像的采集、压缩等。

5.5.2 仿真环境建模

首先,建立机器人各个杆件(PART)的几何实体模型。由于 WTK 本身的几何建模模块不够强大,我们采用了 SGI 工作站上专业的机器人仿真软件平台 Envision,利用其提供的 CAD 模块,可以按标准的 CAD 建模方法建立机器人各个杆件的空间实体模型。然后,利用 Envision 提供的转换器将模型转换成 VRML 格式。WTK 读入几何模型(VRML 格式)后,在自身模块中对几何实体模型进行装配,即定义相互的空间关系和机构约束关系。最后,还需对机器人进行运动学建模,这里针对 PUMA560 机器人,将其简化为简单机器人系统,建立机器人的正向运动学。

5.5.3 视频融合与预测显示

建立 VR 仿真环境后,就可以通过控制本地端的操作环境模型图形仿真实现远端真实机器人的控制。但是仿真环境系统是一个开环的控制结构,是不稳定的,必须加入闭环的控制环节。这里引入了视频作为反馈环节,把操作人员的判断引入闭环反馈环节,利用人的智力和判断完成遥操作控制。基本的控制结构如图 5.70 所示。

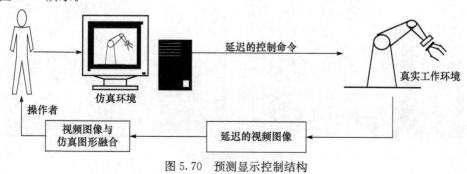

图 5.70 预测显示控制结构

1. 视频叠加的实现

如何让视频图像与仿真图像叠加在一起是关键技术之一。这里,视频流采用 H.263 协议传输的数据流,在客户端解压后并不能直接被 WTK 仿真环境所利用,因为 WTK 仿真环境并不完全支持 Windows 的显示环境。对此,采取了第三方的 JPEG 编码方式。这是一种通用的静态图像压缩格式,在 WTK 环境中这种格式是被支持的。将视频传输的数据流存入缓冲区,按帧转换为 JPG 格式,作为动态背景纹理调入仿真环境。在具体试验中,采用 Intel 公司提供的一个自由软件库转换 JPG 图像。软件的基本流程算法如下:

(1) 启动 JPG 压缩线程。

(2) 从解压 H.263 压缩的视频流的线程中取一帧图像放入缓冲区。

(3) 初始化 JPG 压缩环境。

(4) 设置参数。值得提出的是,RGB 参数可以采用默认值,但图像缓冲区是 Top-Down 结构,即图像数据在缓冲区中的存放是从上至下的,而 Intel 的 JPG 库参数默认值为 Bottom-Up 结构,即图像数据从下至上在缓冲区存放。这个参数是必须要改变的,具体变化方式可参考软件的说明。

(5) 读取缓冲区数据,压缩成 JPG 图像,供仿真线程调用。

(6) 关闭 JPG 压缩环境,释放资源。

(7) 返回步骤(2)。

在上述算法中,采用多线程编程方式,视频传输与解压、JPG 图像生成以及仿真环境调用分别属于不同的三个线程,这样保证了程序不会因算法运算量或网络延迟而发生阻塞。

图像调入仿真环境后,机器人系统以线框图的方式显示。这样,虚拟与现实就很好地结合起来了。叠加效果如图 5.71 所示。

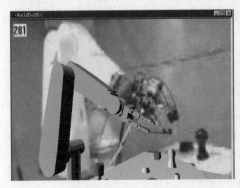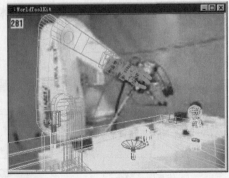

图 5.71　视频叠加

2. 多视点的实现

在利用视频图像的过程中,要得到立体直观的操作效果,单 CCD 摄像机的视频输入是不够的,要得到立体的工作环境影射,必须要实现工作环境的多视点显示。通常,以三种方式实现:

(1) 多摄像机输入;

(2) 单摄像机进行位置变换;

(3) 采用特殊的摄像机和特殊的成像算法。

方式(1)需要视频捕获卡硬件的支持,方式(2)需要单独设计摄像机的移动机械装置,方式(3)最为先进,只是技术还不成熟,摄像机成本也太高。

在试验中,采用方式(1),利用 6 路视频输入捕获卡,并使用该卡提供的 SDK 开发包,实现了软件切换多路摄像机切换;同样利用 Socket 通信,由远端发出摄像机的切换指令,服务器端根据具体指令进行相应摄像机的切换。

在试验中,利用两个摄像机正交定位获得工作空间的立体位置信息。图 5.72 显示了双摄像机切换的布局。

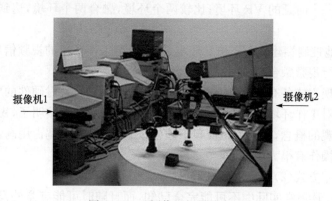

图 5.72　双摄像机切换的布局

3. 摄像机的标定

摄像机的标定在图形图像的静态校准中是重要的一环。要使仿真图形与实际图像融合匹配,需要对摄像机进行标定。在试验中,固定了摄像机相对于机器人的直角坐标位置,利用机器人系统的精度确定摄像机位置,从而确定仿真中的视点位置。这里忽略了镜头畸变失真。

4. 预测显示的选择

解决了视频融合的关键技术,将其应用到遥操作通信时延问题的解决上,这就是预测显示技术。

在解决通信时延的研究中,通常有以下几种思路:

(1)改善网路环境,优化网络的拓扑结构,提高网络带宽,减少通信时延,将信号丢失降到最低点。但是,对于确定的网络通信媒体,减少网络时延是有限的。

(2)提高系统的反应速率,减少控制和处理环节的时间损耗。显然,这个环节减少的时延也是有限的。

(3)改变试验条件,增大响应时间,虽然系统的整体运行速率可能降低了,但克服了时延。这对响应速率要求不高的系统是可行的,可达到提高效率的目的。但在具体试验中,大多要求机器人系统具有较高的响应速率,因此该方法未被采用。

(4)充分考虑时延的影响,引入预测显示,有预见性地克服在遥操作过程中可能会出现的问题,为操作者提供直观的操作指导,避免了由时延带来对操作结果不确定性的恐惧。这就是预测显示的方法。

实现预测显示一般有两种方式:

(1)本地控制端建立 VR 仿真环境,接收远端工作环境的状态数据,根据这些数据构造另一个时延的 VR 环境;比较两个环境,融合两个环境,达到预测显示的目的。

(2)本地控制端建立 VR 仿真环境,接收远端工作环境的视频信息,直接利用视频信息进行视频融合,实现预测显示。

两种实现方式各有利弊。方式(1)对网络带宽要求少,对硬件的要求也简单,但是依赖于对工作环境的完全已知和严格建模;方式(2)直接明了,视频能为操作者提供更直观的概念,但缺点是依赖于硬件设备,对网络带宽占用高,图像质量对操作者完成操作有很大影响。

试验采用方式(2)实现预测显示,是考虑到了以下因素:

(1)工作环境在实际中不可能完全已知,而且随时可能有意外发生。如果纯粹依靠状态数据,就需要依赖于工作环境中大量传感器的布置,这在实用性研究中并不符合实际。

(2)仿真模型与实际模型的偏差是不可避免的,完全依靠仿真模型再现实际状况并不可靠,必须有客观依据进行修正。

(3)引入视频反馈,能更好地将人的智能在反馈环节中加以利用,因为人对真实视觉图像的判断是相对直观明了的。

5. 预测显示的实现

确定了预测显示的方案后,预测显示的实现还依赖于具体的软硬件环境。由于 WTK 仿真软件不是专业的机器人仿真软件,不具备机器人运动学解算的函数。

因此,在控制中,为了避开机器人反解的额外计算开销和反解的多解不确定性,用视频融合实现预测显示时,只进行机器人的末端视频匹配和控制。这样,以模型引导的方式提供末端的工具空间直角坐标信息,简化了机器人的控制。

在流程中,采用分段遥操作的方式。考虑到在遥操作中不同的阶段对操作精度和平稳性的要求不同,因此采用分段遥操作,既可以应用预测显示克服时延的影响,又可以提高系统的动态性能。我们以某种度量(如距离)为基准,把机器人控制分为两个区域:

(1) 移动区。它是操作区以外的机器人自由运动空间。机器人在这个区域的运动允许有误差,不需与视频图像完全融合,视频图像仅起到监控的作用。

(2) 操作区。它是机器人接近操作对象,进入摄像机视野后,引入视频融合的区域。该区域只有机器人的末端仿真图像提供预测显示。

对于不同的区域,采取不同的控制方式:

(1) 移动区的控制方式——监控方式。虚拟机器人仿真模型在操作人员的操作下连续运动,真实机器人受虚拟机器人的主从操作控制,也是连续作业。这里,考虑到操作人员是熟练的,机器人也远离危险位置(未接近操作对象),因此时延的存在对操作的影响不大。

(2) 操作区的控制方式。这里引入了视频融合,精确匹配视觉图像与仿真图形。移动仿真图形,可预现真实机器人在视觉图像中的位置。操作人员因为控制仿真图形移动,没有时延的影响;而视觉图像的反馈虽然有时延,但对操作人员来讲,总是"再现"和"跟随"着仿真图形的移动,即仿真图形预先显示了真实图像应该达到的状态。操作人员完全可以通过控制仿真图形完成操作,仿真图形的操作在本地没有时延,操作人员不用担心网络时延会导致操作的不确定,因为操作结果已经被仿真图形预现了。这样,时延对操作人员的影响被克服了。

仿真模型与真实图像的误差也在此区域的操作中被克服。一般如果模型与实体存在误差,那么在模型的移动过程中误差会积累,导致模型与实体之间的位姿和状态不再吻合。而在视频融合中,我们先精确匹配了仿真图形与视觉图像,然后设置了几个操作的关键点,在关键点处如果图形与图像不再匹配,说明误差出现,这时可以实时修正图形位姿与图像匹配,可消除积累的误差。

视频融合与预测显示控制方式的优点还体现在:当工作环境突变或难以被图形描述时,视觉图像真实地反映变化,加上人的参与,不论是实时修正仿真图形或是作出其他决策,都非常方便快捷。这在遥操作实用性的研究中有非常重要的实际意义。

5.5.4　分布式仿真

在通过远程遥操作实现复杂的操作任务(如对接)或者遥控多个空间机器人相

互协调完成操作时,这些任务的实现仅靠一个操作者来遥控是非常困难的,因此往往需要多个操作者分别遥控各自的控制对象针对同一个空间环境相互协调、相互配合地完成遥操作。这就要求图形仿真系统采用分布式结构,应将每个操作者的遥控指令分配在不同计算机上以实现对不同控制对象的遥控,并将多台参与图形仿真的计算机通过网络相连,以保证每台计算机能为操作者提供相同的仿真环境。特别是一些复杂的任务,往往需要不同研究领域的专家进行协同规划操作,利用分布式图形仿真系统可以使操作者在不同的地理位置通过网络实现遥操作。

实际上,在图形仿真中操作人员和仿真图形之间还存在一定的时延,而且该时延的大小由图形仿真的速率决定。因此,在利用预测图形仿真克服通信时延时,图形仿真的速率是一个关键的因素,必须尽可能地提高仿真速率。而图形仿真要实现的功能却很多,如预测仿真、传感器可视化、视频融合、虚拟现实接口等,若将这些功能都集中在一台计算机上实现,仿真的速率将会受到很大的限制,而且系统的可靠性和可扩展性也会大大降低。为此,很有必要将图形仿真的各个功能分配在通过网络互连的多个计算机上分别实现,即其体系结构采用分布式结构。而且由于每台计算机所实现的功能相对较少,仿真速率可以得到很大提高。

采用分布式图形仿真系统,不但可以允许多个操作者通过分布式仿真环境来共同完成复杂的遥操作任务,而且还可以明显提高仿真系统的仿真性能、可靠性、可扩展性。我们研制开发的遥操作机器人仿真系统采用了分布式结构,它可以提供多视点和多视角的三维图形显示,允许多个操作者通过分布式仿真环境来共同完成复杂的遥操作任务,不仅提高了仿真系统的可靠性、可扩展性和仿真质量,而且可以利用实际系统的反馈信息来实时在线修正仿真模型,提高仿真的准确性。

为了使不同的操作者相互协调地完成遥操作任务,分布式仿真要求为每个操作者都提供一个相同的仿真图形,因此在每个子单元中都有仿真环境中各个对象的仿真模型。为了提高分布式仿真的运行速率和降低对网络通信带宽的要求,我们采用了在本地建立环境模型数据库的方法完成建模,即每个子单元中都有一个模型数据库。由于机器人及其环境的模型在本地已经建立,在生成仿真图形时,在本地就可以完成诸如几何模型等大量的模型参数的查询,仅需要通过网络传递机器人及其环境的位置运动信息和状态信息,因此可以大大提高仿真的速率。分布式仿真系统的体系结构如图 5.73 所示。

试验中,为了保证各个操作者能同时看到相同的仿真环境,就要求每个子单元中的仿真模型始终保持一致。为此,通过同步控制中心程序来实现各个子单元中模型的同步。同步控制中心程序采用客户/服务器结构,控制中心程序是服务器,仿真的子单元是客户。客户向服务器发出请求,得到服务器的认可后,客户就可以向同步控制中心发送当前状态信息或从同步控制中心中取得当前状态信息以刷新自己的仿真环境。在每个仿真周期中,子单元中可控对象状态若发生变化,系统就

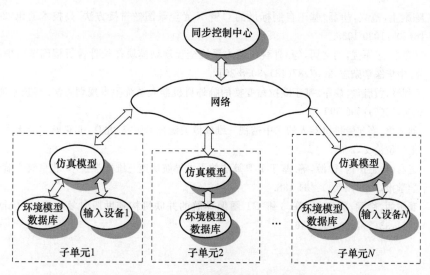

图 5.73　分布式仿真系统的体系结构

会向同步控制中心发送最新的状态信息,而对象在每个仿真周期中都从同步控制中心取得当前最新的状态信息,以刷新本单元中这些对象的状态信息。这样,通过同步控制中心程序,就可以使不同地理位置的操作者始终看到相同的仿真环境,并且分别遥控自己的可控对象,相互协调地完成遥操作任务。

参 考 文 献

[1] 王田苗,范兴,刘文勇,等. C 臂 X 光图像几何失真校正与误差分析. 高技术通讯,2006,16(6):600-605.

[2] 王田苗,刘文勇,胡磊,等. 基于多项式拟合的 C 臂投影全局校正法. 高技术通讯,2007,17(9):919-923

[3] Gutierrez L F,Shechter G,Lederman R J,et al. Distortion correction,calibration,and registration:Towards an integrated MR and X-ray interventional suite. Proceedings of the SPIE,2005,5744:146-156.

[4] Hofstetter R,Slomczykowski M,Sati M,et al. Fluoroscopy as an imaging means for computer assisted surgical navigation. Computer Aided Surgery,1999,4(2):65-76.

[5] Livyatan H,Yaniv Z,Joskowicz L. Robust automatic C-arm calibration for fluoroscopy-based navigation:A practical approach// Dohi T,Kikinis R. Lecture Notes in Computer Science (LNCP 2489). Medical Image Computing and Computer-Assisted Intervention (MICCAI),2002:60-68.

[6] 王军强,刘文勇,张利军,等. 计算机辅助带锁髓内钉固定胫骨骨折全程规划手术系统的实验研究. 中华创伤骨科杂志,2006,8(12):1149-1152.

[7]　陈殿生,范兴,胡磊.基于自制标尺的 C 臂 X 光全景图像拼接方法.高技术通讯,2006,16(10):1030-1033.

[8]　赵春鹏,王军强,刘文勇,等.骨科机器人系统全程规划模块在长骨骨折精确牵引中的研究.中华医学杂志,2007,87(43):3038-3042.

[9]　王利峰,黄毓瑜,魏军.基于欧拉角变换的脑外科机器人系统手术规划方法.高技术通讯,2006,16(6):596-599.

[10]　刘文勇.面向骨科机器人的术中透视三维成像关键技术研究.北京:北京航空航天大学博士学位论文,2009.

[11]　王君臣,王田苗,徐源,等.基于 ICP 算法的手术导航快速三维配准技术.北京航空航天大学学报,2009,35(4):434-438.

[12]　龚敏丽,徐颖,唐佩福,等.3 维 CT 图像导航的并联机构辅助股骨复位方法.机器人,2011,33(3):303-306,346.

第6章 机器人遥外科技术

遥外科是多学科前沿技术的交叉研究领域,对于共享专家经验、延伸医生操作能力、提高边远地区的医疗水平具有重要研究意义。本章以网络为通信媒介,论述医疗外科机器人遥操作体系结构与控制模式。

6.1 机器人遥外科的应用需求

医生在异地或远程为患者进行手术,其前提是医生能"看到"患者和患者的医学影像图像,根据患者的资料做出诊断并规划相应的手术方案,然后通过医疗外科机器人把规划好的手术方案实施到患者身上,从而实现对患者的治疗。但这涉及两方面的问题:一是手术现场与医生所在地两端的信息交流或数据共享,其中包括要将患者的医学影像图像、手术现场的场景信息、传感器检测的患者情况信息等传送给医生(某些信息还必须是实时传输与更新的),将医生的手术方案、控制指令、语音命令等传送到手术现场;二是现有的医疗外科机器人的智能还不足以仅凭自己给患者进行安全的手术,一般需要医生在远程通过主从操作控制医疗外科机器人给患者进行手术操作,因而机器人远程控制的稳定性以及完成任务的效率一直是机器人遥操作所要努力研究解决的问题[1]。

为了将手术现场与医生端联系起来,可采用的通信方式千差万别,如卫星通信、专用光缆连接、互联网、微波通信、局域网和城域网等,而各种媒介的信道容量、速率、带宽、传输距离、通信成本和应用场合也各不相同。在国外的研究中,普遍利用 ATM 专线进行通信,但它高昂的通信费用已成为制约遥外科手术发展的一个重要因素(据悉"林白手术"耗资约 100 万美元)。国际互联网作为世界上最为普及的网络,已经深入影响到人们的工作、生活、娱乐等层面,从而可以为研究遥外科提供现成的、低成本的通信手段。

为了手术安全并保证精度,一般医疗外科机器人运动的速度都比较慢,而且医生也融入了控制循环当中。但是医生不是机器人方面的专家,而且由医生全程控制机器人来完成所有的手术操作也容易使医生疲劳而产生误操作。尽管医疗外科机器人智能有限并且每次的手术任务各不相同,但是一些基本的任务,如缝合、切割等可以由机器人完成,因此由医生的高层规划与控制命令以及低层的医疗外科机器人智能相结合来完成手术操作,可以减轻医生的负担,提高手术的效率。此外,机器人遥外科系统是一个复杂庞大的系统,涉及诸多的环节,如人机交互、预测仿真、手术规划、图像处理、三维重构、图像配准、图形图像融合、网络通信、图像传输、协调控制、多传感器数据融合、系统集成、安全保障等。如何配置大系统中各分散的子系统的协调关系和结构,如何保证系统功能的实现以及辅助手术人员和医疗外科机器人的安全,如何最大限度地发挥医生和医疗外科机器人各自的优势,如何克服时延对系统稳定性的影响,如何布置系统的软硬件结构,都依赖于遥外科系统体系结构的确立。因此,机器人遥外科系统体系结构的研究,是决定系统成败优劣的关键。

因而,研究基于互联网的机器人遥外科系统的体系结构,对遥外科的研究和普及具有很重要的意义。

6.2　机器人遥外科系统体系结构

所谓系统的体系结构,是系统内功能模块的分解及其相互作用的描述。系统的体系结构对系统的功能实现起着至关重要的作用。设计良好的体系结构,不仅可以保证系统功能的实现和稳定性,而且应该为系统升级和功能扩展留有余地,具有一定的适应性;而设计不良的体系结构,不仅升级和维护困难,而且难以保证系统的稳定运行,甚至无法保证系统功能的实现。

6.2.1　遥外科系统体系结构现状分析

Computer Motion 公司的 Zeus 机器人系统和 Intuitive Surgical 公司的 da Vinci 机器人系统是本地遥外科机器人系统的典型代表。它们具有类似的结构和功能。图 6.1 为 da Vinci 机器人的体系结构[2]。它包括:

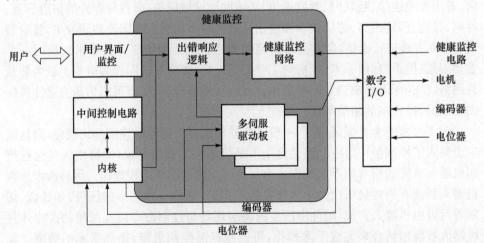

图 6.1　da Vinci 机器人的体系结构

用户界面/监控：层次式用户接口，有限状态机，处理用户输入输出；

中间控制电路：处理基本数学运算的线程，保证伺服平滑；

内核：执行伺服循环闭环；

多伺服驱动板：控制与监视伺服放大器；

出错响应逻辑：失效或故障保护电路；

健康监控网络：记录错误，通过出错响应逻辑控制放大器。

da Vinci 机器人系统在物理上分为医生控制台与患者手术台两部分，但两者之间的物理距离有限，不适合实施异地远程手术。

为能实施远程手术，工作人员对 Zeus 机器人系统进行了改造，通过在医生控制台与患者手术台之间加入网络通信、视频会议、IP 语音通信、通信计算机与机器人控制器，使之摆脱了物理距离的局限，可以进行远距离的异地遥外科手术。图 6.2 是"林白手术"中的机器人遥外科系统结构。但是在这个系统中，他们采用的是对现有的技术进行集成，并且使用的是法国电信公司提供的 ATM 专用通信网络连接，网络时延很小，因而没有采用视频反馈下的主从控制以外的技术去克服时延。

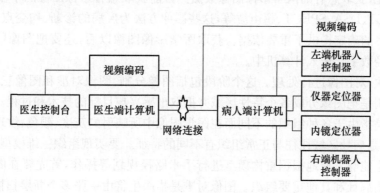

图 6.2　"林白手术"的系统结构

MIT 的 Sheridan 提出一种患者现场有非专业人士辅助的遥外科手术方案，即医生专家除了远程控制机器人为患者进行手术以外，还要与现场的助手进行交互，命令助手做辅助工作。而助手可能不是专业受训人员，必须在医生的指导下做辅助工作。从现实发展看来，这种方案是比较切实可行的。

遥外科还是一个新的研究领域，对它的深入研究还在进行当中，目前尚无统一规范的系统结构可供参考。遥外科系统也属于遥操作系统，因而遥操作的很多研究成果和技术方法也可以应用于遥外科，但目前的遥外科还未对如何从系统结构上引入这些技术成果进行研究。通过对已有遥操作系统结构进行分析和研究，再结合遥外科的特殊性，可指导实际遥外科系统的设计工作。

6.2.2　外科机器人系统的工作过程

　　Rembold[3]将医疗外科机器人系统的工作过程分为图像获取、图像处理、手术规划、图像配准与实施手术四个阶段,如图 6.3 所示。具体介绍如下:

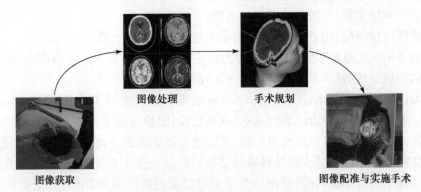

图 6.3　医疗外科机器人辅助手术的过程

　　首先,获取患者的医学影像图像数据。目前获取患者影像图像的手段有 CT、MRI、PET、DSA、SPECT、超声波等,这些影像方法为疾病的诊断、病变点的定位、手术方案的确定提供了重要依据。获取医学影像图像以后,还要把图像信息通过某种途径数字化输入计算机中。

　　其次,对图像进行处理。这个阶段包括图像分割、图像对准和图像三维显示。图像分割是把图像分成各个特性区域并提取出感兴趣目标的技术和过程。在这里"特性"是指由于各种组织的不同而在医学图像中所映射的灰度、颜色、纹理等的不同,特别是病灶区域往往与正常组织有不同的特征。要实现组织三维模型的重构,并使医生能够方便地根据重构模型进行手术路径规划等操作,首先要在图像数据中识别出病灶和其他重要组织。图像对准是指医生将由一张多个断层扫描图像经过分割产生的多层图像的相互位置进行对准,因为每个图层中的图像位置是任意的,其倾斜角度也有差别。如果要得到患者准确完整的信息,必须对各个图像进行矫正,使其位置、倾角等特性保持一致。只有这样,才能得到患者准确的模型信息;否则,重构模型将扭曲,无法正确反映患者信息,以后工作的正确性也无从说起。图像三维显示是根据患者获取的二维图像数据重构生成三维空间内的立体模型并进行显示,使医生能获得直观的立体可视化。

　　再次,进行手术规划和模拟。在得到患者的三维模型之后,医生可以看到患者手术部位的三维重构图像,从而对手术部位及邻近区域的解剖结构有一个明确的认识。然后在专家系统支持下,根据图像信息确定病变位置、类型等信息,给出诊断结果。根据诊断结果医生制订相应的手术方案,并将手术方案显示在三维模型上,再利用虚拟现实技术按照手术方案对手术过程进行规划与模拟操作。专家系统中应预先存储大量的医学知识和专家临床经验。以神经外科立体定向手术为例,医生根据三维模型判断出肿瘤的位置,规划系统则计算出肿瘤的轮廓范围和体积,在三维模型上给定手术的入针点、穿刺路径和穿刺深度,而医生可以根据自己的临床经验修改方案,直到满意为止。

最后,进行图像配准与实施手术。在医疗外科机器人系统中,手术规划在计算机图像空间中进行,而机器人辅助手术则在机器人空间中操作。只有通过图像配准建立图像空间和机器人空间的映射关系,在计算机图像空间中确定的手术方案才能在机器人操作空间中得到准确执行;在手术过程中,手术导航系统才能实时跟踪机器人末端的手术工具并将其显示在计算机屏幕上。实施手术时,医生发出运动开始命令,机器人根据手术规划系统提供的轨迹参数生成运动指令,发送给机器人控制器,控制机器人完成指定操作。医生始终处于规定和控制机器人一步一步完成任务的重要位置,特别是出现紧急情况时,机器人可以及时按照医生的指令停止或运动到安全位置。

6.3 基于 Agent 的分层控制遥外科系统体系结构

在分析比较了国外遥外科系统结构、遥操作系统体系结构及医疗外科机器人工作过程的基础上,本节面向图像导航的异地远程手术,本着功能模块化、层次化、系统可扩展的思想,基于过去的工作基础[4,5],提出了基于 Agent 的分层控制遥外科系统体系结构,如图 6.4 所示。由图 6.4 可以看出,系统从功能上分为五个层次,每一层完成不同的任务,而每一层又由不同的功能模块完成。整个系统集成了人机接口、VR 仿真、手术规划、图像导航、网络通信、Agent 智能体、视频监控等功能。

图 6.5 是系统的功能拓扑结构图。由图可知,系统总体上属于 C/S 结构,其中服务器端负责医学图像的输入、医疗外科机器人的控制、视频图像的采集与传输等任务;客户端负责医学图像的处理、手术规划、视频监控、图像配准、手术模拟与预测控制等功能。通过对功能的分解与集成,简化了系统结构,使得系统具有通用性、开放性和可移植性的特点。

整个系统完成如下任务:

(1) 具有力/触觉反馈的人机交互接口;

(2) 基于虚拟现实技术的医疗仿真;

(3) 仿真图形和视频图像的叠加融合;

(4) 图像空间与手术空间的远程配准;

(5) 多路视频监控图像的网络传输;

(6) CT/MRI 医学影像图像的压缩与传输;

(7) Agent 智能体。

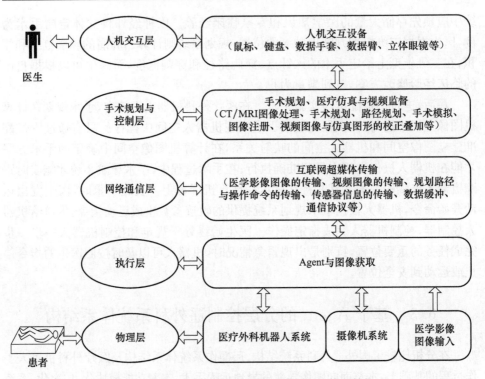

图 6.4　基于 Agent 的分层控制遥外科系统体系结构

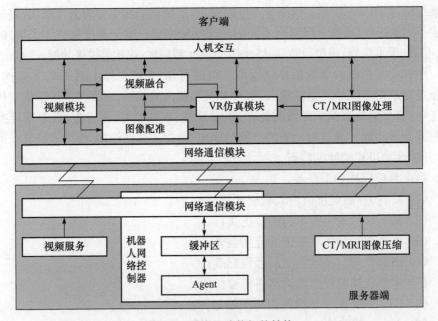

图 6.5　系统的功能拓扑结构

遥外科系统工作流程如图 6.6 所示。首先在患者患处附近贴 4 个标记点,进行 CT/MRI/US 图像扫描,获得病灶周围不同截面的扫描图片;然后将扫描图片通过网络传输到远程客户端。远程专家对扫描图片进行分析,勾勒出病变组织轮廓和标记点,并由此建立患者的图像空间参考坐标系;然后远程专家通过视觉对处在异地的患者体外的标记点进行空间定位,获得标记点在机器人空间中的坐标。系统通过标记点在图像空间中的坐标和机器人空间中的坐标,建立图像空间和机器人空间的映射关系,从而确定病灶在机器人空间中的位置。同时,VR 仿真系统通过对图片的分析,建立患者的病变组织以及周围组织的三维立体模型。医生对手术进行规划,确定手术路径和手术方案,并利用人机交互设备根据拟订方案和路径进行术前仿真手术。当确定手术路径和方案无误并完成优化后,医生可以控制实际的机器人进行真实的手术。

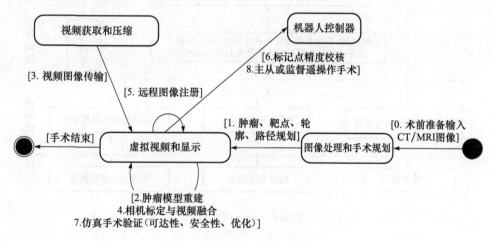

图 6.6 遥外科系统工作流程

6.3.1 Agent 子系统

Agent 是智能体、代理的意思。在遥外科系统中,Agent 负责对医疗外科机器人的直接控制,医生对医疗外科机器人的控制都是通过 Agent 间接实现的。Agent 具有一定的智能,可以完成一些基本任务,如切割、局部缝合等;Agent 同时对传感器信息进行监控,当发生危险时,可以自动中止机器人的运动,等危险消除后在医生的允许下恢复运行。Agent 虽然对医疗外科机器人进行直接控制,但是医生的命令具有最高优先级,即无论在何种情况下,Agent 应当首先忠实地执行医生的意图。

Agent 的设计有多种类型,可以设计为协商系统或反应式系统。具有分层控制结构特征的协商式 Agent,适合结构化预知环境,但是这种结构缺乏处理非结构化和非确定环境的灵活性。而被动式或反应式 Agent 是由与传感器输入紧密联系的一系列行为组成的,在每种行为之间的控制流和通信流受到限制较少,当多种行为交互时自主控制就开始起作用,因此反应式系统更适合非结构化非预知的环境。此外由于它的分布式特征,更复杂的行为可以由基本动作衍生而出,因而更具有竞争力。层次式结构的 Agent 兼具反应式 Agent 易于驾驭和协调式 Agent 目标导向行为的特点,因此依据 Saridis 的分层递阶与分解协调思想[6]设计 Agent,如图 6.7所示。

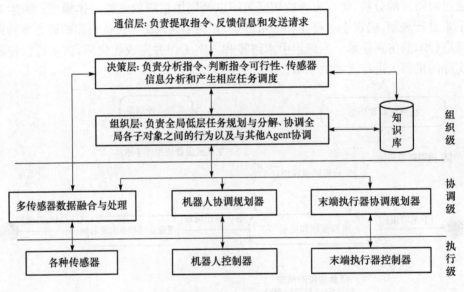

图 6.7　Agent 的结构

　　Agent 由组织级、协调级和执行级组成。组织级又由通信层、决策层和组织层组成。通信层负责 Agent 与外界通信,主要任务是从数据缓冲区获取任务指令、反馈状态信息与执行信息;当需要医生干预或者与其他 Agent 协调时,发出干预或者协调请求。决策层进一步分析任务指令,并结合知识库判断任务指令的可行性和安全性,根据任务指令要求产生相应的任务调度;当传感器检测到 Agent 自身不能处理的意外事件时,中断任务的执行,向医生发出干预请求,等待医生处理。组织层根据决策层给定的任务要求、传感器信息和协调级反馈的信息,结合知识库进行低层任务规划和任务分解,并负责协调各子对象之间的行动以及依据传感器信息实时修正任务规划;除此之外,组织层还要负责接收和存储知识、经验和数据,建立"事件-响应表"等。协调级由多传感器协调器(多传感器数据融合与处理)、机器人协调规划器、末端执行器协调规划器组成。协调级是组织级与执行级的中间机构,负责把组织级分配的任务通过规划器进一步规划分解成可由本单元执行的动作序列,然后传给执行级执行;同时,向高层发送状态和信息,请求其他协调器的工作配合。执行级由各种传感器和各个单元的控制器组成。各个单元的控制器接收协调器的指令,并控制对应物理实体完成相应动作。

Agent 技术的应用,简化了系统的结构,并且可以增加新的 Agent 使系统具有扩展性,每个 Agent 负责控制相应的机器人系统。医生对不同机器人的控制命令通过通信协议中的控制对象加以区分,对不同机器人的命令将被识别并分别放到每个 Agent 各自的命令缓冲区中;在多个医疗外科机器人协同工作时,Agent 可以和其他 Agent 进行协调,从而保障机器人系统可以安全、可靠地执行手术任务。

6.3.2　网络通信子系统

在基于网络的遥外科系统中,所有的信息都是通过网络传输的。一方面,客户端将医生的控制命令通过网络传送给服务器端;另一方面,服务器端将手术现场的工作场景、视频图像、声音、传感器信息和执行结果通过网络传送给客户端。通信子系统负责客户端和服务器端的通信工作。由于网络通信存在信息传播时延、噪声和丢包等不可避免的问题,如何充分利用带宽避免阻塞以及确保通信的准确顺畅是通信系统必须考虑的问题。

为区别于传统的多媒体传输,这里把包括图像、声音、数据和传感器信息内容的数据传输称为超媒体传输,其传输结构如图 6.8 所示。通过两个 Socket 连接通道进行通信,一个通道专门用于视频图像数据的传输与控制;另一个通道专门用于控制命令与反馈信息的传输。

通信协议的选取与制定,是影响系统整体性能的重要一环。医生对系统各个层次以及物理硬件的控制都是通过协议实现的。在网络层,选用 TCP/IP 协议作为基础通信协议,然后在应用层制定系统的应用程序通信协议。应用层协议制定的好坏直接关系到系统的扩展性和灵活性。

在主从控制方式下,医生连续发送的控制指令与服务器端医疗外科机器人较慢的执行速度形成了一对矛盾,往往是前一个指令还没有执行完毕,后一个指令已经到达。为了避

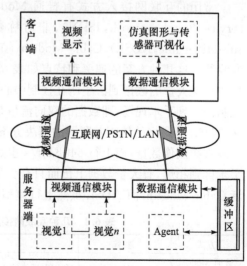

图 6.8　超媒体网络传输子系统

免控制指令丢失,可以采取以下策略:

(1) 仿真模型数据有变化时再发送。客户端必须实时采集医生所用交互设备的信息,并将模型的数据送给服务器端。这样做最好的方式就是定时采集与发送。但医生在手术过程中出现停顿或者等待时,仿真图形的数据就没有变化,这时发送同样的数据就会浪费通信资源。所以,在客户端发送数据前首先检测数据与上次数据相比是否发生变化,如果变化就发送,否则放弃发送。

(2) 服务器端建立命令缓冲区。由于客户端的控制指令会源源不断地到来,所以服务器端可以把来自客户端的请求(指令)缓存起来,类似 Windows 的消息机制,这样就可以避免指令的丢失。缓冲区采用链表建立的队列形式,后来的指令放在队尾,Agent 自动从队头提取指令,逐个执行直到队列为空。但是考虑到有时会有一些特殊指令要求被优先执行(如干预指令),因此服务器端的数据通信模块有请求(命令)分析功能,需要优先执行的指令将被插入队列的前面。

(3) 任务反应机制。医生发出的遥操作指令分为控制指令和任务指令。对于控制指令,服务器端可以不必反馈执行信息(因为有视频反馈,而且数据 Socket 通道是基于连接的 TCP/IP 协议);而对于任务指令,如监控指令、校正指令、自主指令等一些操作中的关键点,医生就必须等待服务器执行完指令并返回指令执行结果后,再进行下一步的操作。

异地手术中,手术区的视频图像和 CT/MRI 图像要传输到指令区,其中 CT/MRI 图像无实时性要求,但视频图像必须是实时的。除了图像数据以外,指令区与手术区之间还存在实时的语音数据、控制命令和反馈状态信息数据的交互。因此,指令区与手术区之间的通信必须保证一定的带宽和稳定性。

常用的互联网接入方式有普通 Modem 拨号、综合业务数字网(intergrated service digital network,ISDN)、非对称数字用户线环路(asymmetrical digital subscriber line,ADSL)、Cable Modem、帧中继(frame relay,FR)专线以及 ATM 专线等。这几种方案的速率和特点如表 6.1 所示。在遥外科手术过程中,手术现场要传送大量的数据到医生所在控制中心,而控制中心只需传送少量的语音数据、控制命令到手术现场,即数据的双向流量是不对称的。根据这个特点可知,在客户端 ADSL 是最好的接入互联网的解决方案,其下行 8Mbit/s 的带宽正好可以下载海量视频图像数据,而上行 640Kbit/s 也足够传输医生的语音与控制数据。而在手术区则相反,有大量数据上传而只有少量数据下载,因此可以选择 ATM 专线或者 Cable Modem,而 ADSL 虽然上行速率较慢,但也可以作为备选。

表 6.1　几种互联网接入方式的优缺点比较

方式	速率	优点	缺点
普通 Modem 拨号	56Kbit/s	利用电话线接入,独享带宽;成本低廉	速率慢,占用电话

续表

方式	速率	优点	缺点
ISDN	128Kbit/s	利用电话线接入,不占用电话,独享带宽;成本低廉	速率一般
ADSL	上行 640Kbit/s 下行 8Mbit/s	利用电话线接入,不占用电话,独享带宽;成本低廉	
Cable Modem	10Mbit/s	利用小区宽带接入;速率快	共享带宽,速率不稳定
FR 专线	2Mbit/s	独享带宽;速率快	成本高
ATM 专线	1~10Mbit/s	利用专线连接,独享带宽;速率快	成本高

6.4 系统控制模式

关于遥操作的控制方式,国内外已经提出许多,如监督控制、力-位置混合控制、主从控制、预测显示控制、双端口控制、遥编程控制等,每种控制方式各有其特点。而在遥外科机器人系统中,常用的控制模式分为三种:菜单控制、主从遥操作和遥编程控制。

(1) 菜单控制。菜单控制是医生通过菜单发出对机器人的复位、暂停、恢复运行、运动到指定位置等控制指令,由 Agent 自主控制医疗外科机器人执行。

(2) 主从遥操作。主从遥操作是医生借助于交互设备通过医疗仿真和医疗增强现实环境控制虚拟机器人进行虚拟手术操作,而系统同时会将医生发出的命令通过网络发送给 Agent,Agent 对医生的命令进行分析后控制实际机器人进行真实的手术。

(3) 遥编程控制。遥编程控制是医生在利用医疗仿真和医疗增强现实环境进行手术规划与手术模拟后,从数个规划方案中选出最优方案,控制虚拟环境中的医疗外科机器人进行手术,对机器人进行手术的路径规划、轨迹规划进行离线示教编程;然后医生将规划好的路径传送给 Agent,由 Agent 控制医疗外科机器人进行实际的手术操作,而医生则在客户端通过视频图像和反馈信息进行监督。

本章面向异地远程手术,提出并阐述了基于层次式 Agent 的网络遥外科机器人系统体系结构,设计了遥外科系统的工作流程,详细介绍了所设计的 Agent 智能体,对网络通信所采用的方式进行了比较,给出了网络通信的策略,讨论了遥外科系统的控制模式。Agent 技术的应用以及对功能的分层与分解,简化了系统结构,使得系统具有通用性、开放性和可移植性的特点。

参 考 文 献

[1] 孟偲.机器人辅助遥外科关键技术及实验研究.北京:北京航空航天大学博士学位论文,

2004.

[2] Gary S,Guthart J,Salisbury K. The intuitive telesurgery system:Overview and application. Proceedings of the IEEE ICRA,2000:618-621.

[3] Rembold U,Burghart C R. Surgical robotics:An introduction. Journal of Intelligent and Robotic Systems,2001,30:1-28.

[4] 孟偲,王田苗,丑武胜,等. 基于 Agent 的网络遥操作体系结构及控制策略研究. 高技术通讯,2003,13(7):58-63.

[5] 孟偲,王田苗,张玉茹,等. 遥操作在神经外科手术中的应用研究. 高技术通讯,2003,13(11):61-65.

[6] Müller J P. The right agent (architecture) to do the right thing. Intelligent Agent V (Agent Theories, Architectures, and Languages). Proceedings of 5th International Workshop, Paris,1998:211-225.

第7章 医疗外科机器人的人机交互技术

医疗外科机器人在临床应用和推广过程中必然面临效率、可用性、可靠性、安全性、成本、道德、法律、规范等问题,这些问题均属于人机交互的研究内容。有关机器人人机交互方面的研究大多是开发合适的工具和设备、改进操作和提高效率等。本章从系统工程的角度,将社会技术系统中的理论与方法应用于医疗外科机器人的研发,重点引入系统化开发方法,为研发高可靠性、可用性的医疗外科机器人提供方法性指导。

7.1 医疗外科机器人中的人机交互问题

7.1.1 医疗外科机器人人机交互的必要性

将人机交互的理论和方法应用于医疗外科机器人的设计是解决临床问题的一个有效手段。Alexander[1]认为在产品的开发阶段,系统工程专家很少关注所谓的"用户"这个自然特性,进而提出了产品利益相关者的洋葱图模型(图7.1),指出该模型可以在需求分析阶段辨识和评估用户的作用,从而有效地避免产品使用过程中的不稳定和降低出现故障的风险,强调在需求分析阶段必须采用社会技术系统的方法考虑用户所关心的问题,即强调工作系统中人和机器交互的问题。

医疗外科机器人的临床应用,对患者来说克服了传统外科手术的一些弊端,有很多潜在的好处;但人机交互手段的改变,对医生来说则带来了严重的不利,如失去三维视觉反馈和本体感受、较差的分布式手眼协调能力、不良的设备和工作站设计、手术室小组成员组织和任务变化等。按照 Rahimi 和 Karwowski 的观点,这些不利因素都是机器和人在工作中发生危险的潜在根源,因此这些变化都会导致医疗手术最关心的安全问题[2]。尽管有关机器人手术在安全问题上发生的事故报道只有1例,但对于尚在应用起步阶段的医疗外科机器人领域来说,可以认为它在实际应用中对事故的发生起着重要作用。因此,安全问题成为阻碍这个领域发展的一个瓶颈。尽管已经有众多科研机构在大力研发并推广临床应用,但真正市场化较好的医疗外科机器人系统却只有用于神经外科手术的 NeuroMate 系统和用于通用手术的 da Vinci 机器人系统等可数的几种,相对于庞大的市场来说,远没有普及。

由于医疗外科机器人应用场合的特殊性:手术时,患者是人机系统中的一个部件,同时又是工作的对象;医生必须与机器人合作才能达到最大化的效果。因此,

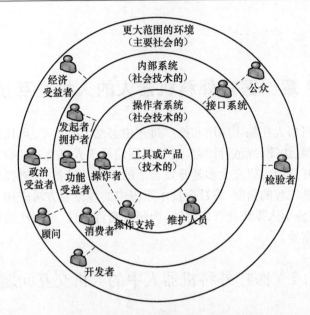

图 7.1　产品利益相关者的洋葱图模型

Davies[3]认为医疗外科机器人和工业机器人是两个完全不同的领域。用于工业机器人的人机交互和安全分析策略主要考虑除编程调试外如何避开人和机器人的接触问题,这些方法应用于医疗外科机器人领域是不合适的。

　　另外,医疗外科机器人的研发涉及机械、电子、计算机、控制、医学等多个学科的技术和知识,这导致用于医疗外科机器人系统的设计和临床应用面临巨大挑战。为此,Taylor 认为,可采用系统科学的方法解决多学科问题。但在实际的临床过程中,医生、护士等医务人员以及患者、医疗外科机器人系统、手术室、手术流程等构成一个复杂的人机系统,在这个系统中,医疗外科机器人系统被作为扩展医生技能的工具来看待,不能独立于医生和医务人员之外。因此,Rau 等[4]指出引入人机交互理论和方法到系统开发中意味着切实采取了多学科的方法,是解决上述问题最有效的途径之一;并且,Buckle 等指出人机交互理论通常倡导采用系统的方法去解决工作和工作系统设计问题。人机交互理论和方法能够为日益增长的基于技术依赖的手术过程和系统的最大化效率和安全提供合理的基础。Delano[5]研究表明,在医院、医疗保障中心、医疗产品与系统设计的场合,人机交互理论或者以人为中心的设计流程的组建是既不费力也不费钱的事情。

7.1.2　人机交互的概念

　　人机交互(human-machine interaction,HMI)是一门研究系统与用户之间互动关系的科学,属于工效学/人因学(ergonomics/human factors)的范畴[6]。在人机交互中,人与机器进行互动的可见部分被称为人机界面或人机接口,用户通过人机界面同系统进行交流或操作。人机交互中的系统既可以是各种机器,也可以是计算机化的系统和软件,还可以是其他工程技术系统。人机交互的主要用途包括:①提高工作中的效率和效果,包括增强使用的方便性、降低错误、增加生产率;②提高特定期望下人的价值,包括提高安全性、降低疲劳、减轻压力、增加舒适度、更多用户的可接受性、增强工作满意度和提高生活质量。

　　研究计算机化的系统和软件的人机交互被称作 HCI(human-computer interaction)。ACM(Association for Computing Machinery)将 HCI 定义为"一门研究人与计算系统进行交互的设计、评估、应用以及研究人与计算机系统周围主要环境相互作用的科学"[7]。

　　广义上的 HCI 是指所有包含计算机的人机交互。目前的医疗外科机器人系统大多是在计算机导航系统的交互下完成的,同时又需要考虑人和机器人的直接交互,因此严格说来医疗外科机器人的人机交互属于广义 HCI。为了不让人产生人机交互就是狭义 HCI(人与计算机软件操作界面的交互)的误解,本章中所说的人机交互理解为 HMI,但 HCI 中的相关方法可以直接应用。

　　本节以 Helander 模型为基础[6],给出了人机交互的概念模型(图 7.2)。由模型可知,人机交互的过程可表述为:在环境(自然环境如照明、色彩、振动和社会环境如组织、文化、制度、法律、规范、道德等)条件的制约下,人通过感觉器官感受机器(泛指设备或工具等工作系统)的输出信息,并传递到大脑中进行信息处理,做出决策,促使人的肌肉骨骼运动,以控制机器按照人的意志进行工作。这里,人和机器的工作方式正好相反,人是经过"感知信息→决策处理→控制命令输出"过程,即"S—O—R"(sensors,operation,reaction)过程;而机器却是经过"接收命令→决策处理→结果显示"过程,即"C—O—D"(command,operation,display)过程。图 7.2 中人与机器进行通信和控制的部件就是人机界面,方框内容为人机交互所研究的内容。

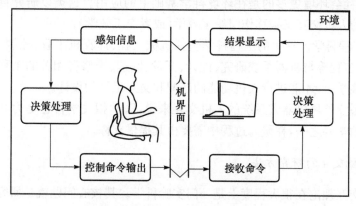

图 7.2　人机交互概念模型

7.1.3　人机交互的理论和方法基础

1. 人机交互的理论基础

人机交互是研究人、机器、环境三者之间的联系。由于其固有的可实践性以及包含满意度的设计标准,因此属于系统工程范畴的多学科综合而形成的工程学科,而不是科学学科。其理论的基础主要来源于以下几个方面:

(1) 系统理论。人机交互的核心是将人、机器、环境作为一个系统来考虑其效率、安全、操作的满意度问题,强调人在系统中的核心作用。因此,系统的功能、组成、可靠性、控制规则、层次性,以及系统信息的接收、存储、处理、响应等信息交换过程的相关理论直接为人机交互的分析提供基础指导。

(2) 认知科学。认知是指通过形成概念、知觉、判断或想象等心理活动来获取知识的过程,即个体思维进行信息处理的心理功能。对认知进行研究的科学被称为认知科学。人机交互是在该理论基础上研究人、机器、环境系统中人的工作效能及其行为特点,从而进行系统的设计。这类以研究认知行为为主的人机交互被称作认知工效学。

(3) 人体科学。人体科学是研究人体生理学、解剖学、生物力学、人体测量学等以实验和统计为基础进行人的特征描述的科学。在人机交互系统设计中,要考虑人的作业能力及其限制、作业姿势、作业空间范围、作业的累积损伤等问题,人体科学为这些设计提供基础的数据。这类以研究人体科学为主的人机交互又被称作人体工效学。

(4) 环境科学。环境科学是一门研究人类社会发展活动与环境演化规律之间相互作用关系,寻求人类社会与环境协同演化、持续发展途径与方法的科学。而人机交互所研究的工作周围的温度、湿度、照明、色彩、污染、振动等自然环境以及组织、管理等社会环境更多的是在环境科学基础上的应用。这类以研究自然和社会环境为主的人机交互又被称作组织工效学(或者宏工效学)。

(5) 工程科学。这里的工程科学包括机械工程、计算机工程、控制工程、管理工程、安全工程等与机器系统研究、设计、开发、制造、维修等相关的工程学科。只有了解这些学科,才能进行人机功能的匹配和交互工具的设计。

对于医疗外科机器人系统的人机交互来说,医学相关学科也是为其研究提供基础理论的学科之一,在研究过程中需要由其提供支撑。

2. 人机交互的研究方法

人机交互理论在很大程度上是一门实验科学。其核心问题就是研究以人为中心的设计(human-centered design,HCD),并将人的能力和行为的相关信息应用到产品、工具、环境等设计中去。这些相关信息大部分是基于实验和观察得来的，除了通过观察和实验获得数据以外，人机交互还经常利用这些数据进行产品或系统的评价。因此，人机交互的研究主要有描述性研究、实验性研究、评价性研究等三类研究形式。

（1）描述性研究主要是对某类人群或个人进行系统的测量和叙述，以形成命题和假设的研究形式。例如，通过人体测量获得人体的相关数据，这些数据就可以用于产品的尺寸设计上。

（2）实验性研究就是通过实验来获得所需变量的特征的方法。例如，通过测试人的反应时间以获取数据，用于人机界面的设计。

（3）评估性研究就是利用描述性研究或者实验性研究的结果对系统进行评价，以获得系统绩效的方法。

上述三类研究的形式都有共同的问题求解过程，即明确问题→确定研究对象→分析所要研究对象的变量→工作抽样的过程→结果的分析→制定用于指导设计的相关标准或规范。

在上述研究过程的应用中，会有很多具体的研究方法，如问卷调查（questionnaire）法、访谈（interview technique）法、任务分析（task analysis，TA）法、认知预演（cognition walkthrough，CW）法、危害分析（hazard analysis）法、人的可靠性分析（human reliability assessment，HRA）法、工作负荷分析（word-load assessment，WLA）法等[6~8]。

3. 人机交互的设计流程

对于不同的人和不同的应用对象，人机交互的设计流程模型也各不相同，典型的设计流程模型包括 Norman[9] 的交互式过程模型、Helander[6] 的系统设计和重设计流程模型和 Mayhew[10] 的可用性工程生命周期设计流程模型等[11]。其中，Norman 模型是最为通用的交互式模型，通常作为系统开发过程中的一个指导原则和指导思想。

7.1.4　医疗外科机器人领域人机交互的研究内容

Karwowski 给出了人机交互系统中人-系统兼容性过程，用以阐明人、机器、环境系统之间如何作用而达到系统目标的途径（图 7.3）[8]。其中，环境系统、操作人员、工程技术三个方框中描述的内容就是人机交互所研究的内容。《人类工效学国家标准》和 Human Factors Design Standard （HFDS）给出了人机交互的研究内容，主要包括：人的认知和信息处理系统研究、人体测量和生物力学研究、人机界面设计（包括显示和控制等）、工作环境设计、工作场所与作业空间设计、工作系统设计、人员选拔与培训设计、人为失误、事件和安全问题研究等几个方面。

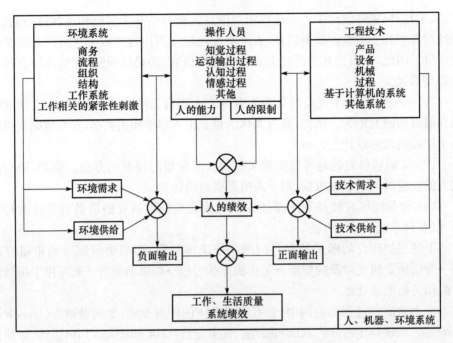

图 7.3　人机交互系统中人-系统兼容性过程

图 7.4 给出了 da Vinci 机器人系统的人机交互模型,这是一种典型的主从式医疗外科机器人系统的人机交互模型。该模型清晰地给出了在最大化配置医疗外科机器人系统下的 4 类人机界面,即医生与手术工具、医生与机器人、医生与仿真系统的手术工具、医生在虚拟现实环境下与感知设备等交互形式。

结合人机交互的理论基础和研究内容,将医疗外科机器人系统人机交互的研究内容分为如下 9 类:

(1) 研究人机系统的总体设计。在机器人加入手术室后,人机关系和人机

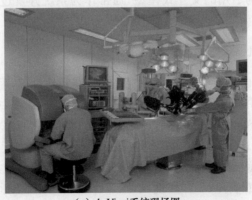

(a) da Vinci 系统现场图

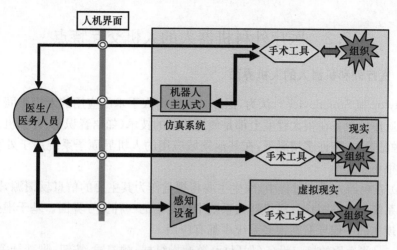

（b）最大化配置下的系统人机交互模型

图 7.4　da Vinci 机器人系统及其人机交互模型

界面发生了变化,必须充分考虑人机系统的整体效率和功能,进行系统级的设计和优化。

（2）研究手术作业流程和效率。新的机器人系统代替传统手术工具后,手术作业流程会发生一定的改变,因此必须进行设计和优化。

（3）研究手术室的布局和工作站的设计。手术室因增加了机器人系统而会改变系统的布局,同时主从端的机器人工作站也是一个设计的重点。

（4）研究改善手术工具、机器人等与人交互的接口或界面,使操作更加符合人的需求,最合理地进行人机功能的匹配。特别是新的技术出现后,改变了以前的交互模式,给医生带来的不利因素。

（5）研究软件的人机交互接口（狭义的 HCI）。包括虚拟现实和增强现实技术的研究、手术软件界面的可用性等问题。

（6）研究机器人手术条件下,系统的安全性、可靠性以及人为失误问题。尽管医疗外科机器人的应用在这个方面有很大的改进,但是否会产生新的问题仍需要进一步研究。

（7）研究医院的组织和管理制度。医疗外科机器人应用,在医院的管理和医务人员的配备上都会提出新的问题,因此这也是一个很重要的研究内容。

（8）研究远程实时手术。主从式手术的实现以及高效快速的网络通信技术的发展为远程实时手术的开展提供了可能,但也会面临着诸如通信时延等带来的严重的人机交互问题。

（9）研究和制定新的医疗手术的法律、规范、标准等问题。

7.2　医疗外科机器人的人机交互特点

7.2.1　医疗外科机器人的人机界面

Taylor 和 Stoianovici[12]认为,医疗外科机器人手术所应用的人机界面和在其他领域应用的设备在很大程度上都是使用相同的技术(如语音识别、计算机视觉和图像、触觉等)。在许多情况下,在其他领域应用的人机界面子系统用于外科手术时改动很小。

(1)在机器人手术过程中,医生主要将视觉作为其主要的信息反馈源,因此图像导航系统是目前医疗外科机器人系统中最基本的一种交互界面。基于虚拟现实和增强现实的图像导航在很多系统中都有应用。

(2)一些通用的接口设备(如鼠标、游戏操纵杆、触摸屏、按钮、脚踏开关等)也作为输入输出设备用于人机交互。由于在手术过程中要考虑安全、工效等因素,这些设备的功能在特定的使用场合会被重新配置。

(3)医生在手术过程中通常用语音来和手术室其他人员进行交流,语音输入也被应用在这些系统中用于双向的通信和控制,如 Zeus 机器人系统采用 IBM 的语音识别技术以及语音通信技术。

(4)在医疗外科机器人系统操作或仿真时,力和触觉的反馈通常是一个重要的因素。

另外,一个至关重要的问题就是要求保证医生在手术过程中掌握系统的相关信息而不是整体的详细信息。这些问题的解决在一定程度上需要通过详细的人因学设计来实现。

7.2.2　医疗外科机器人的人因学方法

图像引导在医疗外科机器人系统中非常重要,关于人机交互方法在这方面的应用也是比较多的。

人因学方法和原则在医疗领域的应用并不是新的事物,可以追溯到该学科的早期发展阶段。人因学的先驱吉尔布雷斯就研究了手术室作业效率问题,并指出外科医生必须从工业系统而非医院学习更多的有关运动研究、时间研究和科学管理的知识[13]。Stone 等认为人因学应贯穿医疗外科机器人系统设计的各个阶段[14]:在早期设计阶段能够理解人的能力限制和减少错误的发生,提高工作绩效;在设计过程中可以降低生产和维护的费用;在应用时能够使不安全事件的发生次数最小化,并解决不良工作环境下的长期不舒适问题;同时,人因学的任务分析可以帮助识别手术技能的关键元素,改善手术训练效果。

相比于其他领域,医疗外科机器人系统的人因学研究较少,为此,美国国家食品与药品管理局(Food and Drug Administration,FDA)发布了一些关于人因学在提高医疗产品设计方面的指导性文件,概要地介绍了基于人因学的医疗产品设计的重要性、用户接口设计、人因设计分析方法、可用性测试等常规性内容,可为产品设计者提供简单的通用设计知识。

英国医疗保健多学科评估技术中心(Multi-disciplinary Assessment of Technology Centre for Heath Care,MATCH)认为[15]:①人因学在医疗设备中的应用主要集中在以提高可用性和降低医疗错误为目的、以人为中心的设计上;②人因学主要用于产品周期的设计和评估阶段(极少的文献报道其用于诸如概念设计的其他阶段),同时表明医疗设备的设计通常是从技术驱动而不是从临床驱动出发;③人因学用于医疗设备设计中关于用户需求分析的方法主要有 7 个,即情境调查(contextual inquiry,CI)法、认知任务分析(cognitive task analysis,CTA)法、可用性测试(usability tests,UT)、启发式(heuristics)方法、认知预演(cognitive walkthrough,CW)法、核心小组(focus group)法、德菲尔法(Delphi technique)等。上述方法的应用大多是基于常识性的、被成功应用过的人因解决方法,即使改进也只是做了很少的变化。

在人机关系分析上,Stassen 等[16]比较了开放式手术、微创手术、小切口手术、机器人辅助手术等 4 种手术过程的人机交互模型(图 7.5),建立了医生的认知行

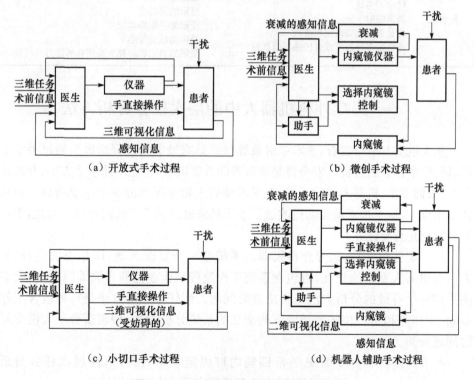

图 7.5　几种内窥镜手术的人机交互模型

为模型,从理论上分析了微创手术中认知行为的一些基本问题,并讨论了开发微创手术机器人的两种方法(技术驱动和临床驱动),认为临床驱动方法比技术驱动方法更易实现产品化。而临床驱动方法就是采用人机系统分析的方法。

Taylor 和 Joskowicz[17]比较了人和机器人各自的优势和劣势(表 7.1),为人机功能分配和任务分析提供了依据,从而为医疗外科机器人系统的开发提供了理论支持。

表 7.1　人和机器人的优劣势比较

对象	优势	劣势
人	良好的判断能力 良好的手眼协调能力 良好的灵巧度(在自然范围内) 能融合多种信息以控制动作 易于培训 多才多艺并能不断提高	易于疲劳和疏忽 抖动限制了高精度运动 受限的处理能力和灵巧度(超出自然范围) 不能透过组织观察 大体积的末端效应器(手) 受限的几何精度 难以保持稳定 易受辐射、传染等影响
机器人	良好的几何精度 稳定不晃动 隔离辐射 满足多种运动范围和负载 能集成多种数字或者传感器信息源	判断能力低下 难以适应新的环境 受限的灵巧度 受限的手眼协调能力 受限的触觉传感 受限的集成和解释复杂信息的能力

7.3　医疗外科机器人中的层次任务分析方法

从人机交互的角度看,手术中对系统绩效影响最大的过程是医生通过手术工具进行手术作业的过程。安全性是该过程的首要因素,也是不同手术方法(开放式手术、微创手术、机器人辅助手术)在手术绩效上相互区别的一个重要指标。而从技术角度看,这个过程就是通过改进手术工具来提高手术绩效的过程。因此,手术工具研究是首要任务。

从系统性角度看,医疗外科机器人系统是一个复杂系统,既包含医生/医务人员与机器人系统的交互,也包含系统工作流程与作业空间布局等问题,因此必须采用一个有效的分析方法来解决这类问题。而任务分析方法是一种包含工作空间、工作流和用户在任务环境下的交互的系统分析方法,特别适合于人机交互的问题分析。

本节以创伤骨科中常见的带锁髓内钉固定手术为例,研究层次任务分析(hierarchical task analysis,HTA)方法在机器人开发中的应用特点。

7.3.1　层次任务分析方法

　　HTA 方法就是首先设定系统的目标,然后分解成各级子目标,并进行规划以完成目标需求。而 HTA 方法定义的任务目标就是事物的特定状态,既可以是固定的序列或常规的过程,也可以是特定的选择规则和决策,还可以是两个或多个同时进行的操作。图 7.6 给出了任务分析的方法、技术和层次模型,可见,不同层次的分析分别采用了技术方法、概念方法、作业流程方法等。

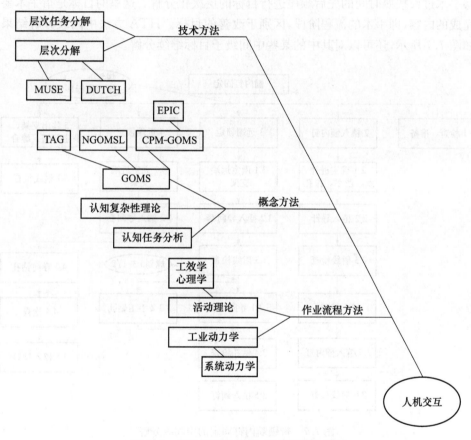

图 7.6　任务分析的方法、技术和层次模型

7.3.2　作业流程分析及重设计

　　以带锁髓内钉固定系统为例,作业流程可设计为五个阶段:带锁髓内钉固定系统重设计目标的制定、传统带锁髓内钉固定系统任务分解、数据收集与分析、人机功能重分配、重设计。

　　1) 带锁髓内钉固定系统重设计目标的制定

　　工效学方法在系统分析与设计中的应用是从改善系统效率、安全性、健康性等绩效目标来体现的。本次改善的目标是通过工效学的分析,提出对带锁髓内钉固定系统的重设计,以提高系统的效率、增强系统的安全性、降低系统对作业人员技能的需求,以减少作业过程中的人为失误。

　　2) 传统带锁髓内钉固定系统任务分解

　　本过程通过观看股骨、胫骨等带锁髓内钉固定手术的录像,并在医生的参与下将手术过程按照时间的先后顺序进行目标的层次化分解。这里的目标是指手术要完成的内容,即手术的流程阶段,区别于改善的目标。HTA 方法中间级分解结果如图 7.7 所示,还可以对其中的某些中间级子目标继续分解。

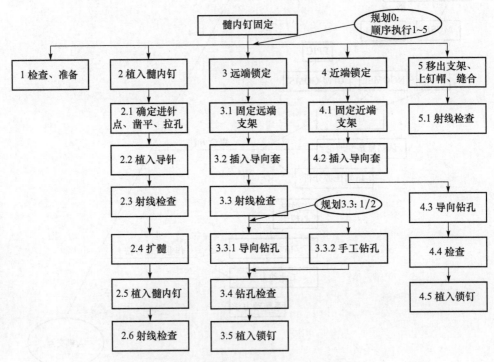

图 7.7　带锁髓内钉固定的中间级分解

1/2 表示两个任务中只执行其中的一个任务即可

　　3) 数据收集与分析

　　完成分解后,就可以进行详细的任务描述与任务分析了。任务描述就是描述使用什么工具或设备、做哪些事可以满足对应的目标。任务分析就是对任务中各种不确定因素进行分析(大多数情况下通过提问),发现中间的问题。本设计对医生及患者的安全性、技能需求等与系统中人的特征相关的问题进行分析,找到不适合医生作业的任务,进行改进。

对于技能的分析基于 Rasmussen 提出的三级认知行为模型理论,即分析在作业过程中对医生的技能需求属于哪一级别(分别用 SB、RB、KB 表示)。基于技能的(skill-based,SB)行为一般是在无意识状态下发生的,是一种自动化、高度整合模式的行为;基于规则的(rule-based,RB)行为是指在一个熟悉的工作环境下,操作者按照记忆中存储的规则进行操作;如果是在不熟悉的情景下,不能通过经验中已有的规则解决面临的问题,绩效的控制就必须上升到一个更高的概念水平,这种情景下的绩效就是目标控制和基于知识的(knowledge-based,KB)行为。从人因的角度,在作业过程中层次越低的技能需求,作业反应速率越快,失误率就越低,工作绩效越高。因此,这种分析主要是通过降低对技能的需求来达到改善系统绩效的目的。在本设计中,技能的需求级别是通过情境调查法调查医生,给出相应的评判结果。

对患者安全性的分析也是采用安全、不安全、极不安全三个类别,分别用 A、B、C 表示,调查后统计分析,得出结论。

这里还考虑了对医生的姿势、力量等生理的需求,即体力劳动强度。这类分析可以通过手术过程中的一些客观测量手段(如肌电图测量等)实现。为简单起见,这里也采用调查方法给出,分为Ⅰ、Ⅱ、Ⅲ三个强度级别,数字越大表明对劳动强度要求越高。

限于篇幅,这里不再给出调查表的设计和调查过程以及采用专家数据分析的过程,而直接给出结果,如表 7.2 所示。表中没有提及对系统绩效影响不大或者没有影响的任务,只列出了对系统绩效有影响的一些关键任务。有些目标所需要的技能和安全性相似,就放在一起进行分析。

表 7.2 部分任务的详细 HTA

目标编号	任务描述	任务分析		
		技能需求	体能需求	安全性
2.1	确定进针点过程,根据规则,通过判断找到进针点;并凿出进针孔	SB,RB,KB	Ⅱ	C
2.2,2.5	植入导针和植入髓内钉过程简单,但需要按照流程进行,还要判断是否有不正常情况发生	SB,RB,KB	Ⅲ	C
2.3,2.6,3.3,5.1	射线检查主要是分析是否达到预设情况	KB	Ⅰ	B
3.3.1,4.3	采用电钻通过导向装置钻孔,按规则进行	SB,RB	Ⅲ	A
3.3.2	手工钻孔,在导向装置偏离预设目标时进行,医生凭经验和规划进行,属于技能要求极高的任务	SB,RB,KB	Ⅲ	C

通过表 7.2 的分析结果发现,植入髓内钉的过程和远端锁定的过程是影响手

术成败的关键过程,对患者来说是极不安全的环境,对医生来说要求的能力也最高,是属于需要改进的地方。进一步通过调查发现,远端锁定采用手工钻孔的概率非常高,甚至有医生直接放弃使用远端瞄准器而采用手工钻孔的例子。所以从用户的角度来看,改变这两个方面是最需要的。

从工效学的角度,以用户为中心的设计主要从改善用户的绩效(如降低对用户技能的需求,即知识型决策改善为规则型,规则型改善为技能型,烦琐复杂的低技能需求通过机器实现)设计方面来进行,可以从作业流程的改善、工具设备的重设计、重新布局等几个方面着手。根据手术的实际情况,这里只能通过手术工具的重设计来实现。植入髓内钉的过程从技术实现的角度需要模拟人的操作过程,这个过程有人的判断、感觉、植入过程力量的变化等因素,根据表 7.1 中人和机器人的优劣势对照可知,这部分由人完成是合适的。尽管由机器实现从技术上是可以的,但实现起来非常复杂。而远端锁定的过程只要保证有一个可以随着髓内钉位置的变化而变化的导向机构即可实现,根据表 7.1 可知,这部分由机器人完成是合适的,并且这在技术上是不难实现的。所以,本次改进主要从远端瞄准器重设计方面来实现。

技术上,远端瞄准器的设计采用机器人在导航方式下实现是可靠的,也是可行的。

4) 人机功能重分配

这里的改进主要是对工具的改进,因此任务的重新分配就是在远端锁定过程中采用自动化的瞄准器,而不是传统的瞄准方法。也就是将人通过观察手工找到钻孔入点和方向改为由机器来实现,这一部分用机器代替了人的部分功能。

5) 重设计

人因重设计主要是针对人员选拔、培训的问题,重设计系统之后,对医生来说就是增加了对机器人操作的学习和培训。

机器重设计就是设计出导航条件下的机器人瞄准系统,由工程设计和研发人员实现。其原型样机就是双平面骨科机器人系统(图 7.8)[18]。

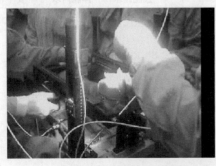 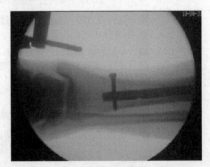

(a) 双平面骨科机器人手术过程　　　　　　　(b) 手术后的CT图像

图 7.8　重设计后的机器人原型样机

7.3.3　分析与评价

通过重设计后,带锁髓内钉固定手术过程的绩效有了明显提高(对医生的技能水平要求降低,患者的安全性增高),达到了设计目标。

此外,通过对改善后的系统和带瞄准器的传统手术试验进行对比(表 7.3),表明:机器人辅助瞄准组在锁定时间、X 射线下暴露时间、锁定成功率都比传统瞄准组有绩效上的改进。两组手术对比,机器人辅助瞄准组在 X 射线下暴露时间显著减少($P<0.05$)。

表 7.3　改进前后绩效对照

试验组名	锁定时间/min	X 射线下暴露时间/min	锁定成功率/%
机器人辅助瞄准组	4144±2199	1116±138	100±0
传统瞄准组	10142±4118	4171±3186	94.144±0.136

本设计采用了工效学的相关方法对带锁髓内钉固定手术中的瞄准装置进行了重新设计,采用了机器人辅助手术技术。结果表明,这种重设计是可行的。

从设计的分析过程来看,本设计采用了 HTA 方法、用户直接参与法、调查法、专家评判法等多种工效学的方法进行系统绩效的改善。这些改善都是围绕医生和患者来展开的,即采用了以用户为中心的分析方法。由此可知,将工效学等社会技术系统的方法用到医疗外科机器人系统的开发中,可以明确用户的需求,按照用户的特征设计产品,能够满足临床的需求。

总之,通过工效学的方法,能够将机器人技术引入临床中,推动机器人技术在医疗方面的发展;也为临床提供了新的手段,使医生从繁重的体力劳动与多变的手术环境中解脱出来,专注于医学技术的发展。

值得指出的是,改善无止境。这次面向临床的改善只解决了带锁髓内钉固定手术中远端锁定瞄准的问题。对于高精度的手术要求来说,实现完全自动化的髓内钉手术过程是有必要的,从技术上也是可以实现的;但从成本-效率共同兼顾的角度上能否适合临床的需求,这里并没有考虑。尽管本设计提高了医生技能需求和患者安全的绩效,但引入机器人到手术过程中,同样会面临新的问题,如机器人设计的安全性问题、机器人本体与人交互问题、导航系统的人机交互问题等。这些新的问题仍然需要从社会技术系统方法特别是功效学的方法分析中找到解决的办法。

7.4　医疗外科机器人中的人为失误辨识方法

人为失误是一类不合适的或者不期望的人的决策或行为(如遗忘、操作错误等),是导致医疗外科机器人系统失效的重要因素之一。Stanton 认为,人为失误是可以被辨识和预测的[19]。因此,本节将基于任务分析的失误辨识(task analysis for error identification，TAFEI)方法应用于医疗外科机器人原型系统开发的需求分析，来提高系统的临床可用性。

7.4.1　基于任务分析的失误辨识方法

TAFEI 方法由 Baber 提出的[20]，可用于设计和评估多人、多设备的复杂系统。TAFEI 方法的基本思路是：假设用户和设备的交互活动过程是通过一系列面向目标的状态来推进的，也就是说，用户的每一个行为都会改变设备的状态，直到用户达到其特定的目标。这意味着，交互问题可以用简单的有限状态机来表达。

TAFEI 方法从过程上由三个阶段构成：首先，用 HTA 方法(见 7.3 节)或者其他方法来描述系统交互中人的活动、目标和活动序列；其次，建立设备行为的状态空间图(state-space diagrams，SSD)，将人的活动和状态空间图进行映射；最后，建立设备应用过程中的状态转移矩阵。TAFEI 方法的目标是找到系统运行中可能发生的但不是期望的运行状态，在设计中采取相应的避免措施，从而提高系统的安全性和可用性。TAFEI 方法的分析过程如图 7.9 所示。

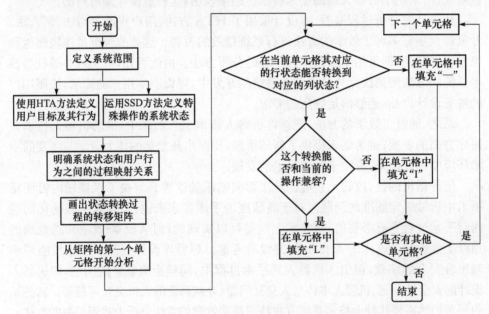

图 7.9　TAFEI 方法的分析过程

I＝非法；L＝合法；—＝不可行

7.4.2　骨科机器人系统的人为失误辨识

骨科机器人系统主要用于骨科手术中的高精度、高稳定性和高技巧性的手术操作工作(如导向、钻孔、牵引复位等)。骨科机器人系统(图 7.10)的手术过程分为术前规划、术中机器人操作、术后处理等几个阶段。机器人主要用于术中阶段,其使用过程是:①将机器人快速安装到相应位置;②启动控制台上的人机交互软件,调用术前规划数据;③从视觉跟踪装置中获取手术需要的数据,完成空间配准;④建立手术的路径和规划;⑤控制机器人运动到指定的位置;⑥完成机器人手术操作。

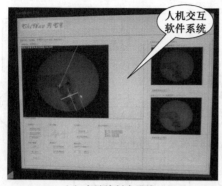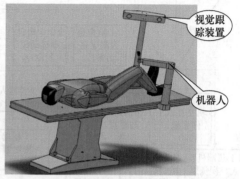

（a）主端控制台系统　　　　　　（b）从端机器人手术系统

图 7.10　骨科机器人系统原理图

可见,机器人手术过程中的人机协调工作比较复杂,从工效学角度看,极易出现人为失误。因此,本节采用 TAFEI 方法来设计机器人手术过程,以提高系统的可用性和可靠性。

1) 表征用户行为及其 HTA

将手术建立过程机器人的活动任务用 HTA 表示,如图 7.11 所示。HTA 的建立其实就是一个基于场景的分析过程,选取系统的典型分析流程进行分析。

2) 建立系统 SSD 及 TAFEI 图

SSD 本质上是一系列包含系统将被执行的、或者由系统产生的、包含系统目标状态的状态集合。对于每一个系列状态,都有当前状态和一些可能转到其他状态的输出口。例如,根据图 7.11 所示的目标活动 1.2(主端人机交互软件系统启动),在作业者未执行这个活动之前,系统的当前状态是“从端机器人、视觉跟踪等硬件设备安装到位”,此时系统的输出转换条件是执行目标活动 1.2,这样就可以实现软件系统变为“启动”状态。于是,从软件系统“从端机器人、视觉跟踪等硬件设备安装到位”状态到“启动”状态需要“等待”作业者根据其目标活动进行参与改变。因此,人的行为规划就和系统的状态联系起来,也就可以将数字化表达的 HTA 与 SSD 映射起来,以表明作业者的哪一个行为可以将设备从一个状态转换到下一个状态。HTA 与 SSD 关联到一起形成系统的 TAFEI 图,如图 7.12 所示。

由图 7.12 看出,每个表格中的第一行数字为定义的系统的有限个状态,第二行为系统状态名称,第三行及以后为需要进行的下一步操作,这个操作可能只有一

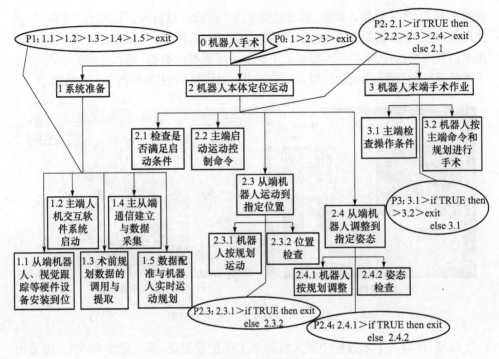

图 7.11　手术建立过程机器人的 HTA
>表示顺序执行

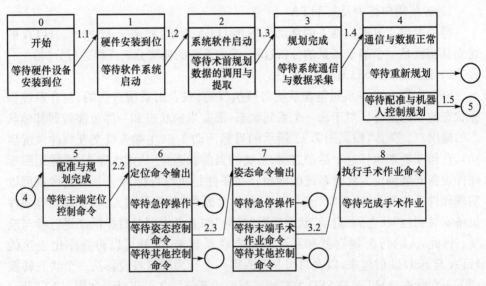

图 7.12　TAFEI 图

未标明的圆圈表明系统在其他目标活动的执行下进入系统未定义的其他状态,这里只选取一个能达到
目标的作业顺序进行表达,被定义的状态都是达到系统期望目标的一系列过程

种,也可能有几种(如在机器人定位输出过程中,可能是因为应急,也可能是因为其他需要而进行操作,这些操作就会导致系统转移到其他非正常流程期望的状态上)。两个状态之间的转换过程就需要 HTA 中相应的人的操作。这个过程也就是 HTA 与 SSD 的映射过程,即生成 TAFEI 图的过程。

3) 建立 TAFEI 状态转移矩阵

人为失误的辨识最初是通过状态转移矩阵来进行的。假设在任何时候 TAFEI 图中的每一个目标活动都是可以操作的,这是分析的一个前提。这样,就形成从一个状态到另外一个状态是否可行的矩阵图,如果可行就标为"L",如果达到不期望的状态就标为"I",不可能的状态转换标为"—"。本系统的状态移矩阵如表 7.4 所示。

表 7.4　系统状态转移矩阵

	0	1	2	3	4	5	6	7	8
0		L	—	—	—	—	—	—	—
1	—		L	—	—	—	—	—	—
2	—	—		L	I	—	—	—	—
3	—	—	—		L	—	—	—	—
4	—	—	L	L		L	I	I	I
5	—	—	L	L	L		L	L	I
6	—	—	L	L	L	L		L	I
7	—	—	—	L	L	L	L		L
8	—	—	—	I	I	I	I	I	

从 TAFEI 图和状态转移矩阵可以看出,我们期望的结果是系统状态从 0→1→2→3→4→5→6→7→8,也就是沿着状态转移矩阵对角线右上方的一条箭头线所指的方向进行。理想情况下,作业者会按照这个路线操作下去,但也有可能由于作业者的原因,进行了不应该的操作步骤,如在机器人未调整好位姿的情况下,点错了按钮,直接进行手术的操作,这样危险就会发生。所以,从这个状态转移矩阵上明显可以看出哪些状态间的转移是不合理的。为了防止因作业者的失误操作而导致这些不合理的状态发生,就需要在设计中加以限制,也就是从设计上就防止了人为失误的发生。表 7.4 中标有"I"的状态转移都是不允许的,需要设计考虑。另外,表中状态 2→4 的直接转换是合理的,但在设计中为了系统的规范性,这样的转换也可以加以限制,本设计就不加以考虑。

4) 分析 TAFEI 图结果

通过上面的分析过程,从人为失误分析的角度,对系统设计加以限制,这里给出设计的几条原则,为后面的设计提供可靠性的设计需求:

(1) 规范系统的操作顺序。在人机界面设计时,用 1,2,3,…可以表达状态顺序的数字或者用字母给出操作的顺序,或者给出操作顺序的提示,让作业者清楚其操作的过程。

(2) 设计操作的互锁机制,即当系统处于某一状态时,在人机界面上,只允许那些能够进行状态转换的目标活动,也就是让那些不希望的操作按钮或窗体处于非活动状态或隐藏状态。这样,即使用户发生误操作,也不会出现不希望的状态,提高了系统的安全性。

(3) 增加系统的反馈。例如,在从端机器人等硬件设备安装到位后,启动一个"设备安装完毕"的状态信号。这样,在主端人机交互界面系统启动后,就直接检测这个信号,用来确定是否允许状态 1 到状态 2 的转换工作,从而提高系统的通信效率。

(4) 增加特殊的硬件安全措施。在机器人本体定位运动和手术操作过程中,设备的自动运行时间较长,而人的参与程度相对来说会减少。为了防止系统硬件本身的失效,可以增加一个"dead-man switch"的脚踏开关。当系统自动运行时,为了让人时刻保持对机器人的控制,作业者不停地控制脚踏开关;当系统在较长时间(根据实际情况设定)没有检测到脚踏开关信号后,机器人立即停止运动,防止控制失灵,同时防止因作业者的注意力转移而导致对系统错误操控的问题。

7.4.3　分析与评价

TAFEI 方法是人机交互设计的一个有效方法,最先被工效学和人因工程学者通过试验证明,后来被应用于多个领域。TAFEI 方法的优点是分析者必须考虑人的活动及活动中可能导致的系统问题,它关注的焦点不是设备本身,而是人机交互的联系。这意味着分析者只能给出可能的系统设计及其修改思路,而不是寻求修改系统特定的特征。该方法不需要设计者操作实际的系统,所以该方法比较适合于早期的设计阶段。因此,将该方法应用到本项目的需求分析中是合适的,其结论通过与设计者和医疗专业人士的交流也得到了认可。

总之,在系统需求分析设计中,采用人为失误分析方法可以在设计前就考虑人为失误对系统影响,从而进行系统流程优化和采取合理的措施,以降低未来系统在操作过程中因人的操作失误而发生的不利影响,增强系统的可用性和安全性。

参 考 文 献

[1] Alexander L F. A taxonomy of stakeholders: Human roles in system development//Stahl B C. Issues and Trends in Technology and Human Interaction. Pennsylvania: IRM Press,2007: 25-71.

[2] Rahimi M,Karwowski W. A research paradigm in human-robot interaction. International Journal of Industrial Ergonomics,1990,5(1):59-71.

[3] Davies B L. A discussion of safety issues for medical robotics // Taylor R H, Lavallee S, Burdea G C, et al. Computer-Integrated Surgery. Massachusetts: MIT Press, 1996: 287-296.

[4] Rau G, Radermacher K, Thull B, et al. Aspects of ergonomic system design applied to medical work system // Taylor R H, Lavallee S, Burdea G C, et al. Computer-Integrated Surgery. Massachusetts: MIT Press, 1996: 203-221.

[5] Delano K T. Starting an HFE program. Proceedings of the Conference on HIMSS (Healthcare Information and Management Systems Society). http: // www. himss. org/content/ files/proceedings/2003/Sessions/session86_slides. pdf. [2007-12-10].

[6] Helander M. A Guide to Human Factors and Ergonomics (2nd ed.). London: Taylor & Francis Group, 2006.

[7] Ghaoui C. Encyclopedia of Human Computer Interaction. London: Idea Group, 2006.

[8] Karwowski W. The discipline of ergonomics and human factors // Salvendy G. Handbook of Human Factors and Ergonomics (3rd ed.). New York: Wiley Press, 2006: 3-45.

[9] Norman D A. The Design of Everyday Ehings. New York: MIT Press, 1988.

[10] Mayhew D J. The Usability Engineering Life Cycle: A Practitioner's Handbook for User Interface Design (Interactive Technologies). San Francisco: Morgan Kaufmann Publishers, 1999.

[11] Lehto M R, Buck J R. Introduction to Human Factors and Ergonomics for Engineering. New York: Taylor & Francis Group, 2008.

[12] Taylor R H, Stoianovici D. Medical robotics in computer-integrated surgery. IEEE Transactions on Robotics and Automation, 2003, 19(5): 765-781.

[13] Gilbreth F B. Motion study in surgery. Canadian Journal of Medicine and Surgery, 1916, 40: 22-31.

[14] Stone R, McCloy R. Ergonomics in medicine and surgery. http: // bmj. com/cgi/content/ full/328/7448/1115. [2008-03-30].

[15] Martin J L, Norris B J, Murphy E, et al. Medical device development: The challenge for ergonomics. Applied Ergonomics, 2008, 39: 271-283.

[16] Stassen H G, Dankelman J, Grimbergen K A, et al. Man-machine aspects of minimally invasive surgery. Annual Reviews in Control, 2001, 25: 111-122.

[17] Taylor R H, Joskowicz L. Computer-integrated surgery and medical robotics // Kutz M. Standard Handbook of Biomedical Engineering and Design. New York: McGraw-Hill, 2003, 29: 3-45.

[18] 胡磊, 张维军, 魏军, 等. 双平面骨科机器人结构设计和分析. 高技术通讯, 2006, 16(2): 149-152.

[19] Stanton N A. Human-error identification in human-computer interaction. Human-Computer Interaction, 2002: 123.

[20] Baber C, Stanton N A. Task analysis for error identification: Theory, method and validation. Theoretical Issues in Ergonomics Science, 2002, 3(2): 102-111.

第8章 医疗外科机器人的临床应用

8.1 概 述

外科是以手术为主要手段来治疗疾病的学科。外科技术的发展,就是要使手术效果不断提高、手术创伤不断缩小、手术安全性不断增强。而要达到这样的目标,就要对外科医生的操作精度、操作能力提出更高的要求。而医生受到人体生理结构的限制,在定位精度、重复定位精度、操作精度、操作稳定性、负载能力、抗疲劳能力、抗辐射能力等方面都有很大的局限性,而这些正是机器人的优势所在。因此,将机器人引入外科手术,将切实解决临床中遇到的很多问题,进一步促进外科技术的发展。但反过来,机器人在决策能力、处理定性信息的能力、灵活性和适应能力等方面又远不及人类(表7.1)。因此,在进行外科手术这样的复杂的、需要随机应变的操作时,外科医生还是操作的主角,而机器人只是作为医生的得力助手,帮助医生更好、更快、更安全地完成手术。

在临床中引入机器人的目的如下:

(1) 提高手术精度。确保手术操作的"正确性"。这里的"正确性"包含两层含义:一是能够准确地定义手术计划(定量地考虑一个手术的形态和功能);二是能够准确地分解手术计划(系统应能够准确地"执行"由治疗专家制订的每一步手术计划)。

(2) 提高手术的可靠性和安全性,提高手术干预的成功率。

(3) 减少手术创伤,降低并发症的风险。降低手术的创伤和提高手术的准确率,从而显著降低手术对患者带来的不良后果,减少并发症的风险。

(4) 减少手术操作时间。虽然医疗外科机器人技术的最终目的是提高手术的干预质量,但在某些情况下,其临床价值却在于它能够大幅度地减少手术时间。

(5) 方便医生操作。通过系统的人机工程学设计出有效的和可靠的工具,可以减轻医生的工作强度,减少医生的精神压力。

(6) 减少医务人员的危险。远离辐射仪器,或尽量减少使用辐射仪器的时间,减少医务人员受到的辐射伤害。

(7) 成为手术模拟器的基础。将手术计划和实际的机器人系统结合起来,建立一个手术模拟平台,用于医生的手术训练。

本章以北京航空航天大学机器人研究所在立体定向脑外科手术和创伤骨科髓

内钉远端锁定手术中的应用成果为例,阐述了医疗外科机器人系统在临床应用的操作规范及安全性等方面的问题。

8.2　机器人辅助有框架立体定向手术

立体定向脑外科手术是近年来取得迅速发展的微创伤脑外科手术方法,手术时将一个金属框架固定在患者的颅骨上,医生通过 CT 图像计算出病灶点在框架坐标系中的三维坐标位置 (X, Y, Z),然后在患者颅骨上钻一个小孔,将探针头或其他复杂的外科手术器械通过探针导管插入患者脑中,最后对病灶点进行活检、放疗、切除等手术操作。目前,立体定向技术已被广泛应用于脑肿瘤、脓肿和血肿的手术治疗中。由于手术创伤较小,患者多数愿意接受这种治疗方法。机器人辅助微损伤脑外科手术系统是以立体定向脑外科手术为应用背景,研究机器人技术在医疗外科应用中的有关理论方法和关键技术。

8.2.1　手术系统结构

机器人辅助有框架立体定向脑外科手术系统结构如图 8.1 所示[1]。各部分的名称及作用叙述如下:

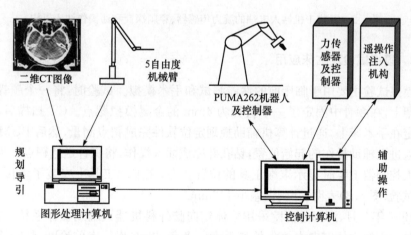

图 8.1　机器人辅助有框架立体定向脑外科手术系统框架

(1) PUMA262 机器人及控制器。外科辅助操作单元。

(2) 力传感器及控制器。力传感器安装在机器人的腕部,以它为基础建立一个良好的人机交互界面,使辅助操作前的映射测量和临场规划更为容易和准确。

(3) 遥操作注入机构。在计算机控制下完成放射性药物的注入操作。

(4) 5 自由度机械臂。末端与手术器械相连,机械臂关节空间的坐标值通过角度传感器传送到图形处理计算机,计算机将计算出末端工具坐标系的位姿。

　　(5) 图形处理计算机。具有图形加速能力,进行二维图像处理、三维模型重构,完成图形规划和手术仿真、5 自由度机械臂关节空间的位置信息采集,获得手术器械的位姿,在三维重构模型上显示出手术器械,实现导引功能。

　　(6) 控制计算机。完成二维辅助靶点定位,辅助手术操作在该计算机的控制下完成。

　　机器人末端安装有腕力传感器、穿刺探针和遥操作注入机构,如图 8.2 所示。

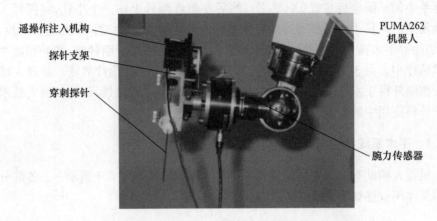

图 8.2　安装于机器人末端的腕力传感器、穿刺探针和遥操作注入机构

8.2.2　模拟试验及临床应用

　　模拟试验主要用于临床前的性能测试和手术模拟。试验时,将一个颅骨固定在框架上,在颅骨中固定了一个直径为 4mm 的金属模拟靶点。CT 扫描后,将框架固定在手术床上,通过计算机辅助规划定位软件完成靶点测量,然后 PUMA262 机器人进入辅助操作的起始位置,钻孔并完成插入操作,将探针送达靶点。为了在机器人控制器上实时显示末端工具的位置姿态,在末端工具上安装了力传感器。仿真试验(图 8.3)表明,穿刺误差小于 2mm。

　　1997 年 5 月,海军总医院采用立体定向脑外科机器人辅助操作系统,进行了首例颅咽管瘤立体定向内放疗外科手术。患者,男,9 岁。术前诊断:颅咽管瘤复发。患者于 1997 年 4 月进入海军总医院。查体:患者自述有头痛症状,反应较迟钝,双眼视力为 0.5,双颞侧偏盲。CT 扫描显示鞍上区囊性占位病变,体积约为 3cm×3cm×2.5cm。经外科医生专家会诊,患者家长同意后,决定使用机器人技术进行立体定向内放疗外科手术,有两名工程技术人员参加手术。手术时,首先将这位患者的头部固定在带有 N 字形标记的立体定向框架上,进行 CT 扫描;医生在规划定位系统上进行靶点(目标点)坐标值测量,CALN 的临床操作使用如图 8.4 所

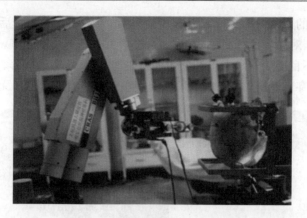

图 8.3　立体定向手术的仿真试验

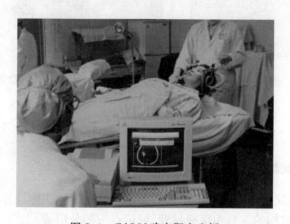

图 8.4　CALN 确定靶点坐标

示,获得穿刺靶点的坐标为 $X=95.7$mm、$Y=117.8$mm、$Z=111.2$mm。当患者躺在手术床上后,将头部框架与手术床固定连接。随后通过系统的力控制操作界面,用机器人末端定位工具对立体定向仪框架上预定义的三个标记点进行测量(图 8.5)。基于映射算法,实现图像空间与机器人操作空间的变换,获得靶点在机器人操作空间的坐标值。与此同时,利用图像引导的软件对体积约 31.5mL 的病变部位进行分析;外科医生进一步会诊,对机器人辅助穿刺的起始位姿进行进一步调整,在调整过程中,力控制操作界面始终保持探针指向靶点。然后,选出穿刺的最佳轨迹。控制机器人按最佳的直线轨迹运动到脑颅附近,医生钻孔并插入探针,其后在机器人微动精细运动控制下,于右额经皮穿刺进针,准确地将探针送达靶点。穿刺针到达靶点后,抽吸出棕黄色、含有胆固醇结晶的囊液。安装注射器推进机构后,医生通过遥操作机构进行注入放射性同位素,如图 8.6 所示。注入完成后机器人沿插入路径的反方向运动撤出探针,辅助手术完成。然后,医生对患者眼睛、手脚、舌头的运动情况进行术后常规检查,结果一切正常。最后,撤离机器人,卸掉立体框架,对患者进行简单的包扎后,患者可自己走出手术室。手术整个过程顺利,患者无不良反应。术中患者自述视物较术前清晰,头痛缓解。从扫描定位至手术结束拔出穿刺针历时 45min。术后观察 1 周,患者恢复良好,无手术并发症。

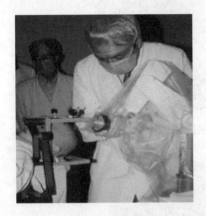 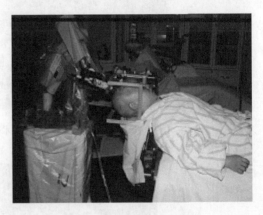

图 8.5 映射测量 　　　　图 8.6 遥操作同位素注入

8.3 机器人辅助无框架立体定向手术

8.3.1 手术系统结构

无框架立体定向手术系统的结构如图 8.7 所示。系统由计算机辅助规划和导引软件、带锁定机构的 5 自由度机械臂、标记点三部分组成[2]。

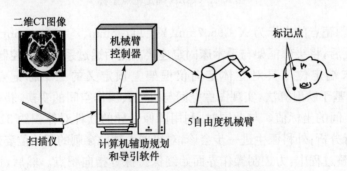

图 8.7 无框架立体定向系统结构框图

8.3.2 模拟试验及临床应用

在无框架立体定向手术系统用于临床前,进行了大量的试验测试和实际手术模拟试验工作,其方法与有框架立体定向手术系统一致,实测的穿刺误差小于 3mm。

　　1999 年 4 月,海军总医院采用无框架立体定向外科机器人辅助操作系统,进行了首例无框架脑部肿瘤外科手术。患者,男,63 岁。术前诊断:脑深部囊肿。患者于 1997 年 4 月进入海军总医院。查体:患者左上肢瘫痪。CT 扫描显示鞍上区囊性占位病变,体积约为 5cm×3cm×3cm。经外科医生专家会诊,患者同意后,决定使用机器人技术进行立体定向穿刺排空手术,有三名工程技术人员参加手术。手术时,首先将标记点固定在患者头部,然后进行 CT 扫描。将 CT 扫描的结果送入计算机,进行三维重建,在图像空间进行三个标记点和手术靶点的坐标测量,并进行手术规划,规划好的路径显示在重建的三维模型上。手术时,患者的头部与手术床相对固定,用机械臂在手术空间对标记点进行测量(图 8.8)。利用标记点在手术空间和图像空间的测量结果计算从手术空间到图像空间的映射变换,在手术空间中移动机械臂末端的手术探针,导引软件将此时探针的位姿实时地显示在图像空间中,当手术探针图像的轴向与规划的轨迹重合时锁定机械臂。医生以固定在机械臂末端的工具作为手术器械的固定支架,进行钻孔和插入探针,其后准确地将探针送达靶点(图 8.9)。穿刺针到达靶点后,抽吸出囊液(图 8.10),最后注入放射性同位素,辅助手术完成。然后,医生对患者眼睛、手脚的运动情况进行术后常规检查,结果一切正常。最后,对患者进行简单的包扎后,患者可自己走出手术室。手术整个过程顺利,患者无不良反应。从扫描定位至手术结束拔出穿刺针历时 60min。术后观察 1 周,患者恢复良好,无手术并发症,左上肢功能基本恢复(图 8.11)。

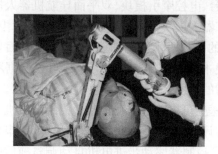

图 8.8　无框架定位

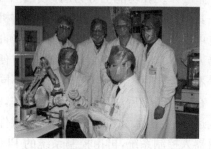

图 8.9　手术穿刺

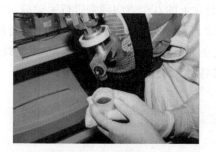

图 8.10　囊液抽取

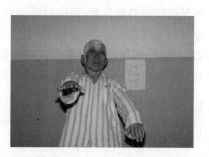

图 8.11　左上肢功能恢复

8.4　机器人辅助髓内钉远端锁定手术

8.4.1　手术系统结构

　　骨折髓内钉远端锁定机器人系统用于辅助医生完成髓内钉的远端锁定。技术上涉及图像的采集和处理、患者的固定及髓内钉远端孔的空间定位。

　　系统机械本体分为牵引机构和双平面机器人两部分。牵引机构除了可以实现牵引复位的功能外,也充当了系统的底座;双平面机器人可以固连在牵引机构上,构成一个整体(图8.12)。

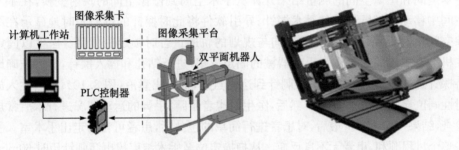

图 8.12　双平面机器人系统

　　整套系统在功能上分为图像采集平台、电控牵引模块、双平面导航机器人模块等。其中,电控牵引模块和双平面导航机器人模块都可以单独用于临床手术中,同时也可以将二者组合起来提供更加完善的临床手术辅助功能。而且,双平面导航机器人模块也采用了组合式的结构,方便术后的拆卸、消毒,同时也可以根据不同的手术种类进行不同的组合,以适应不同的手术部位对操作空间的不同要求。

　　在手术开始后,应先进行牵引操作,医生可以通过手动控制盒控制牵引机构的直线运动,实现牵引和复位。当导航软件计算出轨迹后,将数据通过计算机串口送入机器人控制系统,再由控制系统的 PLC 控制器驱动步进电机自动调整前后两平面的坐标。调整完毕,经医生确认无误后继续进行下一步操作。如调整过程中出现意外情况或需要微调位置,可通过手动控制盒上的八个方向键来进行手动控制调节。

　　系统的手术适应症主要包括:①股骨、胫骨带锁髓内钉内固定的远端锁定;②因器械设计、术中图像不清引发的锁定困难;③没有 C 臂,只有移动 X 射线机术中照相的手术;④通用于目前临床应用的各种带锁髓内钉器械操作。

8.4.2　操作规范

　　1. 术前规划

　　将患者病历的一般情况,骨折肢体的股骨、胫骨正、侧位 X 射线图像通过视频采集卡输入系统软件,在计算机上规划出骨折带锁髓内钉内固定所需要的髓内钉长度、直径、近远端锁钉长度;将上述数据录入数据库,并通知器械护士准备相应器械。

2. 术中规划

(1) 人员。共 3 人,1 人(术者)负责手术操作,1 人(一助)负责计算机上规划,1 人(二助)负责器械安装、线路连接及 C 臂操作。

(2) 术中空间。以常规手术空间布局为主,本系统的安装将以不影响原有手术空间布局为前提。股骨手术中,导航定位框架固定在特制的支架上,并从上而下地罩住患肢的手术部位,而支架则处于患肢同侧的外侧;胫骨手术中,导航框架固定在牵引支架上,而患肢也同牵引支架固连,从而实现整个系统相对位置的固定。计算机图形处理工作站位于铅屏后,C 臂及移动的 X 射线机的位置与原有手术相同,导航手术器械摆放与原有手术相同。

(3) 系统的安装与连接。将双平面导航机器人同牵引支架固定,然后安装导航装置的驱动电机,再将驱动电机同导航控制箱连接,导航控制箱通过串口和上位计算机连接;牵引装置同牵引控制箱连接。计算机通过模拟视频线路和外置视频采集卡同 C 臂连接。

(4) 术中消毒与铺单。铺单同传统手术。机器人本体拆卸后采用高压蒸汽消毒;电机电线等电气部分采用环氧乙烷熏蒸消毒;支架、控制箱等部件采用无菌塑料封套、手术无菌膜覆盖。

3. 注意事项

(1) 在双平面导航机器人的安装过程中,需注意以下几点:①四个驱动电机都有自己固定的位置,应该按照电机线上的标志安装在正确的位置;②定位标尺有前、后的方向区分,应该正确安装;③在完成系统的安装后,应该检查是否已经恢复到初始位置。

(2) 点取标记点和靶点时,要注意坐标系的顺序和中心孔的前后区别。

(3) 在钻孔时,需要用手术刀沿定位孔的方向 180°切割皮肤,以便定位套筒准确定位。

8.4.3　模拟试验及临床应用

在将系统用于临床应用前,进行了大量的试验测试和实际手术模拟试验工作,其方法与实际手术一致。

2004 年 12 月,积水潭医院采用骨折髓内钉远端锁定机器人系统,进行了国内首例机器人辅助髓内钉远端锁定手术(图 8.13)[3,4]。患者,年轻男性。术前诊断:胫骨、腓骨骨折右中下 1/3 闭合骨折。应用本系统进行带锁髓内钉内固定手术,手术髓内钉远端孔定位误差小于 0.8mm，锁定成功。

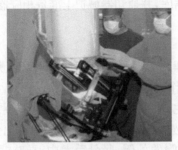
（a）机器人定位

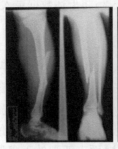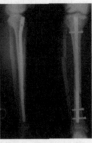
（b）手术前、后骨折对比

图 8.13　机器人辅助髓内钉远端锁定手术

8.5　分析与评价

　　临床试验对完善和修正医疗外科手术机器人的理论方法和技术具有重要意义。目前，立体定向神经外科机器人系统已经完成千余例临床试验应用，包括脑肿瘤内放疗、脑内镜治疗囊肿、高血压脑内血肿排空、脑内病变单纯活检、脑深部脓肿排空、脑深部金属异物摘除术等。患者年龄从 8 个月至 79 岁，平均年龄 35 岁。治疗靶点均位于脑深部或重要功能区，所有手术均一次操作成功，术后 CT/MRI 复查靶点定位准确。双平面导航机器人辅助髓内钉锁定装置已经完成百余例临床试验应用[5~8]，包括闭合胫骨、腓骨骨折（斜螺旋骨折、蝶形骨折、粉碎性多段骨折等）和开放胫骨、腓骨骨折，并全部取得成功。X 射线暴露时间从传统手术的 5~10min 缩短到 2min 以内，提高了手术质量，减少了 X 射线辐射对医生和患者的伤害。

参 考 文 献

[1]　陈梦东. 医疗外科机器人集成系统研究. 北京：北京航空航天大学博士学位论文，1998.

[2]　刘达. 医疗外科机器人若干关键技术研究. 北京：北京航空航天大学博士学位论文，2003.

[3]　王军强，胡磊，孙磊，等. 计算机辅助带锁髓内钉远端锁定瞄准系统的设计与实验研究. 中华外科杂志，2004，42(19)：1165-1169.

[4]　王军强，赵春鹏，王满宜，等. 框架式计算机辅助胫骨髓内钉远端锁定手术导航系统的初步报告. 中华骨科杂志，2005，25(3)：148-154.

[5]　王满宜，王军强. 计算机辅助导航骨科手术及医用机器人技术在创伤骨科的应用. 中华创伤骨科杂志，2005，7(11)：1004-1009.

[6]　王军强，苏永刚，胡磊，等. 医用机器人及计算机辅助导航手术系统在胫骨髓内钉手术中的

设计与应用. 中华创伤骨科杂志,2005,7(12):1108-1113.

[7]　王军强,王剑飞,胡磊,等. 医用机器人辅助股骨带锁髓内针远端锁钉瞄准系统的实验研究. 中华医学杂志,2006,86(9):614-618.

[8]　王满宜,王军强,刘文勇,等. 计算机辅助创伤骨科手术机械臂导航定位方法的研究. 中华医学杂志,2006,86(9):609-613.

第9章 未来的技术和产业化发展思考

9.1 产业前景

医疗数字化、信息化是全球医疗器械行业的重点发展方向。数字化医疗器械是关系到人类健康的新兴产业和知识密集型产业,其产品凝聚了大量现代科学技术的最新成果,是各国高科技产业发展的重要标志之一。2010年全球医疗器械产值已达3900亿美元(我国为1143亿元人民币),平均增速达7%左右,是同期国民经济增速的两倍左右;同时,医疗器械发达国家医疗费用支出占据国内生产总值的比例一般达到5%以上(2006年,美国为13.9%,日本为7.1%,中国为4.73%),其中,数字医疗及其产品占据主导地位,产值比例超过50%。因此,无论是从国际市场还是从国内市场来看,数字化医疗器械的发展潜力巨大。

医疗外科机器人作为数字化医疗器械的最新发展成果,市场前景广阔。目前,图像引导手术系统已经在世界范围内获得了广泛应用,医疗外科机器人也在临床上展示了良好的应用效果,其市场预期更为广阔。据统计,世界范围内医疗外科机器人与计算机导航设备的市场在2011年为21亿美元(美国占据1/3,欧洲占据1/4,其余属于其他国家和地区),预计在2016年达到36亿美元(图9.1),年增长率约为11.1%,其中机器人将占据70%以上。因此,欧洲的"地平线战略2020"和美国的"美国创新战略2011"(Strategy for American Innovation)中均将机器人技术列为重点创新技术之一。

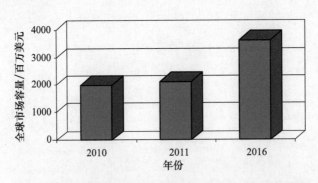

图9.1 医疗外科机器人与计算机导航设备的全球市场容量

我国的医疗外科机器人仍处在起步阶段,目前临床上的智能手术设备仍以手术导航产品为主,且几乎全部被外国知名公司垄断(如博医来、史塞克、美敦力等)。但是,我国医疗单位众多,地市级以上医院都是潜在的用户,潜在市场非常广阔,"十二五"末期的国内市场需求预期将达到 10 亿美元。

9.2　产　业　现　状

面对庞大的市场和良好的前景,国内外许多机构和公司加大了对医疗外科机器人系统的研究和市场开发工作。在研究方面,法国的格勒诺布尔第一大学、瑞士的伯尔尼大学、美国的卡耐基梅隆大学和约翰霍普金斯大学、英国的帝国理工学院和赫尔大学、日本的东京大学、以色列的耶路撒冷希伯来大学以及韩国、新加坡等国的学术机构均设立了与医疗外科机器人系统相关的实验室或研究中心,并先后开发出了多种系统原型,部分已经变成了商业化产品。受此影响,一些国际组织也纷纷建立,包括国际计算机辅助外科协会(International Society for Computer Aided Surgery)、国际计算机辅助骨科手术协会(International Society for Computer Assisted Orthopaedic Surgery,CAOS-International)等,并先后组织了多次研讨会、年会以及展览,来交流医疗外科机器人技术的最新进展。

我国自 20 世纪 90 年代开展此类研究以来,先后取得了一系列成果,在神经外科、骨科、腹腔科等领域的导航定位、手术操作等功能上获得了多项技术突破。在此背景下,2007 年 3 月,以中国医药生物技术协会为依托,成立了计算机辅助外科技术分会(Chinese Society for Computer Assisted Surgery,CCAS),初步建立了产业、医学、科研三位一体的研发与应用模式,并以积水潭论坛为依托,成功举办了四次 CCAS 会议,对我国手术辅助系统的发展起到了推动作用。

在产品开发方面,针对导航手术的特点,以光电追踪器为引导,典型产品包括博医来公司的 VectorVision、史塞克公司的 Stryker、美敦力公司的 StealthStation、Praxim 公司的 Medivision、GE 医疗系统公司的 Instatrak 等导航系统。针对医疗外科机器人的临床需求,典型产品包括 IIS 公司的 RoboDoc 和 NeuroMate、Computer Motion 公司的 Zeus 和 Aesop、Intuitive Surgical 公司的 da Vinci、Medical Robotics 公司的 PinTrace、Mazor 公司的 SpineAssist 等。尤其是 da Vinci 机器人系统,自 2000 年获得 FDA 的产品授权之后,截至 2006 年年底已经在全球销售了280 多台,广泛应用于常规腹腔外科、前列腺切除、子宫切除、冠状动脉旁路手术等多种外科适应症,至今没有出现手术失败,在手术器械定位以及遥操作手术中取得了良好的应用效果。国内的深圳市人民医院和解放军总医院等单位也分别购置了Zeus 和 da Vinci 机器人系统,并成功开展了临床应用。

国内产业化方面,深圳安科的光电导航手术系统、上海复旦大学的神经外科导航系统、重庆金山微系统公司的人体消化道智能检测系统以及上海交通大学的胃肠动力学检测药丸微系统等均已产品化并通过了国家食品药品监督管理局（SFDA）注册。天津市华志计算机应用有限公司的机器人化无框架脑立体定向仪、北京天智航医疗技术有限公司的骨科手术定位导航系统等也已经推出了商业化系统，并正在开展产品推广工作，所有这些为此类系统的产业化发展奠定了很好的基础。

　　但是，医疗外科机器人系统产业化的过程也非一帆风顺。作为一种新兴产业，企业在产品化操作过程中必须面对一系列风险问题，如产品安全检测、行业监管标注不统一、市场稳定性差以及对市场预期的误判等，经常导致企业亏损甚至倒闭等，市场并购活动也时有发生。其中，最典型的就是 Intuitive Surgical 公司在2003 年收购了当时销售 Zeus 机器人系统的 Computer Motion 公司，随之 Zeus 机器人系统退出了市场竞争。

　　应该说，医疗外科机器人系统的市场前景广阔，已基本具备产业化基础，后期的产业化工作应重点集中在以下几个方面：①优化现有系统的人机交互性能，使之更符合外科医生操作习惯，提高人机工程学；②开发新型的小型化、模块化系统，降低系统造价和维护成本，加大推广普及力度；③积极培养医疗外科机器人产品的管理及销售人才，加大成果转化力度，培育高新技术企业；④建立产业化标准，加强行业监管，促进医疗外科机器人产业的良性、稳定发展。总之，随着技术的日益成熟和市场的不断发展，医疗外科机器人系统将逐步形成一个产业群体，引领现代外科的发展。

9.3　现存问题分析

　　医疗外科机器人在临床中已经得到广泛的应用，解决了临床中的一些关键问题，特别是能够为医生提供丰富的手术图像信息、跟踪手术对象的位置、辅助医生完成手术规划和仿真、提高手术精度和安全性、扩大医生的手术视野等功能，从观念上改变了外科的治疗理念，促进了医疗外科、计算机、机器人、传感器等学科的发展。但由于是一个全新的技术，不免存在一些问题。

9.3.1　临床应用方面

　　1）准备时间长与功能单一问题

　　医疗外科机器人产品的功能是将计算机图形处理、传感器、机器人等先进技术集成，在临床中辅助医生完成手术定位和手术操作。这些功能在整个手术治疗环节中只占很少一部分，而这些高新技术由于涉及很多的条件约束，在使用前需要进行大量的相关准备工作。长时间的准备，却只是完成单一的功能，降低了临床应用的空间。

2）空间布局问题

外科手术直接涉及患者的健康和生命，在手术室里配备有许多先进的治疗和监控设备，所有设备和仪器都是围绕手术来安排的，都在手术台周围占有一定的空间位置。医疗外科机器人与计算机导航系统是辅助医生手术的设备，在协助医生完成某一个操作时，需要占有一定的空间，这个空间同医生操作空间重叠。因此，如何合理布置空间位置，方便地进入和退出手术环境，又不影响医生的手术操作是产品进入临床必须解决的现实问题。

3）可操作性问题

医疗外科机器人是一个复杂的手术系统，其操作过程需要严格依据系统的操作规范。一些产品的操作规范是从工程角度来设计的，同国内医生的手术操作习惯并不相符。医生在操作系统进行手术时，面对键盘、鼠标、触摸屏以及不熟悉的手术习惯，会影响手术的发挥，从而影响手术的治疗效果。

4）适应临床环境要求问题

医疗外科机器人是集成了先进技术的机电系统，装备有敏感的传感器和控制系统。由于这些系统有时要直接进入手术洁净区，会对手术的无菌安全产生影响。因此，如何既能保证手术安全，又可以不影响系统的器件，是系统进入临床的一个难题。

5）操作和评价标准问题

目前，虽然医疗外科机器人已经在临床中得到应用，但还没有一个完整的产品技术标准、手术操作规范和治疗效果评价标准。厂家都是根据自己对手术治疗的理解来确定产品的结构、手术操作流程，以致医生在临床手术中需要花费很大的精力来熟悉产品，掌握手术操作的要领，而由于没有统一的方法和手段，治疗效果无法统一评价。

6）手术对象移动问题

医疗外科机器人目前在手术中辅助医生完成手术的功能，大多是基于手术操作前和手术操作中的对象特征、位置不变等假设。而在实际手术操作中，手术对象是变化的，特别是一些软组织对象一定会产生漂移，这就增加了手术的不确定性和误差。

9.3.2　关键技术方面

1）系统结构问题

随着计算机、机器人等先进技术在工业领域中的应用，定位操作、可视化等相关技术得到发展，其产品的系统结构也不断地得到完善。当这些技术被引入临床后，由于临床环境的复杂性和高安全性，要求产品的系统结构根据不同的临床环境作相应的调整。目前，医疗外科机器人的很多产品结构是直接借用原来工业领域的研究成果(如 RoboDoc 机器人本体结构),因此还需要进一步优化。

2) 配准技术问题

医疗外科机器人在辅助医生完成临床手术的过程中,涉及手术空间、图像空间、设备空间,因此需要为这三个空间的空间坐标系建立联系。由于导航图像的不同,配准技术也不同。在目前的配准技术中,各个坐标系的映射模型都是建立在一定的假设基础上的,如手术前的 CT、MRI 等医学图像显示的信息,在手术中假设不变;X 射线二维图像设备的基本参数,在手术中假设没有改变等。这些假设歪曲了手术过程的实际情况,为系统的应用带来不确定性。

3) 安全性问题

医疗外科机器人的任务是辅助医生根据手术方案完成手术操作。此类系统的安全概念应该是手术安全进行的概念,即在手术过程中,系统严格遵循手术流程,准确识别和完成医生的指令,为医生提供准确的手术信息,辅助医生完成手术动作,不影响手术的进行和手术的治疗效果。目前,对医疗产品的安全性研究,多是基于工业产品的安全性理论,不能完全反映医疗外科机器人与计算机导航系统产品的安全要求。

4) 信息获取方法问题

在复杂的手术环境中,医生需要知道众多的手术信息,包括手术对象的外形特征、位置、力学特征等。目前,已在临床中应用的信息获取手段还很有限,主要是光电位置跟踪传感器采集手术对象的坐标、医学图像获得生理结构特征等方法,这些方法无法为医生提供手术需要的详尽的实时信息。

5) 人机交互技术问题

医疗外科机器人的功能是附着在手术器械上的,医生在使用手术器械进行手术操作时,需要直接面对复杂的系统,而如何根据手术需要方便快捷地操作,提高临床效率,是系统产品进入临床应用过程中必须解决的问题。

9.4　研究热点和发展趋势

1) 针对临床环境的传感器研究

临床手术需要各种类型的手术信息,因此需要研究适合手术环境的先进传感器,将手术信息从临床环境中采集出来,供医生参考。主要包括跟踪手术对象的电磁传感器、超声传感器、视觉跟踪传感器等。

2) 灵巧的手术机器人研究

辅助医生确定手术路径、完成精密的手术操作是医疗外科机器人的主要任务之一,而具体动作的执行者是医疗外科机器人。因此,开发能够完成精密的手术操作、占有空间小、动作灵活的机器人构型将成为研究的热点。

3）智能配准技术

医疗外科机器人产品在临床中涉及多个空间，需要结合临床环境，研究精度高、操作简单的配准方法。

4）可操作性问题

结合医生的操作习惯和临床环境，研制简洁、高效的人机交互设备是产品进入临床的必然需要。

5）安全性研究

从临床角度研究安全性，研究确保产品安全的策略，将是研究热点。

6）基于生物力学的手术治疗标准

技术标准、操作规范、评价标准是行业产品标准化的基础工作，只有合理而统一的标准，才能促进行业的发展。针对复杂的临床手术环境，以生物力学等基础学科的研究为依据，研究科学合理的技术标准、操作规范、治疗评价标准，将是研究的重点。

7）以机器人技术与计算机导航系统为基础的临床治疗方法

目前，医疗外科机器人的产品仅仅是附着在手术器械上的，还没有发挥它的巨大作用，研究以医疗外科机器人与计算机辅助外科产品为基础的新的治疗方法和手段，将是临床应用的研究热点。

8）图像处理问题

医疗外科机器人辅助医生在闭合环境中完成高精度的动作，医学图像是系统导航的主要信息来源。如何智能地从图像信息中获取手术信息是衡量一个系统的主要标志。

9.5　建议与展望

我国拥有极为广阔的医疗资源，有 13 亿以上的人口，医务人员达 65 万多人。众多的病例为相关的生命医学研究提供了丰富的临床资源，广大的医务工作者成为医疗外科机器人研究的主力军，各级医疗机构的临床环境为此类系统的完善提供了优化依据。有理由相信，我国将成为医疗外科机器人最大的市场，将为临床手术提供具有原始技术创新的平台。要实现这一目标需要做好以下工作：

（1）从我国的国情和卫生健康的需求出发，适应全球医疗器械“数字化、信息化”发展的大趋势，坚持应用创新，大力支持和发展适合我国 17000 家县级以上的医院临床需要的医疗外科机器人产品，积极探索最佳微创外科治疗方法。

（2）建立合理的合作模式。由于国内学科分类比较齐全，各个学科之间缺少有效的交流合作模式，而医疗外科机器人涉及医学、机器人、计算机图形学、传感器、智能控制等众多学科，因此需要集合国内相关学科的研究优势，建立适合国情的医院、工程研究单位、企业之间的合作模式。

（3）支持和鼓励医务人员参与项目研究。医务人员是临床治疗的正规军和主力军，在临床治疗的过程中，要积极听取临床医生对医疗外科机器人研究提出的需求、方法和基础数据。因此，要研究具有自我创新的系统和设备，必须充分发挥医务人员的积极性，临床的经验和治疗思路是创新的重要源泉。

（4）产、学、研结合，加大企业参与程度。克服研究与市场脱节，缩短科研成果向产品转化的过程和周期。

（5）合理的规划，加强项目研究的导向性。针对临床的要求，合理规划项目的研究内容和步骤，对临床治疗方案具有决定影响的关键技术及关键产品要加大研究投入。加大研究成果产品转化力度。